峨眉学丛书·峨眉医学流派丛书

# 周潜川授阴阳大论品

周潜川◆述

记　　录　叶涤生　叶同昆　陆子冬　万石君等

传本授权　周仪甫　廖厚泽

整　　理　赵宇宁

协助整理　马　兰　刘　炤　严　洁　王翔宇　李永健　韩春旭

协助校对　许　鸣　吴宇标　卿三贤　唐艳娟　林　玲　江胜舟　毕珊榕

人民卫生出版社

·北　京·

图书在版编目（CIP）数据

周潜川授阴阳大论品 / 赵宇宁整理. -- 北京 : 人民卫生出版社, 2025. 12（2026. 3 重印）. -- ISBN 978-7-117-37967-0

Ⅰ. R226

中国国家版本馆 CIP 数据核字第 2025D1R761 号



周潜川授阴阳大论品

Zhou Qianchuan Shou Yinyang Dalun Pin

整　　理：赵宇宁
出版发行：人民卫生出版社（中继线 010-59780011）
地　　址：北京市朝阳区潘家园南里 19 号
邮　　编：100021
E - mail：pmph @ pmph.com
购书热线：010-59787592　010-59787584　010-65264830
印　　刷：北京顶佳世纪印刷有限公司
经　　销：新华书店
开　　本：710 × 1000　1/16　　印张：31.5　　插页：8
字　　数：437 千字
版　　次：2025 年 12 月第 1 版
印　　次：2026 年 3 月第 2 次印刷
标准书号：ISBN 978-7-117-37967-0
定　　价：129.00 元
打击盗版举报电话：010-59787491　E-mail：WQ @ pmph.com
质量问题联系电话：010-59787234　E-mail：zhiliang @ pmph.com
数字融合服务电话：4001118166　E-mail：zengzhi @ pmph.com

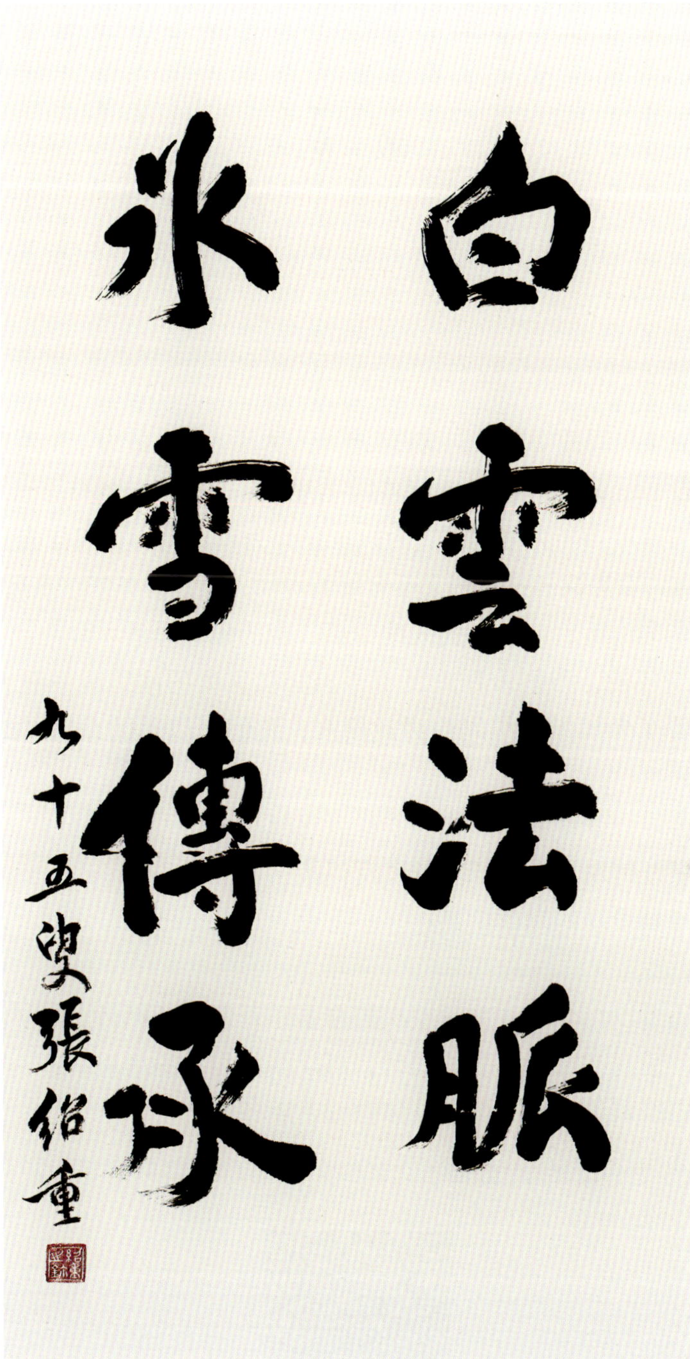


北京四大名医之一萧龙友弟子古医籍专家张绍重呈

# 敬 启

尊敬的读者朋友：

人民卫生出版社中医双创编辑工作室（人卫杏华）致力于出版助力读者医道精进的原创图书，这里是学者的立言平台，是读者的精神家园，也是编辑挥汗如雨的地方。为旱作润，为饥作浆，为弱作助，为暗作光，是我们的出版使命，服务读者是我们义不容辞的责任，读者服务工作永远在路上。

为使本书出版后能发挥更大的价值，也为创造作者 - 编者 - 读者沟通交流的和谐环境，我们依托人民卫生出版社强大的网络服务能力，为本书读者设置了专属的二维码，缘此而入，我们可以共同开启新的学术之旅，其中：

读者可以分享作者讲座视频、作者答疑；

可以展开针对某个知识点的广泛讨论；

可以得到最新的勘误信息；

等等。

我们还可以结合读者更深层次的需要，开发新的栏目。

由是，读者在购买本书的同时，可以获得相应的增值服务。

附：中医双创编辑工作室征稿暨读者服务邮箱

fuwuduzhe5978@163.com

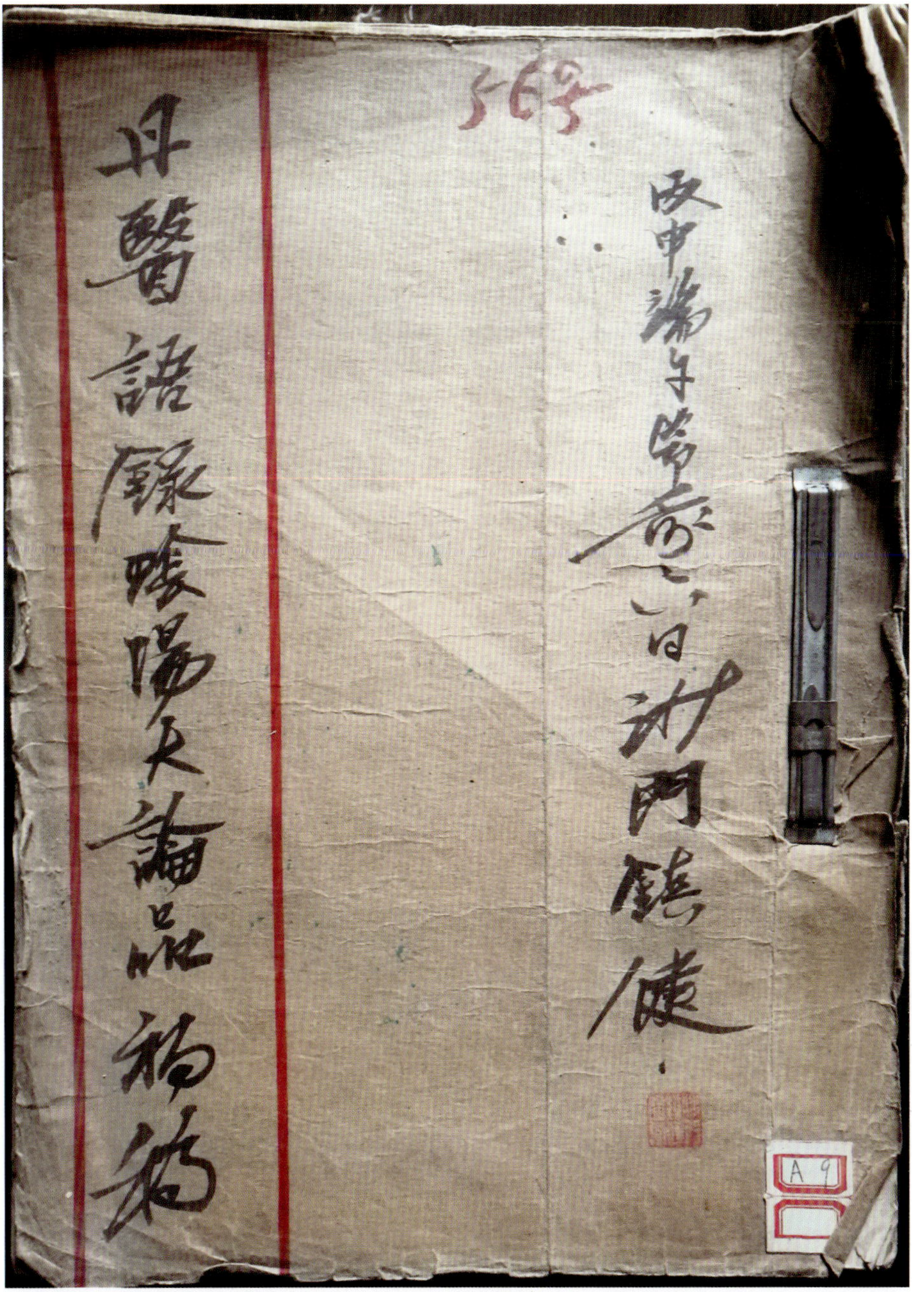


政府部门封存后发还编号五十六号之周潜川医师丙申（**1956**年）端午节前六日完成之《丹医语录阴阳大论品（初稿）》手稿原版，简称“丙申原稿”封面

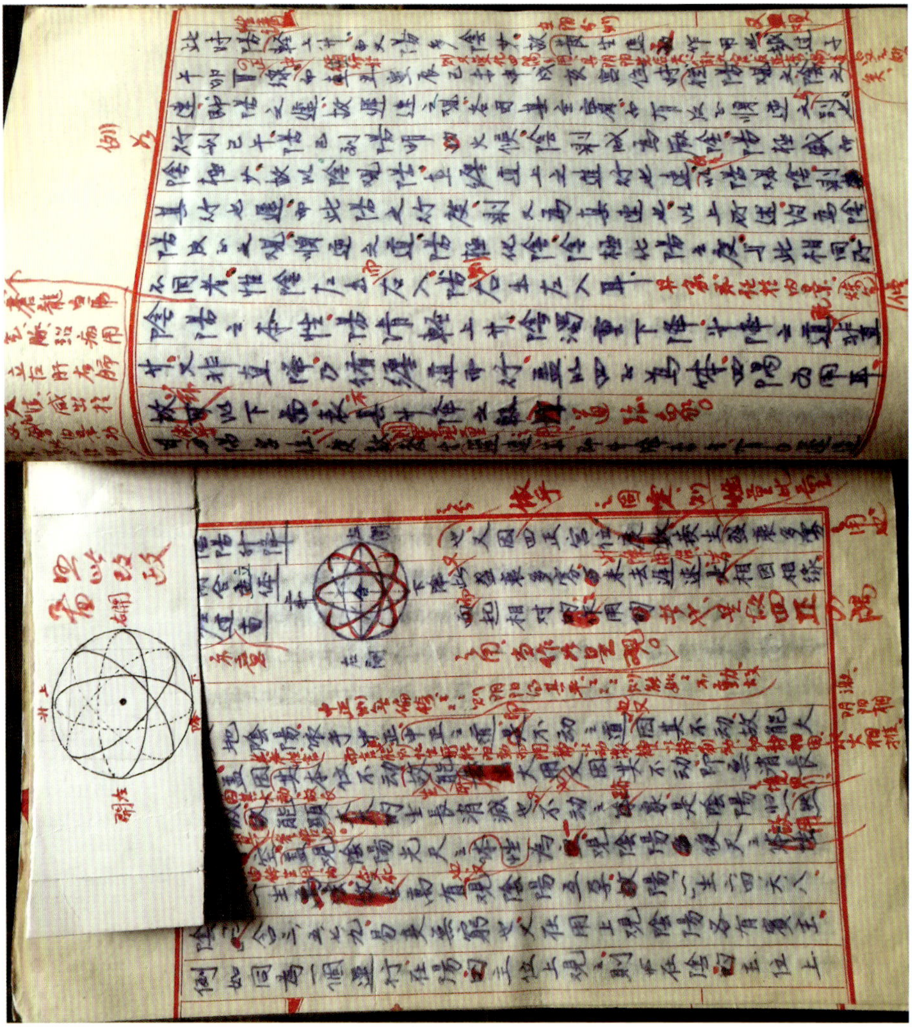

政府部门封存后发还编号五十六号之周潜川医师丙申（1956年）端午节前六日完成之《丹医语录阴阳大论品（初稿）》手稿原版，简称“丙申原稿”内页

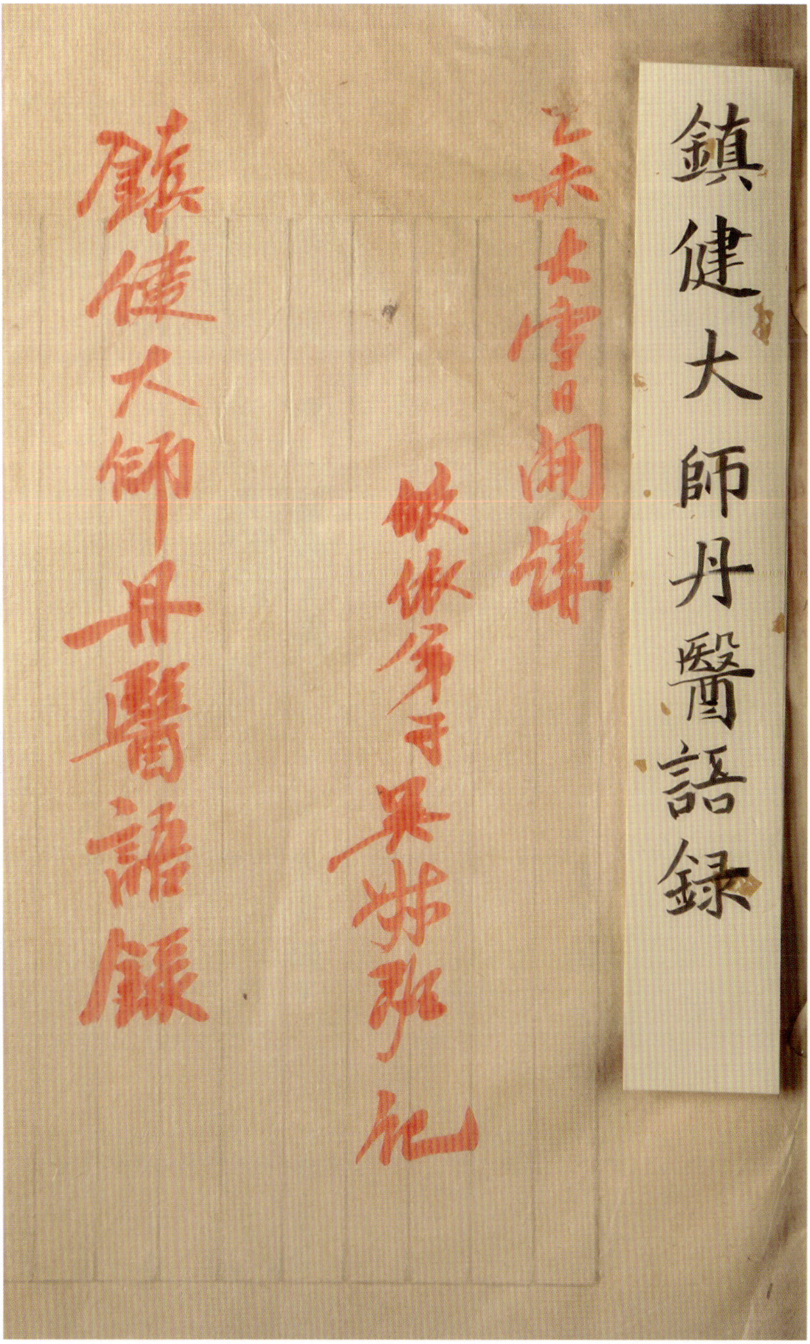


乙未（1955 年）大雪开讲之吴景濂三女吴叔班笔记，周潜川医师朱笔批注版《镇健大师丹医语录》，简称“乙未笔记”封面

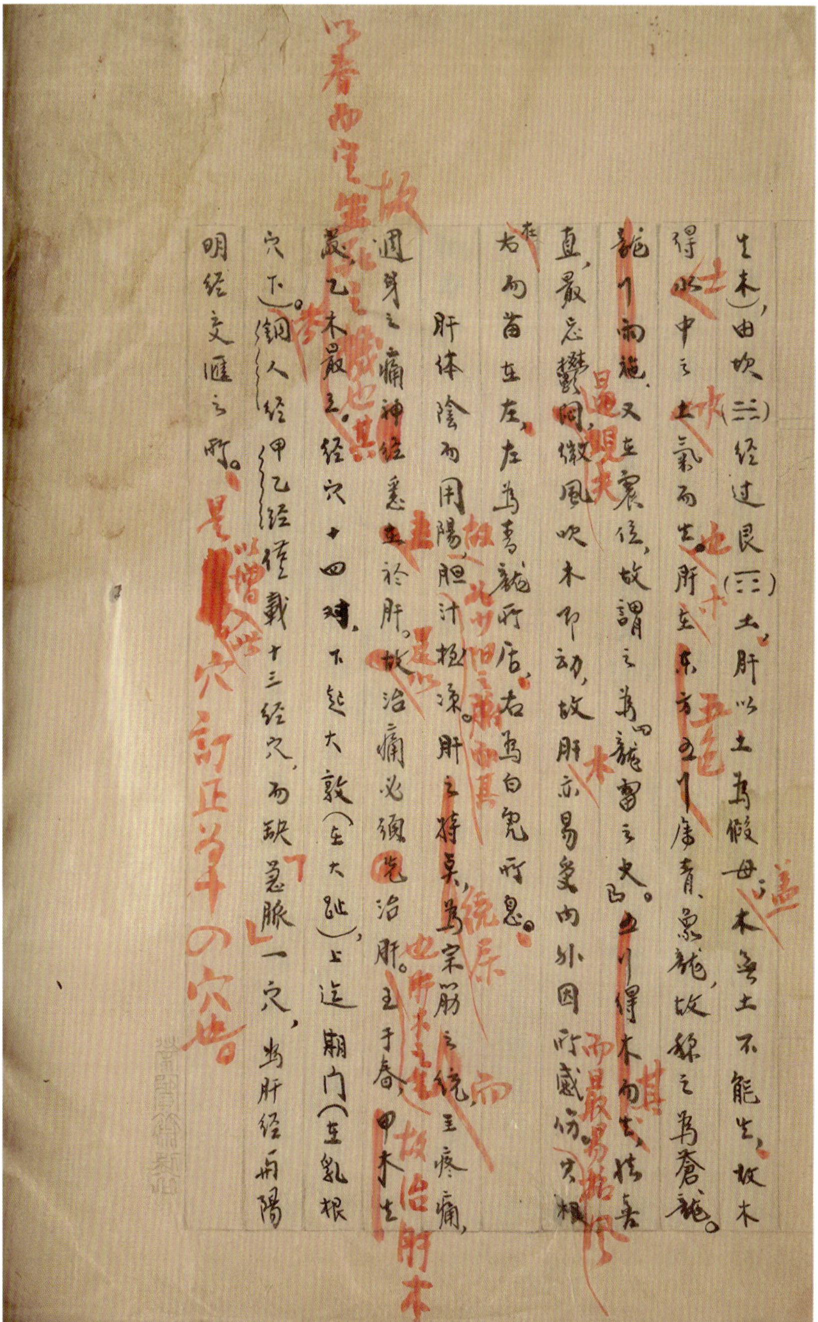

乙未（1955 年）大雪开讲之吴景濂三女吴叔班笔记，周潜川医师朱笔批注版《镇健大师丹医语录》，简称“乙未笔记”内页

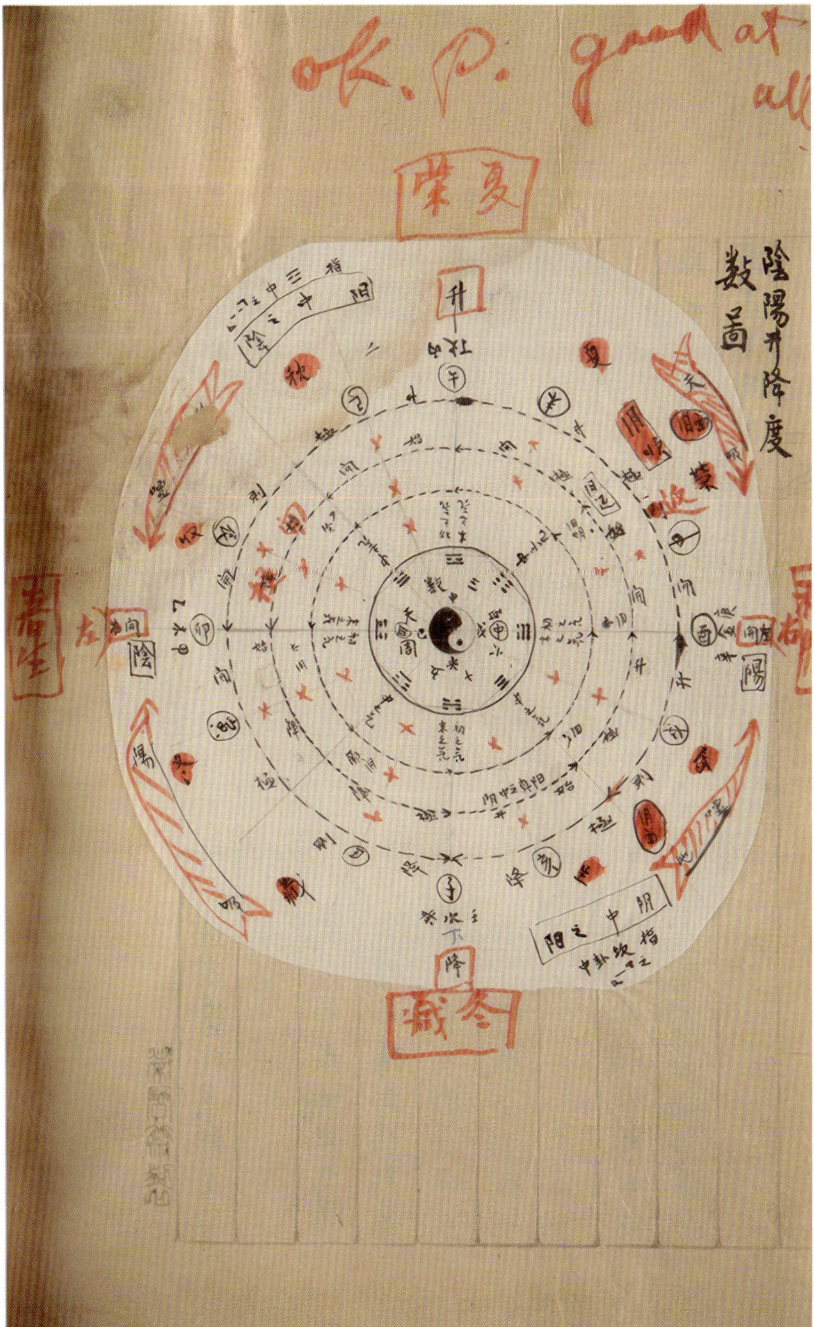


乙未（1955年）大雪开讲之吴景濂三女吴叔班笔记，周潜川医师朱笔批注版《镇健大师丹医语录》，简称“乙未笔记”内页

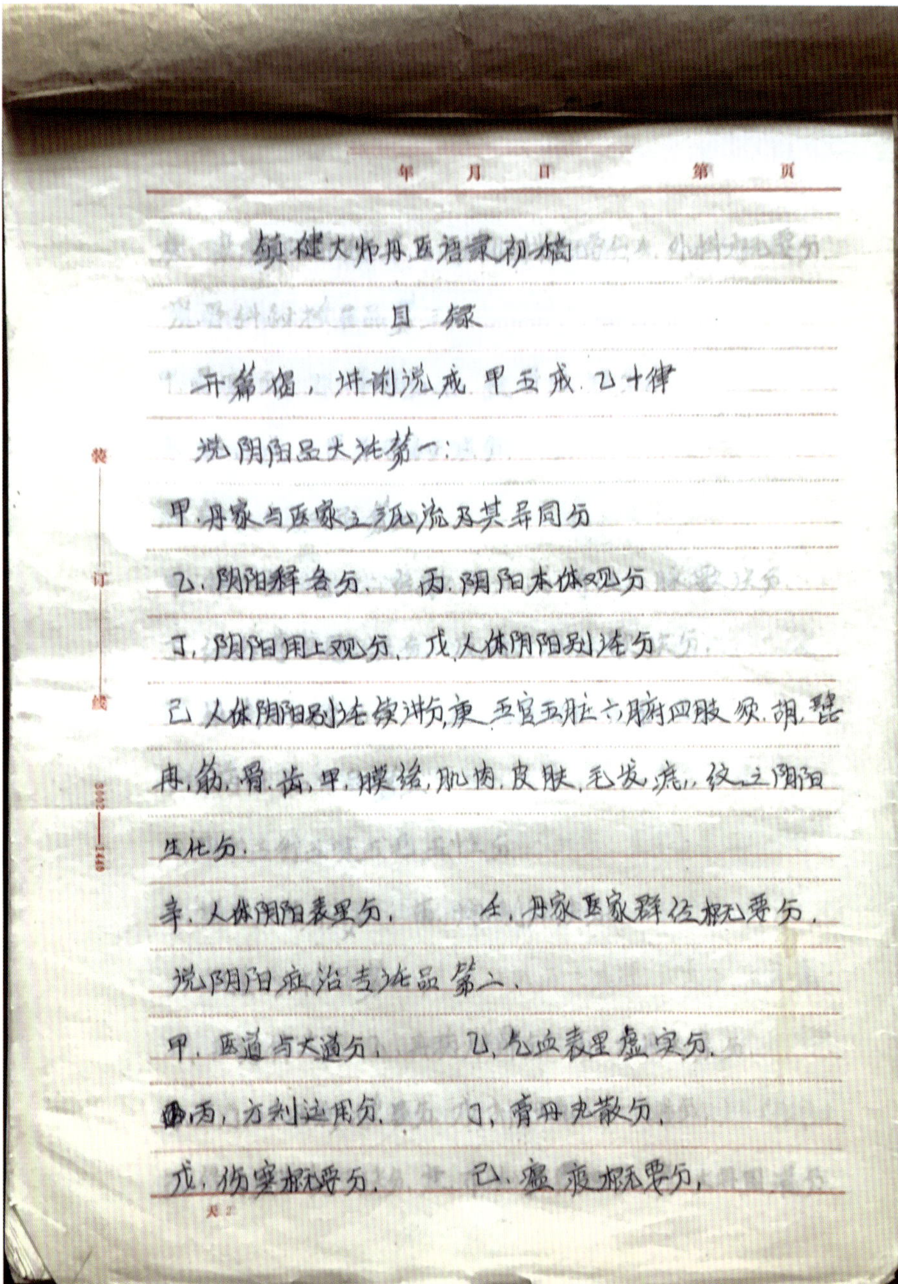

镇健大师丹医语录初稿

目录

开篇偈，讲斋说戒 甲五戒 乙十律

说阴阳品大法第一：

甲.丹家与医家之源流及其异同分

乙.阴阳释名分. 丙.阴阳本体观分

丁.阴阳用上观分. 戊.人体阴阳别法分

己.人体阴阳别法续讲分.庚.五官五脏六腑四肢须，胡，髭，冉，筋，骨，齿，甲，膜络，肌肉，皮肤，毛发，疣，纹之阴阳生化分.

辛.人体阴阳表里分. 壬.丹家医家群经概要分.

说阴阳症治专法品第二：

甲.医道与大道分. 乙.气血表里虚实分.

丙.方剂运用分. 丁.膏丹丸散分.

戊.伤寒概要分. 己.瘟疫概要分.

周潜川医师学术传人、峨眉医学十三代传承人廖厚泽医师所藏，王松岭医师（后改王松龄）1961 年 6 月 24 日（阴历五月十二日）上午 11 时于青海西宁敬录完毕的《镇健大师丹医语录（初稿）》手抄本，简称“辛丑王抄本”目录页

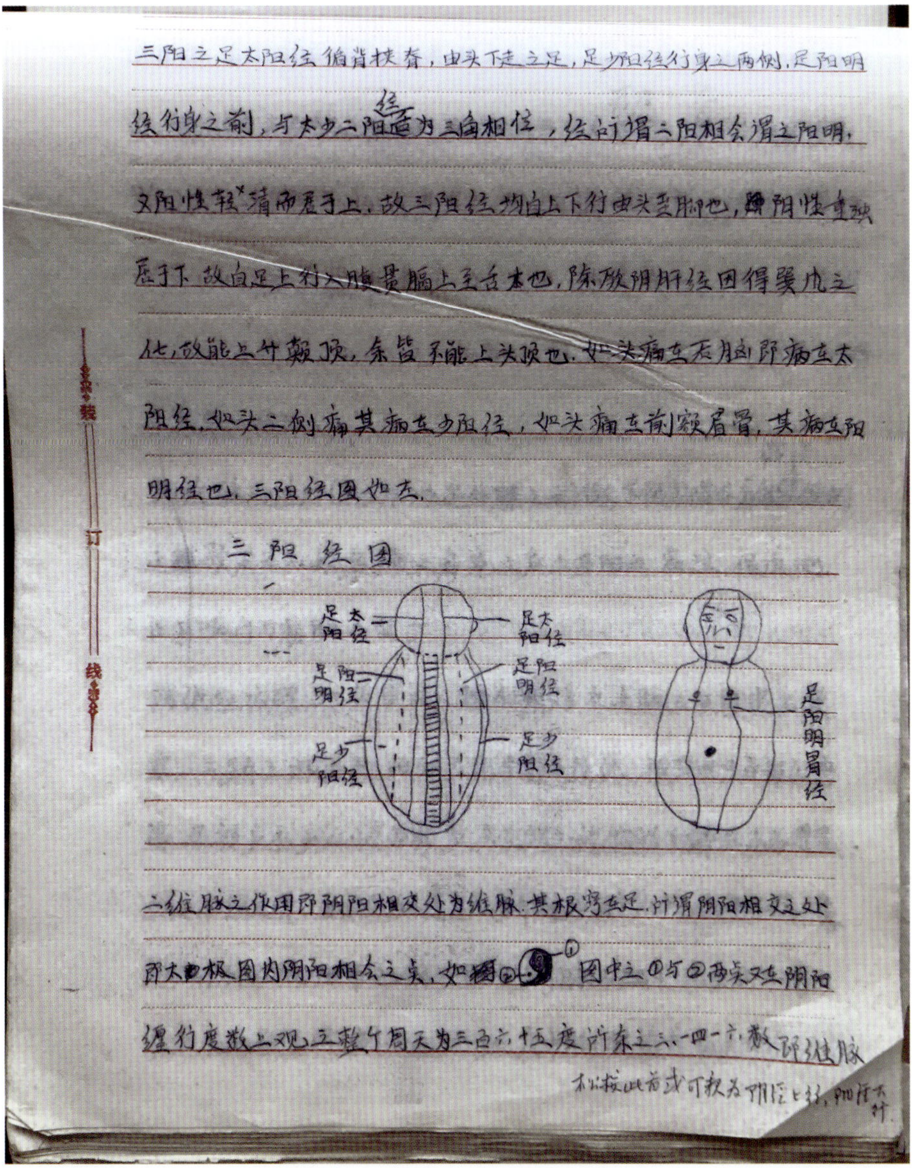

三阳之足太阳经循背挟脊，由头下走之足，足少阳经行身之两侧，足阳明经行身之前，与太少二阳经为三角相位，经所谓二阳相会谓之阳明，又阳性轻清而居于上，故三阳经均自上下行由头至脚也，阴阳性重浊居于下，故自足上行入腹贯膈上至舌本也，除厥阴肝经因得督脉之化，故能上升巅顶，余皆不能上头顶也，如头痛在后脑即病在太阳经，如头二侧痛其病在少阳经，如头痛在前额眉骨，其病在阳明经也，三阳经图如左。

三阳经图



二维脉之作用即阴阳相交处为维脉，其根皆在足，所谓阴阳相交之处即太极图内阴阳相会之点，如图②①图中之①与②两点又在阴阳缠行度数上观之整个周天为三百六十五度所系之三、一四一六数即维脉

松按此前或可称为阴阳之行，阴阳不外

周潜川医师学术传人、峨眉医学十三代传承人廖厚泽医师所藏，王松岭医师（后改王松龄）1961 年 6 月 24 日（阴历五月十二日）上午 11 时于青海西宁敬录完毕的《镇健大师丹医语录（初稿）》手抄本，简称“辛丑王抄本”内页

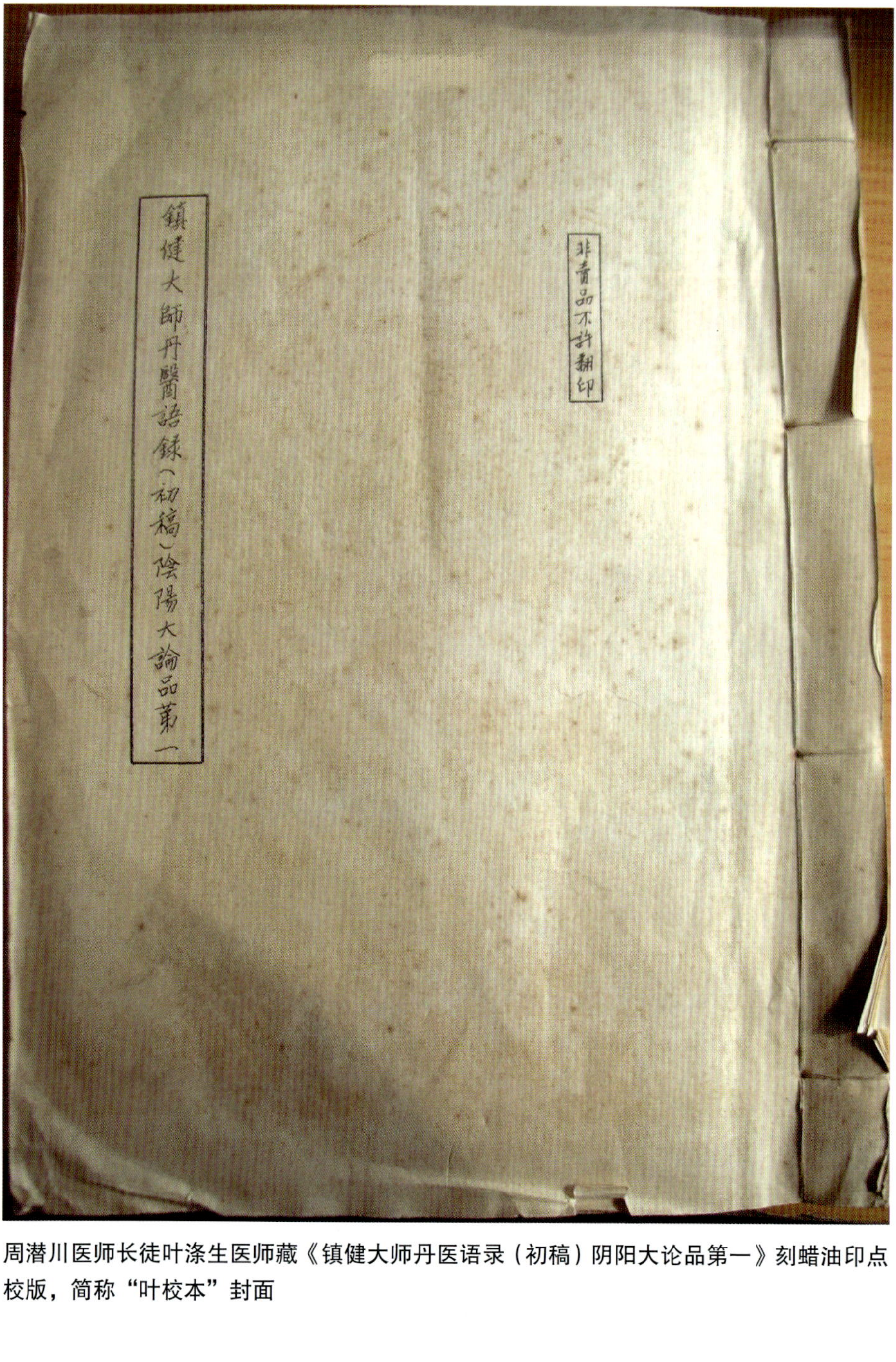


周潜川医师长徒叶涤生医师藏《镇健大师丹医语录（初稿）阴阳大论品第一》刻蜡油印点校版，简称“叶校本”封面

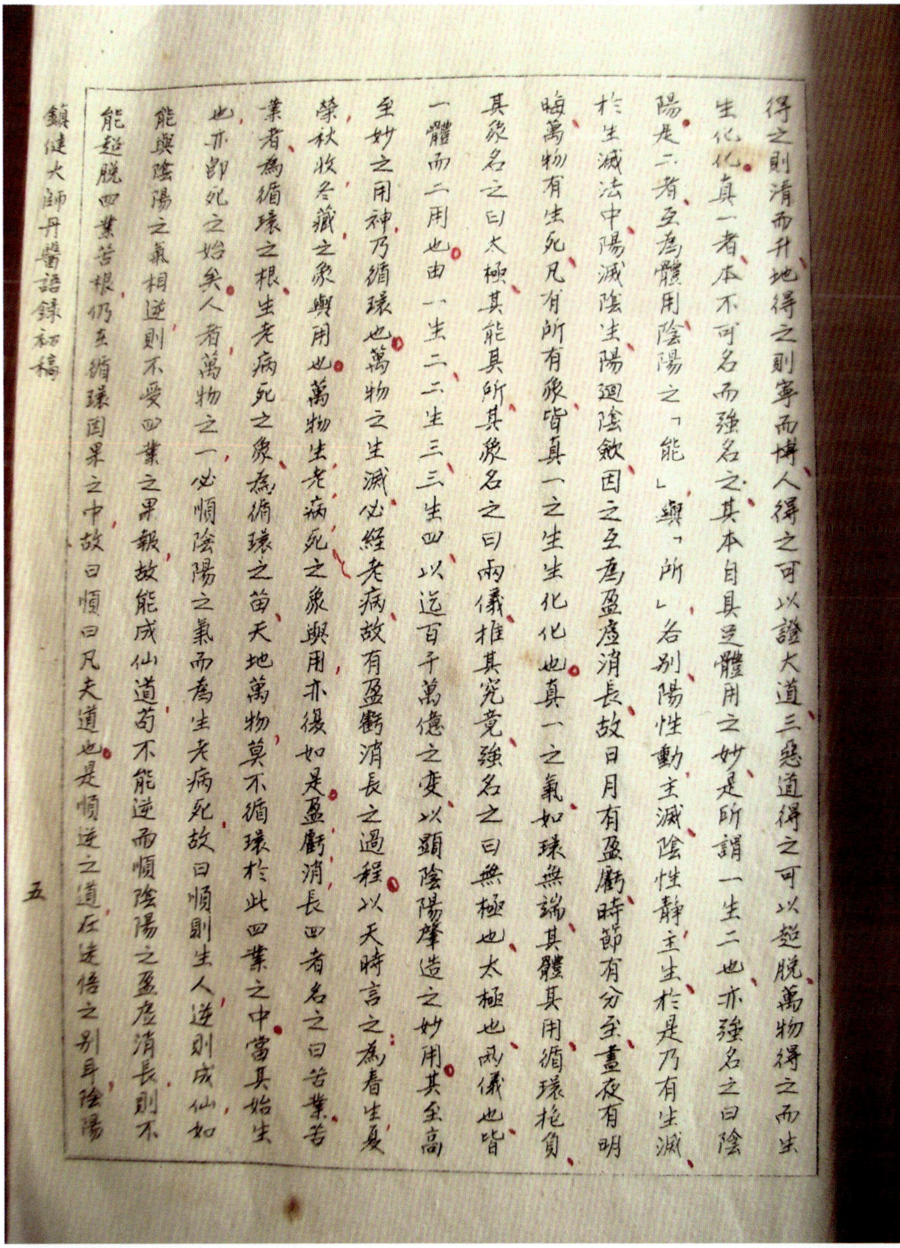
得之則清而升地得之則寧而博人得之可以證大道三乘道得之可以超脫萬物得之而生
生化化真一者本不可名而強名之其本自具足體用之妙是所謂一生二也亦強名之曰陰
陽是二者互為體用陰陽之「能」與「所」各別陽性動主滅陰性靜主生於是乃有生滅
於生滅法中陽滅陰生陽迴陰斂因之互為盈虛消長故日月有盈虧時節有分至晝夜有明
晦萬物有生死凡有所有象皆真一之生生化化也真一之氣如環無端其體其用循環抱負
其象名之曰太極其能其所其象名之曰兩儀推其究竟強名之曰無極也太極也兩儀也皆
一體而二用也由一生二二生三三生四以迄百千萬億之變以顯陰陽肇造之妙用其至高
至妙之用神乃循環也萬物之生滅必經老病故有盈虧消長之過程以天時言之為春生夏
榮秋收冬藏之象與用也萬物生老病死之象與用亦復如是盈虧消長四者名之曰苦業苦
業者為循環之根生老病死之象為循環之苗天地萬物莫不循環於此四業之中當其始生
也亦即死之始矣人者萬物之一必順陰陽之氣而為生老病死故曰順則生人逆則成仙如
能與陰陽之氣相逆則不受四業之果報故能成仙道苟不能逆而順陰陽之盈虛消長則不
能超脫四業苦根仍在循環因果之中故曰順曰凡夫道也是順逆之道在迷悟之别耳陰陽

鎮健大師丹醫語錄初稿

五

周潜川医师长徒叶涤生医师藏《镇健大师丹医语录（初稿）阴阳大论品第一》刻蜡油印点校版，简称“叶校本”内页

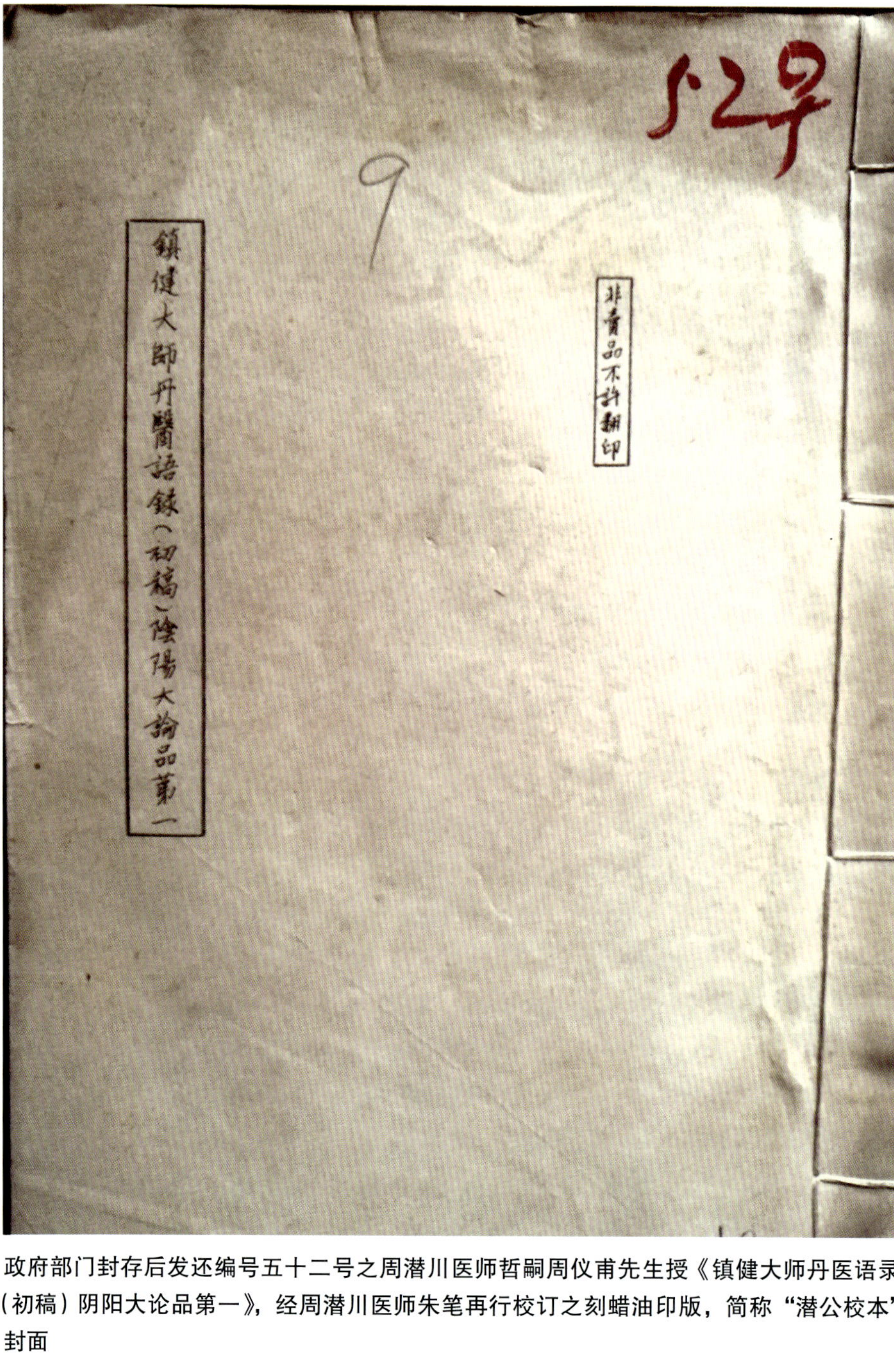


政府部门封存后发还编号五十二号之周潜川医师哲嗣周仪甫先生授《镇健大师丹医语录（初稿）阴阳大论品第一》，经周潜川医师朱笔再行校订之刻蜡油印版，简称“潜公校本”封面

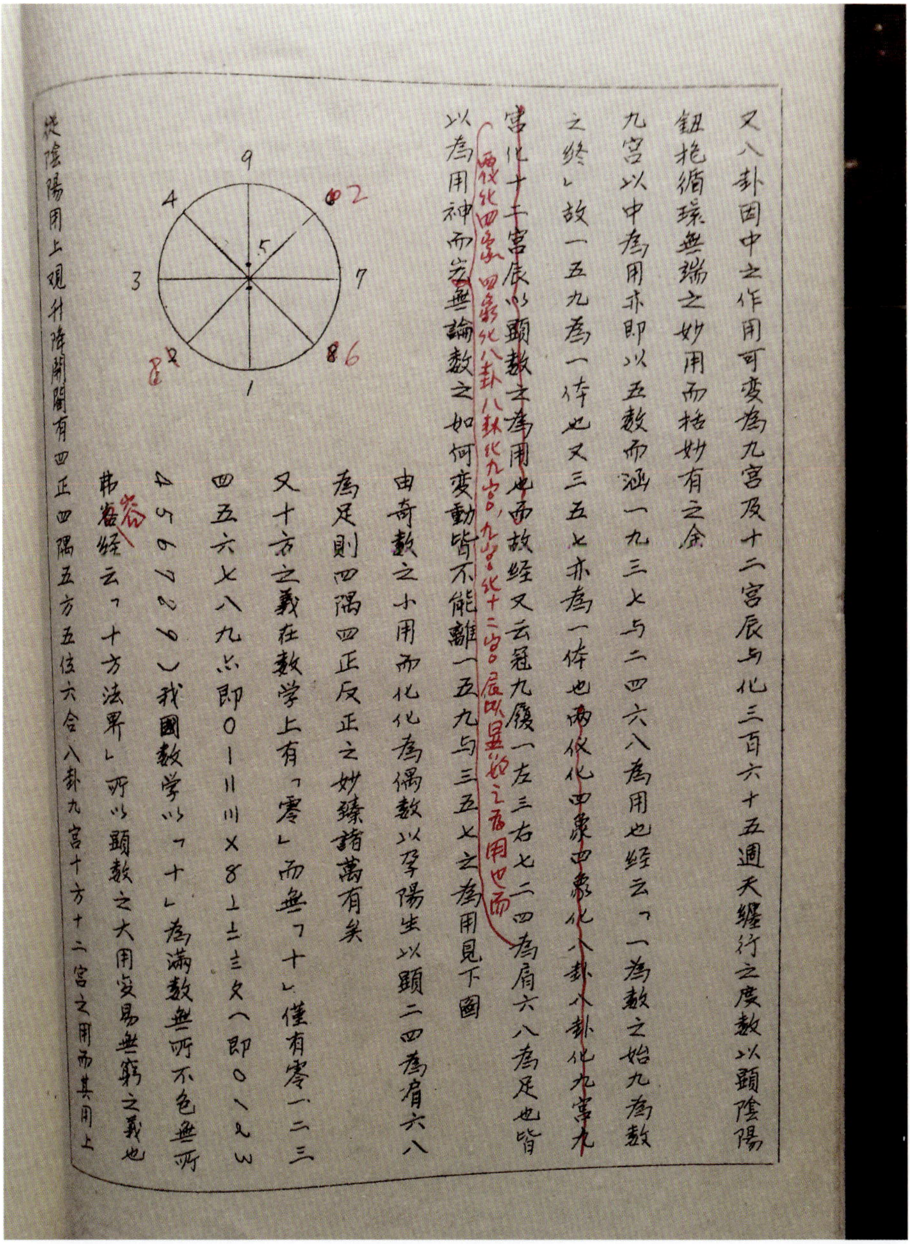
又八卦因中之作用可变為九宫及十二宫辰与化三百六十五週天纆行之度数以顕陰陽
鈕抱循環無端之妙用而括妙有之金
九宫以中為用亦即以五数而涵一九三七与二四六八為用也经云「一為数之始九為数
之終」故一五九為一体也又三五七亦為一体也两仪化四象四象化八卦八卦化九宫九
宫化十二宫辰以顕数之為用也而故经又云冠九履一左三右七二四為肩六八為足也皆
两仪化四象，四象化八卦，八卦化九宫，九宫化十二宫辰以显数之为用也而
以為用神而岂無論数之如何变動皆不能離一五九与三五七之為用見下圖

由奇数之小用而化化為偶数以孚陽生以顕二四為肩六八
為足則四隅四正反正之妙臻諸萬有矣
又十方之義在数学上有「零」而無「十」僅有零一二三
四五六七八九点即〇〡〢〣〤〥〦〧〨〩（即0、1、2、3
4 5 6 7 8 9）我國数学以「十」為滿数無所不包無所
弗容经云「十方法界」所以顕数之大用安易無窮之義也
泆陰陽用上观升降闢闔有四正四隅五方五位六合八卦九宫十方十二宫之用而其用上

政府部门封存后发还编号五十二号之周潜川医师哲嗣周仪甫先生授《镇健大师丹医语录（初稿）阴阳大论品第一》，经周潜川医师朱笔再行校订之刻蜡油印版，简称“潜公校本”内页

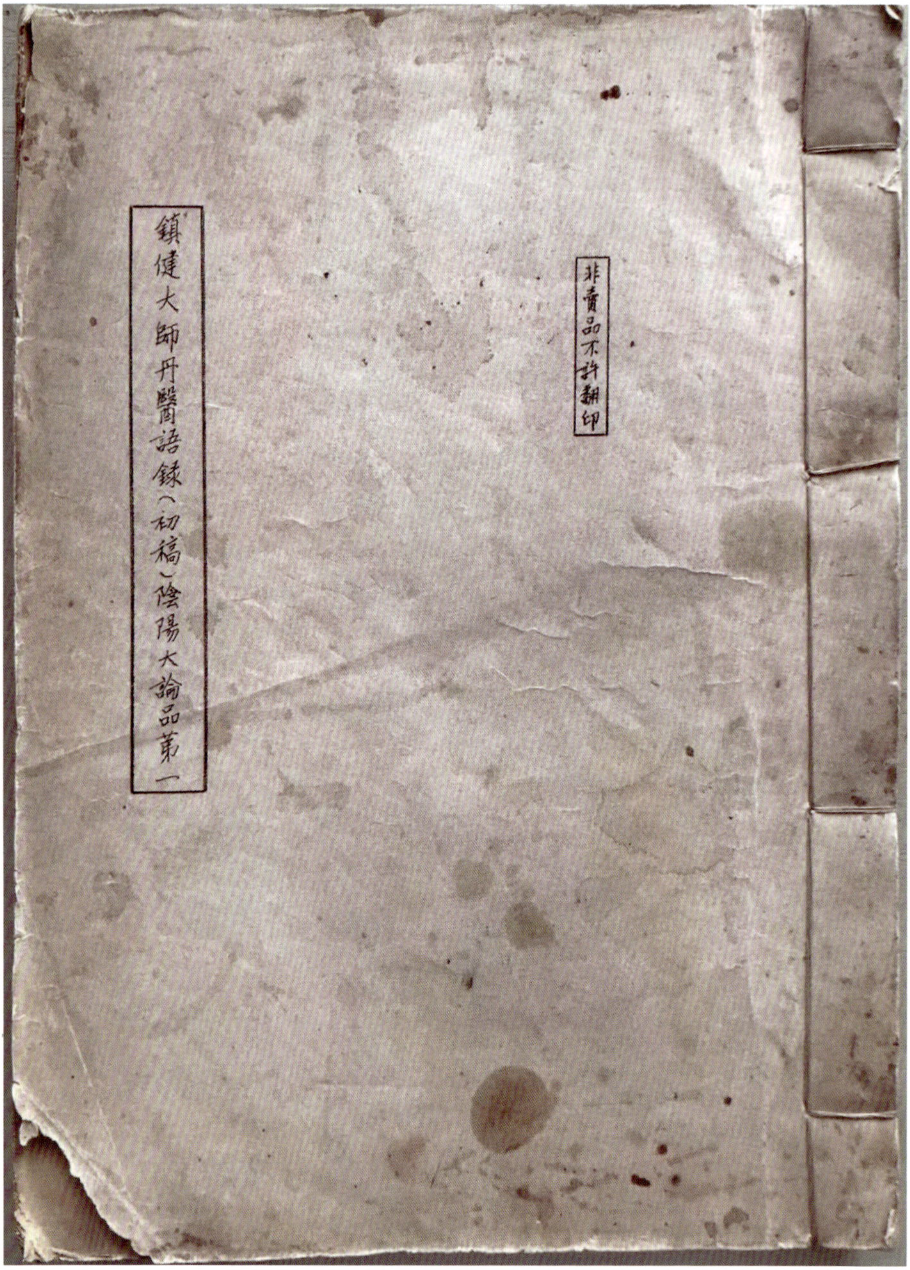


《镇健大师丹医语录（初稿）阴阳大论品第一》刻蜡油印版，周潜川医师校订，简称“刻录本”封面

谨以
“峨眉医学流派丛书”

纪念
周潜川医师诞辰两甲子
廖厚泽医师诞辰一百周年
王高银医师诞辰九十周年
缅怀
周仪甫先生　周巢父先生　廖为群女士

峨眉仰止　先哲其芳　绍述典章　泽世德扬

## “峨眉医学流派丛书”<br>编辑委员会



## 参编单位

峨眉医学传承中心

中国传统文化促进会中医药文化传承专业委员会

峨眉学研究会

## 峨眉学研究会

# 致 谢

有着近千年历史的峨眉医学，能够在今天再度焕发熠熠光辉，卷帙浩繁的峨眉医学典籍也得以重新整理、编辑、出版，既有峨眉后学的不懈努力，也离不开众多传统医学界同仁的扶持和帮助。

在此，诚挚感谢胡海牙、钱超尘、徐文兵、孔令谦、陈庸、刘炽京、韩晓东、黄作阵、庞东辉、赵百孝、马咏岚、傅嵩青、顾铁群、黄小雄、宋浩等先生的鼓励与支持。特别鸣谢罗炳翔、寿小云、许跃远、王彤江、吴宇标、常力申、赖世伦、蔡淑妃、范安娜、韩冰、赖建祥、吴凡伟、张居能、周益、唐尧、陆洋、陈启华、秦立新、荣文舟、梁伊妹、李海华、刘天君、侯中伟、姚卫海、张广中、黄雅莉、张苍、王彤、金亮、董俊、郑艳、田琴、王大业、赵勇、苗德根、张辉、阮光明、杨晨光、李彦东、方芳、何巍、沈沛民、赵阳、陈敏、赵林华、刘小雨、王中平、苏有余、朱文革、赵红梅、赵炜、吴尚纯、曹然、张俏、龚明哲、王莉、刘加申、曾红、贺东、陈嗣浩、迟歆、王晓军、邹德玲、徐树春、马中凯、马万欣、李素娟、付帮泽、龙帅江、陈娜、单宇宁、胡朝阳、高慧芬、唐风祥、徐金巧、秦瑶、周少慧、张述亭、倪娅文、安栋、王昭儒、高秀慧、赵海蓉、赵文耕、宋海云、魏瑞娟、王丽、张江、王茜、农汉才、程海松、陈辉、吴雅文、冯安琪、李雨飞、陈美、Heidi Lee（以上排名不分先后）等一众同仁的扶助与襄理。

“峨眉医学流派丛书”编辑委员会

2023 年 5 月

# 峨眉学·峨眉医学概述

蜀国多仙山，峨眉邈难匹！
昆仑发脉来，神矣更奇哉！

昆仑山北岭分为秦岭和岷山，岷山发邛崃蜿蜒而至峨眉突起三峰——金顶、千佛顶、万佛顶，于大渡河与青衣江之间雄秀西南而成山之领袖。峨眉山 1996 年被联合国教科文组织列为“世界自然与文化遗产”，成为全人类宝贵的精神文化财富。

峨眉学研究会是中共峨眉山市委宣传部主管的以世界自然和文化遗产峨眉山地区为研究对象的学术机构。按照“全球视野、中国典范、峨眉味道”的发展定位，紧紧围绕峨眉山市历史文化、民俗文化、宗教文化、武术文化、茶文化、地理文化、诗书画文化、中医药文化、饮食文化等开展研究。旨在挖掘、传承、利用、推广峨眉文化，提升文化软实力，推进文化产业发展。

峨眉学研究的成果均以“峨眉学丛书”的形式公开出版展现。以周潜川医师及其后人、廖厚泽医师、王高银医师为代表的峨眉医学，自宋代峨眉山白云祖师创立，发端于峨眉山传播中华至今已有八百余年历史，特色鲜明，传承有序，其学术理论与传统中国哲学思想一脉相承，其实践应用与武术、茶食、道地药材息息相关，是峨眉学的重要组成部分，也是峨眉学研究的重点课题。

峨眉学研究会
2023 年 5 月

# “峨眉医学流派丛书”序

钱超尘

人生天地，顺乎自然。《列子》言：“一体之盈虚消息，皆通于天地，应于万类。”然人之所受“燥湿、寒暑、风雨、阴阳、喜怒、饮食、居处”（《内经》）皆可致病，而医药砭石遂生。医者有救死扶伤之德，先贤有立言传道之功，是以越人、仲景一众大德，著书立言，阐发医理，济育群生者至今。

华夏文明千载矣，大医青史标名如秦越人、华元化、张仲景、葛稚川、孙思邈、钱仲阳、李东璧、叶天士者不知凡几。更有门类、学派一脉相传至今者众。然岁月更迭，时移世易，乃令诸多医理技法阙漏错失，甚者湮灭无迹，令后人扼腕不已。

峨眉丹道医学，始自宋之白云祖师，由道入释。传至今日，已历八百余年。丹医之源起，盖宗门辅助修真乃有之，南朝·梁·陶弘景《辅行诀》中云“凡学道辈，欲求永年，先须祛疾，或有夙痼，或患时恙，一依五脏补泻法例，服药数剂，必使脏（气）平和，方可进修内视之道”。丹道医学，历经贤达，集腋成裘，口授耳传，终成元珠。

周公潜川先生，四川威远人。公少而徇齐，四龄即随祖父蒙学，习四书五经、诸子百家，后留学英国，学贯中西，任教黄埔，后弃军政，于四川成都银行任上为筹抗战物资积劳成疾，罹患重症，中西罔效，幸得峨眉高僧永严法师救治，遂弃世间事，从永严法师入蜀山、登峨眉，闭关金顶、潜心修学。永严法师以峨眉丹医秘法及修真精要倾囊相授，民国第一丙戌中秋节赐周公潜川号“镇健”，后传衣钵是为峨眉宗第十二代衣钵传人。潜川公精通英语、德语，兼习藏文、梵文、拉丁文。于医学、养生之法，所知广博，著述甚多，有《气功药饵疗法与救治偏差手术》《峨眉十二庄释密》《峨眉天罡指穴法》，又有《丹医语录》《丹道概要》《养生学讲义》《分经候脉法》等讲学手稿于弟子处，乃使后学不至有遗珠之憾。

周公潜川之学说，现宝刹于毫端、纳须弥于芥子，探赜钩玄、知行一体，究天人合一之道，通阴平阳秘之术，成一家之学，著成济世之典，惠及后人无数。

周公潜川弟子廖厚泽先生，湖北兴山人，世传中医，思捷智敏，先后师从湖北名医王慈臣及峨眉潜公。廖先生自从医以来，于古今方略、丹道医学，无不潜心研究，且融会贯通，法古而不泥古，脉理精细，洞见症结，方药奇验。嗟乎！周公潜川罹难，廖先生亦困于形势，生活坎坷，历经沧桑，先生常自憾所学未能广施予病者。至晚年敦履璞沉，以医药为德于世，课徒授业，扬扢隐奥。廖先生毕生勤俭，不计名利，潜心内学，课徒严谨，而今弟子广而成材，处方辨证，受益者众，先生未及之愿，乃有众弟子服其劳。

时值周公潜川先生诞辰百一十年、廖厚泽先生诞辰百年之际，赵宇宁医师等峨眉一众后学将周、廖两位先贤所遗手稿整理校对，并前已出版之峨眉丹道医学著作，辑成十余卷，以丛书形式付之刊行，乃令华夏岐黄一支，峨眉丹道医学得以重现世间，广益众生。

余得其稿之一二，反复参详，其色脉症候之理，针砭药石之用，阴阳虚实之辨，君臣佐使之协，医界同侪有鉴识者，按图索骥，学之用之，足以解惑指迷。而道必待人以行，书必得人以传，其术纵不能起死回生，亦当有扶危救困之功、辅行修真之效。故此丛书面世，意义之重大，可为一时指司南，为百世作津筏也。

钱超尘

北京中医药大学

2018年3月

# 周怀姜序

祖国医学源远流长，学派众多，历代医家从大自然、社会环境及日常生活中总结了无数经验，并逐渐形成了很多不同的流派。宋代丹道医家白云祖师在扁鹊、华佗、魏华存、葛洪、陶弘景、孙思邈等历代丹道医家不断积累的基础上结合自身修证正式创立了峨眉丹道医学流派。在此后的八百年间，峨眉医学一直在宗教界和民间极少数人中保存流传。其学术体系较少受到其他学术流派的影响，不仅比较完善地保持了传统“丹道医学”的本来面貌而且相对完整地保存了中国传统中医的样子，可谓宋以前古典中医的活化石。峨眉医学影响广泛、内容丰富、系统完整，其内容不仅包括中医学还涉及佛学、道学、武术、导引以及营养、体育、生态、环境、社会、音乐、书画等各个方面，既有精深的理论，也有广泛的实践应用。其内容大体如下。

**医理医术部**：阴阳大论；大五行与小五行论；脏腑内景气化论；经络浮支与里支内照图；全身经穴考证与一百零八奇穴秘验；望形与望神气术；二十部正奇经道分经候诊法；峨眉内景推拿——天罡指穴法内功导引按跷术；九针与金丝盘龙针法；中医丹药秘制法与炼丹术；峨眉丹药秘传——玄门四大丹；峨眉丹药秘传——八十一小丹；草药采制与运用。

**导引武术部**：峨眉十二庄；峨眉法济功；峨眉筑基庄；峨眉五脏大导引；峨眉脏腑小练形；峨眉六大专修功；峨眉专修小功法；峨眉周天搬运法；峨眉归一清净法；峨眉对症药饵气功疗法；峨眉纽丝拳及三十六字诀；雷公拳；峨眉剑；峨眉棍。

**食医药饵部**：荤腥门；素净门；血肉品、草木品、菜蔬品、灵芝品、香料品、金石品等；糕点、酥酪、膏露、清蒸、红烩、粉蒸、烤炸、溜炒、焖炖等；五脏虚实食医补泻原则及菜品；常见疾病食医调补原则及菜品。

**汇通珍藏部**：少林派达摩易筋经气脉内景十二式；武当派太极功九圈十三式；青城派二十四节气丹药服饵导引修养法；华山派睡功与松针不老丹；天台宗六妙法门与昆仑派崆峒派绝学；太阳宗火龙功；丐帮叫花功；华佗五禽戏（又名五禽图）。

峨眉宗谱第十代衣钵传人果法师传永严法师为第十一代衣钵传人，永严法师传先父周潜川为第十二代衣钵传人。上世纪四十年代，先父出川，著书悬壶沪杭，五十年代应卫生部郭子化副部长等社会贤达联合邀请来京，后因故于山西辞世。先父一生致力于使八百年来秘传的峨眉医学走入民间，普济苍生，为大众服务，多有著述，旧论如下。

1.《丹医语录 · 阴阳大论品第一》
2.《丹医语录 · 证治大法品第二》
3.《丹医语录 · 针灸大法品第三》
4.《丹医语录 · 骨伤科大法品第四》
5.《丹医语录 · 外科大法品第五》
6.《〈黄庭经〉授业笔记第六》
7.《〈天罡指穴法〉授业笔记第七》
8.《丹道概要》
9.《“玄门四大丹”秘授》
10.《“玄门九九八十一小丹”秘授》
11.《毒龙丹证治应用法》
12.《气功药饵疗法与救治偏差手术》(已出版)
13.《峨眉十二庄》
14.《峨眉十二庄释密》(已出版)
15.《分经候脉法》
16.《养生学讲义》
17.《养生学问答》
18.《农村医药三十门》(已出版)

19.《〈内经知要〉述义》(已出版)
20.《望神气术》(又名《望诊 240 条》)
21.《伤寒心法十诀、温病心法十诀》
22.《试论王叔和》
23.《四川草药简辑》
24.《峨眉白云禅师考》
25.《医易大要》
26.《太素脉法评介》
27.《三焦论》
28.《三消论》
29.《经络"里支"内照图》
30.《癫、狂、痫三大证治心法》
31.《考〈奇经八脉考〉》
32.《〈神农本草经百种录〉补注》
33.《胎胪旨要》
34.《改进人类素质之设想》
35.《验方回忆录》
36.《医学密典》(未完成)

中华文化，最重传承，然世风日下，人心不古，欺世盗名者众，将先父旧论、峨眉绝学，断章取义、拆解混淆、穿凿附会，贤否杂糅，未得印证，广布流行，以愚学者，贻误众生，为正道所不齿，惟愿学者，福慧双全，细加分辨。获悉先父得意门生廖厚泽、王高银师兄门人将先父部分著述及后学著述收集整理，校订文字，合辑出版，彰显正法，传峨眉绝学，圆先父夙愿，燃灯烛隐，广传正道，甚为欣喜，故为之序。

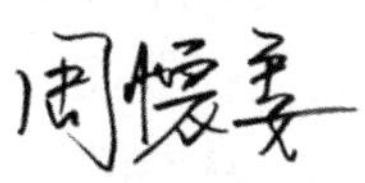

# “峨眉医学流派丛书”前言

## 一、丛书的缘起

峨眉医学，又称峨眉丹道医学，自宋代白云祖师建立，传承至今八百余年，法脉清晰、谱系明确。因其传承方法独特，很少受到后世空运五行、附会阴阳等思想的影响。峨眉医学较好地保存了汉唐中医学的原生态本来面目，是古中医学的活化石，对于中华医学版本库的多样性具有保障、支撑作用。于此峨眉十二代宗师周潜川医师两甲子诞辰将至，恰十三代传人廖厚泽医师诞辰一百、王高银医师诞辰九十周年之际，峨眉十四、十五代后学，汇集八百年学术传承，整理集结“峨眉医学流派丛书”正式出版，愿告慰先师，接引后学，传承经典，惠泽众生。

## 二、峨眉医学的内涵

“峨眉医学”释名：峨眉医学不仅是一个地理概念，也不仅是一个区划概念，更是一个传承概念。峨眉医学因在峨眉山秘密传承八百余年而得名，学术体系在形成之初，即是传承了以黄庭内景为主体，吸收了各家所长的汉唐古中医体系，在白云祖师住锡峨眉山之后，以特有的传承方式保存了八百年，这无疑对这门医学学术的完整性起到了很好的保护作用，在此期间经历代宗师博极医源，精勤不倦，恪守戒律，严谨传承，以致今天我们仍然能够从此一窥古中医之原貌。然而，医学是必然要服务于大众的，从周潜川先生下峨眉，著书、讲学、悬壶、课徒，峨眉医学即以古中医活化石的身份重入世间，得之于民，还之于民，沧海遗珠，重放光彩。

“丹道医学”释名：峨眉医学与世传医学体系不同，强调内证内景，属于丹道中医的重要流派。“行内丹以明经脉气化，合外丹以备丹药本草，内外相得是谓丹道医学”。通过传统内丹术的修为成就内观，验以内证，形成内景，进而明了人体内部的脏腑关系，经络循行，气脉周流，增加对人体内部和内外相关性的认识，略同于以非侵入性观测手段实现现代医学解剖学、生理学等相关学科内容。以炉鼎的方式，依据不同植物、动物、矿物的特点，通过特殊的炮制加工工艺增强或改变它们的治疗特性，甚至实现化合、分解、提炼等不同目的，与西方古典炼金术同出一源，略等同于现代化学、动植物学、制药学等相关学科内容。

很多人认为峨眉医学既然是丹道医学，那么它的珍贵之处就在于四大丹八十一小丹的丹药制炼应用体系。但实际上，峨眉医学以可重复的内证内景为“体”，以经脉、气化为核心的整体观为“用”，以阴阳体用不二非一的辩证观为“能”，以落在实处实事求是的唯物观为“所”。而峨眉的望诊候诊系统、内外丹药系统、本草采制系统、经方时方系统、针灸砭熨系统、正骨理伤系统、按跷导引系统、食物药饵系统、体育武术系统、星相堪舆系统、音乐书画系统、茶学香道系统等诸多系统只是在此基础上的“用上起用”罢了。

## 三、峨眉医学的传承特点与文化精神

对比当代以动物实验为基础的医学研究，传统医学是具有明显优越性的。峨眉医学自建立之初即秉承历代先贤之“内观 - 内证 - 内景”传承模式，历代传承人皆在“静息内观”的基础上，获得“自证内景”，与宗门传承之“师传内景”相参合印证，再以之指导临床诊疗，以疾病为对象实现临床验证，观察疗效，将从疾病治疗中归纳总结的信息，以自身为试验场，以“反观内证”为实验方法，再次印证传诸后学，并由后学在此基础上重复以上路径。因此，峨眉医学八百余年传承历史就是不断重复“静息内观 - 内证内景 - 临床验证 - 总结归纳 - 反观内证”的验证模式，并在这个模式基础上不断螺旋式上升的历史。

纵观历史，峨眉医学的传承方式一贯秉承“修证与济世并重”“传承与开源合一”的原则。虽然峨眉医学自宋代建立，但在此之前，原为宋代将军的白云祖师即尽得魏华存、葛洪、陶弘景、孙思邈、司马承祯等先贤所传承之具有汉唐医学特点的秘传学术体系。后负技云游天下、悬壶济世，与当时其他众多古典医学流派交流学习，以自身内景功夫详加验证，融会贯通，历尽天下山川，云游至峨眉山见佛光而和光同尘，证悟“不二非一”，进而圆融无碍。由此可知立派之初便是“修证与济世并重”“传承与开源合一”。在此后的八百余年传承过程中，峨眉医学以极严苛的戒律法度和宗门体系特有的内景传承方法，护持了固有体系的精纯，保持了立派之初的本来面目。同时重视开源，设立汇通珍藏部，与后世武当、少林、全真等各流派互相交流学习，并将交流学习所得内容以原生态的形式保存下来，保证了传承的清晰、严谨、可靠，至今某些原流派已湮灭不存的东西，依然可以在峨眉医学汇通珍藏部找到当初记载的原貌。峨眉十二代宗师周潜川医师沿袭峨眉传承特点，像历代传承人一样，以内功实现内证、以诊疗完善外功，“修证与济世并重”，除了保持峨眉医学固有体系以外，又参考了当世代表性医家学术特点，并借鉴西方现代医学、物理学、化学等多学科，以科学研究的精神、严谨求实的态度，内证与外证并举，进一步实现了峨眉医学体系的现代化解读，为进一步以世人更易接受的方式传承汉唐古典医学开辟了路径，实现了峨眉学术传承与开源的合一。

“峨眉医学流派丛书”不仅是一套医书，也能反映历史记载和文化传承，不仅为我们提供了需进一步挖掘与再认识的文化本身，而且更应该被当作文化载体来看待和使用：通过研读学习古人走过的研究道路及其思维方式，在遵循科学精神的同时为当代医学与科学提供灵感，在体现学术共同体内部传承的同时成为摒弃文化差异看待医学与科学的经典案例。

本丛书汇集峨眉医学十二代、十三代诸位先贤已刊、未刊著作和十四代、十五代后学的传承研究著作，集结为十余册陆续出版。先贤著作以最初版本、原始手稿和亲笔校订为基础，严谨求实，尽力保持传承文献的原貌；后学著作以学术研究的精神，整理总结我们数十年来潜心峨眉医学的学习心得和应用体会，力求语词规范、逻辑清晰、表达准确、结合临床，使从学者易学易懂、易于掌握。

医学者，性命所系；修持者，慧命所寄，“唯用心精微者，始可与言于兹矣。”兹事体大，天道昭彰，何敢不审谛覃思，严谨精专！愿以此告慰峨眉历代祖师，礼敬峨眉！

赵宇宁

庚子中秋于峨眉山归云居

# “峨眉医学流派丛书”编纂说明

“峨眉学丛书”分系之“峨眉医学流派丛书”收录了峨眉医学十二代、十三代先贤部分已刊、未刊著作和峨眉医学十四代、十五代后学传承、整理、编辑、研究的学术资料。希望通过本丛书严谨、求实、客观、比较全面地展示峨眉医学的学术面貌。

峨眉医学自十二代宗师周潜川先生 1959 年公开出版第一部著作至今一甲子有余，周潜川先生及其传人廖厚泽先生、叶涤生先生的著作海内外刊行数百万册，学术影响至今依旧深远，祈学者众，但善本一书难求。我们得到了周潜川先生后人、廖厚泽先生后人的特许授权，并受赐大量原始文献、珍贵资料，使我们得以将先贤著述重新整理、校订，集结出版，力求还原先贤学术原貌，以飨读者，流传后世。

周潜川先生公开出版过的著作，均以第一版为基础，原则上以周潜川先生原稿内容校订，原则上修改内容均以周潜川先生朱笔丹书为准，并首次公开部分周潜川先生朱笔亲撰、朱笔批注资料照片以为纪念，供后学瞻礼。医学导引内容单独汇编成册出版。

周潜川先生未公开出版过的著作，以原手抄稿、油印稿、铅印稿内容为基础，原则上以周潜川先生原稿内容校订，孤稿则单独严谨校订。

廖厚泽先生公开出版过的著作，均以第一版为基础，以廖师在世时的电子文本版校订，请当时廖师指定的两位特约编辑牵头组织回顾校勘。

廖厚泽先生未公开出版过的著作，以原手抄稿、油印稿内容为基础谨慎校订，并附廖厚泽先生亲笔原件照片，以供后学缅怀。

周潜川先生、廖厚泽先生著作中动作、手型、经络、药物等图片，受当时历史条件限制，清晰度较低，为便于读者学习，我们在保留原图的基础上，补充高清晰度图片，以供读者参考使用。

为保证先贤著作校订品质，每本著作的校订工作均由峨眉十四代后学中的多位高年资执业医师与专业医学编辑组成的该册整理小组完成。外文版由中医学专业的峨眉医学外籍后学承担翻译工作。整理过程中遇到的疑问和不确定内容则向前辈求教，以前辈垂教为定稿。

峨眉医学十四代、十五代后学著述本着实事求是、严谨求实的学术精神，本着对峨眉医学传承负责的态度，将自己耳濡目染跟师学习到的峨眉医学内容和临床应用体会和盘托出，条分缕析，详尽解读，从学习者的角度出发娓娓道来，为接引后学登堂入室，进入峨眉医学殿堂开辟便捷的路径。

中华文明走向国际，中医药是重要的引领者之一，峨眉医学的国际化是我们肩负的历史使命。当前，我们已经启动了“峨眉医学流派丛书”部分分册德文翻译工作，并拟逐步实现海外出版，这也必将成为峨眉医学发展进程中的标志性成果。礼敬峨眉，不负先贤，我们一直在努力！

“峨眉医学流派丛书”编委会于太仓

2023 年 5 月

# 峨眉白云法脉冰雪传承考及周潜川简传

传统宗门为世人所艳称者，有武当、峨眉、青城、华山，而峨眉一脉尤称玄秘，考诸典籍，史册未著片言；稽之方外，传说亦阙行迹。逮至十二代祖师潜川周公（以下简称潜公）破关著书，《丹医语录》诸典既出，方知千年薪火未绝之宗门犹存于世。溯其因由，盖因白云法脉十一代以上皆恪守秘传，代代单传一脉，隐修密藏于峨眉绝顶，纵座前侍者、山中同修，亦莫窥其修持之精微、典籍之玄奥，是以宗门韬光晦迹，杳然尘外。

如此秘传宗风，竟成护法金绳：晋唐医经之真髓，黄庭存神之秘要，经络丹鼎之宗旨，皆得以完整保存，不坠统序。惜乎密守过严，致使历代祖师行藏如雾锁寒潭，惟赖口耳相传之轶闻，又幸得窥潜公之《峨眉白云禅师考》一篇，由是略可推想风仪。今幸文献犹可征、故老未尽凋，吾辈门人虽不敏，敢效太史公探禹穴、窥九疑、访故老之志，披沙拣金，考镜源流，务求描摹千年法脉之轮廓。抛砖以俟，跂予望之，以助后来君子续白云法脉继冰雪传承，以现代学术之炬，烛照峨眉医学之奥，但使此普济众生之技，能治病救人、惠及沉疴于一二，则吾辈心愿足矣！

## 一、白云祖师传说事迹

### （一）全真

峨眉宗初祖号“白云”，其姓氏乡里，迨不可考。唯周公潜川所掌“白云法脉”印鉴传世，并钤之于诸典籍法卷、传承玉牒之上；《峨眉莲花宝笈正副秘抄》及《峨眉白云禅师考》，具载白云祖师之详情，谨以前辈师保教诲，涉史料孤本，详考祖师之事略。宋元以来，白云祖师之萍踪影迹亦在名山宗派间流布，故本文摭采群籍，搜辑轶闻。虽吉光片羽之存，零圭断璧之遗，然冀千载之下，后昆得仰宗门清徽于楮墨间，庶几祖师之遗风余韵，犹可仿佛云。

宗门故老相传，白云祖师本宋武将，时华夏板荡、黔黎倒悬，祖师恻然弃剑，入茅山上清，受上清经法。后北入燕京，与全真丘处机真人缔交。归蜀栖真峨眉绝顶，体证太虚之际，玄珠映照宝光、大道圆融法性，由是成就。此宗门所传之事略，可与文献史料、他宗轶事比照，由是勾勒白云祖师之事迹大略。

全真北七真之传说、史略中，皆有白云禅师与丘处机赌斗后让出白云寺，改寺为观之说，其事大抵相类，略有异耳。《七真祖师列仙传》中为白云禅师赌斗输后往云南去；《七真天仙宝传》情节相似，其中之白云禅师俨然反派，谓白云寺在宋国临安云云，则大谬。《七真因果传》大略相同而事最曲折，犹著者在于文末点出真意："你道邱真人为何定要这白云寺？因北京地方，王气正盛，知是久都之地。欲借此盛地开一开坛，演一演教。二者白云禅师应在南边发迹，开阐三江一带地方，若久在京都守着这白云寺，终难开阐。故此竟将这寺院占了，使他好向南去普度众生。故而天地真人各有其所，或利于此而不利于彼，或利于彼而不利于此。上士修真，必取其相生相应者而居，其于相克相妨者则避之，此谓得其地利也。"

稽考全真故牒，白云祖师与长春真人相交契阔，洵非虚语。至若白云寺易观之说，虽乖史实而渊源有自，当加辨正。《燕京白云观处顺堂会葬记》载："长春大宗师既仙去，嗣其道者尹公乃易其宫之东甲第为观，号曰白云，为葬事张本也。"明三朝首辅杨士奇《郊游记》云："观右有长春宫，盖元以居丘处机，而观则真人退休之居也。"《长春真人西游记》复云："清和建议，为师构堂于白云观。"可知丘真人居长春宫东甲第，后遂为瘗剑之地，本非道场。

揆全真、峨眉传说并史乘推考：白云祖师既与丘祖缔金石契，及长春北上面诏，祖师乃飘然南游，举宅相贻。丘祖与全真门人仍其旧称，号曰"白云"，丘祖之后，其门人弟子营建玄圃，渐化私邸为祖庭。逮元明鼎革，长春宫烬于劫火，道众遂以此为传宗演法之宫观，"白云观"遂为龙门法脉中枢，累世增葺，终成玄门巨观。由是乃知一椽之变，实蕴二祖因缘；数亩芳园，竟衍千年法乳。

### （二）上清

白云祖师早岁受上清经法，其尤要者即《黄庭内景经》，此经由上清祖师魏华存传写，内含密意，得法方可修持，《汤谷神仙王口诀》云："一人受书，得传九人……有黄庭内经之子，宁慎密之哉。"故上清祖师皆得经、法传承，内外显密并重也。峨眉尤重《黄庭内景经》密义。观潜公《黄庭经授业笔记》遗著，迥异古注，古注如务成子之随文解义，如冷谦以内丹解内景，皆不知以内景解《黄庭》，盖不得其法，自然不解其文。本传承以金声玉振虎豹雷音之法、存思观想内景脏神气脉之要，以峨眉十二庄、周天搬运法、清净归一法等自证内景而与《黄庭》内旨印合，此即上清正脉与峨眉宗白云法脉之密切关系也。且于《黄庭内景经》而外，本传承复有秘授法本《内景元宗经》与《黄庭经》表里相契、体用互参，乃不出世之隐传经法。

考《茅山志》，载上清二十六代宗师笪净之上宋徽宗遗疏："臣传宗法录、真经玉印及陛下前后所赐书画，并已付本宫徒弟俞希隐收掌讫，更愿陛下重念先师扶教宣道之心，曲垂恩祐，终始无替于宗门，则臣虽不获再瞻天颜，死无憾矣。操笔陈情，伏增感怆，臣净之再言押。"依古制，遗表举荐即属嗣法，笪净之定俞希隐嗣法，俞希隐已承嗣上清二十七代并候任上清宗师，唯待徽宗敕封，昭示天下。旨下，嗣教者竟非希隐，乃同门徐希和。徐希和"尝从（笪净之）入朝，上嘉其道才志素，敕就陛前承恩为道士。冲隐解化，奉御笔嗣宗坛"。显见徽宗以私好乱法统，强命希和继位。是时希隐既掌传宗法录、真经玉印，法理已备，唯缺敕封耳。遭此变局，遂携玄珠西迈，《茅山志》云："希和得旨嗣传印剑，希隐入青城山，今蜀人有闻洞法上道，俞公之行化也。"后上清二十八代宗师蒋景彻"十一岁侍冲隐公，及闻三洞俞先生入蜀，往见于峨眉山。俞嘉其意，益其所学。"可知蒋景彻传承必有所阙，务必千里问道方得全璧。

由是观之，俞希隐西传上清大洞之法、黄庭内景之学于蜀中。其行迹所及、传法所宗与白云祖师弘道青城、栖真峨眉若合符节。故谓白云祖师本自上清，白云法脉与上清遗绪之渊源，非虚语也。

### （三）青城

白云祖师在蜀，青城后山传其故实最盛，山中白云洞、顶峰白云寺，皆纪念、奉祀之所在。白云洞传为白云祖师修行处，《青城山志》载其中有“通天洞，洞外左右各有山门进出，洞内深广数十平方米，顶端透开形成天窗，高约百米，雄奇壮观；仰视可见天窗外蓝天白云，当地俗称此洞为灶孔岩、天窗洞。传为白云禅师破石升天成佛处”。又有“九僧洞，它由九个大小洞穴组成，佛台天生，僧堂地成，世传为白云禅师座下德行高深的弟子精修佛法之处”。皆系民间传颂日久之辞。

《灌县乡土志》载：“白云洞，洞最深幽，洞外凿宽七八尺，如屋。唐宋时，依岩架屋，有禅僧栖之，今已毁。”壁间镌白云祖师诗：“忙忙收拾破袈裟，振顿行装日已斜。袖拂白云出洞府，肩挑明月过天涯。可怜枝上新啼鸟，难舍篱边旧种花。分咐犬猫随我去，不须留落俗人家。”易心莹于《青城指南》中别录异文，首句作“忙忙收拾玉炉砂”，俨然黄冠口吻。然其作者缁黄莫辨，殊难稽考，惟诗中迁修行迹，竟与祖师由道入佛、自青城入峨眉之事宛然符契。纵非白云祖师所写，亦似造化弄巧，暗合玄机。

而峨眉山上，罕见白云祖师之文献、传说。《峨眉山志》载：“始白云禅师，道行偶渴，索水不得。望前坡有梅树，拟此累累梅，实可以回津。至其地，无一梅树，而渴已止矣。今建有茶庵，后人援以名坡。”梅子坡处，原有白云殿，“白云殿，在梅子坡上，常有白云屯聚，俗名云坛。”乃纪念供奉白云祖师处，据民国《峨眉导游》所记，此庙民国三年曾经重修，后与峨山诸多庵堂小庙一同圮毁无存。闻诸故老大峨山白云峰巅，白云祖师幽宅存焉，适与《峨眉莲花宝笈正副秘抄》所载祖师故事之呼应崖碑遥遥相望，惜路穷猿猱，径绝鸟道，遂使考据无门，良可叹也。

## 二、冰雪庵与永严法师

峨眉宗白云法脉嫡传之秘，向不外传，世人知之甚罕。本传承以冰雪庵为玄枢，立传宗之坛场，其地隐于万佛顶下，群峰环峙，流泉匝舍，即古人所谓“茅屋一间，屋后流泉绕之……其上高山造天”者。考周潜川公镇健所持“峨眉金顶冰雪庵十二代衣钵嫡传”印鉴，知潜公与历代衣钵传人具得法修行于冰雪庵。自宋以降历代祖师皆结庐其间，立教传宗，故有“白云法脉冰雪传承”之说。至民国，此处渐为人所知。

南怀瑾先生《大圆满禅定休息简说》尝言：“我年轻时，在峨眉山上住，有个和尚朋友告诉我，他在峨眉山的最高峰冰雪岩专修的一段轶事。山上一年到头都是冰雪，这个地方很好，四面有水，山高水深，流水很大，是由雪山上融化下来的水。山上有如一个小岛一样，传钵老和尚在此盖一个茅棚。”蜀中“岩”“庵”音近，“冰雪岩”显系“冰雪庵”之误。南老谓四面有水，正与宗门所述冰雪庵形胜吻合，告知南老冰雪庵详情之友人，或为周潜川先生。考 1943 年，两人皆解军职在峨山闭关，潜公、南老俱于峨山着僧装，南老法号“通禅”，于大坪寺闭关一年，潜公法号“镇健”，于冰雪庵闭关四载。

民国木刻《四川大峨眉山盛景全图》并《峨眉导游》舆图，皆标冰雪庵于万佛顶、明月庵之下处。斯时玄修秘境已稍启尘封，非唯山僧知径，即远游摄影家孙明经者，辛未岁（1931 年）尝摄存传为冰雪庵之影帧。刘君泽《峨眉伽蓝记》：“明月庵西下七里有冰雪庵，传钵上人坐茅处也。”《果瑶法师塔铭》：“（果瑶）晚傍金顶，筑冰雪庵，闭关精进。”《峨眉导游》记录：“由明月庵而西，沿大杉梗迤逦下，行草径中，约十五里为冰雪庵，庵创于民国廿五年，为果瑶上人精舍，其旁有泉甚清冷，六月饮之如冰寒彻骨，至足珍矣。”世人之知冰雪庵，因近代金顶高僧传钵、果瑶前后隐修于此也。当是时，冰雪庵已为金顶僧咸知之闭关圣地，未若往昔之决然隐踪，凡峨眉同宗修为造极之金顶高僧，亦可入庵闭关。时峨眉佛教会会长金顶方丈果瑶垒石为基，架梁易柱，其葺修之功尤著，自是茅蓬渐成精舍，虽风饕雪虐犹峙立云崖，彼固非始作者。

白云法脉之传承，素以隐微著称。据永贤老法师 95 岁回忆果瑶法师为峨眉宗白云法脉十一代祖师永严法师之师，然其嗣法本师未必即属其一系。按宗门秘录，自白云初祖以降，历代传人皆甄选于金顶缁流。盖金顶苦寒，非志坚行笃者莫能久居，复于其间择根器颖异者授以玄奥，培养以成峨眉宗白云法脉下一代衣钵传人。其修行法门与佛家禅宗、净土大异，故而不显于人前而免无谓讥谤。

以临济岔派论果瑶为永严法师之师，若以峨眉宗白云法脉论则尚待考证。临济岔派自清初圆瑞禅师开宗，圆瑞禅师法脉远溯宁波天童寺，教、宗并弘，传钵、果瑶前后当属近代之代表，果瑶法师在峨眉山不遗余力倡导天台宗，天台三祖慧思“藉外丹力修内丹”之见地与峨眉宗白云法脉传承相合，潜公亦有《峨眉天台修法比较》传世。此中玄机鲜有知者，然于临济岔派，修炼内外丹亦属“离经叛道”,《峨眉万行庄严寺传钵大师传》载传钵言“禅宗活泼泼地直指本心，非外道守窍烹炼比”。然其执此修法亦或和光同尘则尚待研究考证。

永严法师潜修冰雪庵时，小师弟永贤鼎力为助。入藏求法时，与永光日夜相处年余，皆莫测其所修。今考金顶历代方丈文牍，唯见临济法卷，白云法脉终不著于楮墨，此正宗门隐秘、勿轻泄玄机之真诠也。

峨眉宗第十一代嗣法永严法师，尝主金顶知客事。法师行脚康藏，募十方檀施，两度重修祝融劫后之金顶。按峨眉金顶之名，肇端明万历间妙峰禅师造铜殿事。“中坐大士，傍绕万佛，门枋空处，雕画云栈剑阁之险，及入山道路，逶迤曲折之状。渗以真金，巍峨晃漾，照耀天地”(《峨眉山普贤金殿碑》)，其金光闪耀于万山之巅，由是得名焉。后香火日盛，殿宇褊狭，香客踵趾相接，主其事者乃于铜殿外增构木殿。讵料咸丰六年（1856 年)，炎火肆虐，竟致铜殿融流，金顶销铄。《峨山图说》:“光绪十二年（1886 年)，僧心启改砌砖房。”心启、月照二师发愿重光道场，易木为砖，于殿脊复置渗金宝顶。虽规制稍逊前朝，然晴日观之，金辉犹似妙峰禅师初铸时。

1931 年正月，祖殿复失火，延烧金顶，《峨眉山》一书载：“毁后新筑未成，云耗资已数十万元。”近十载整缮，糜金巨万。至 1942 年，永严法师乃率金顶僧众鸠工庀材，装藏圣像、重葺宝顶。白云法脉传人赴峨眉寻访故老，于峨边县访得永严法师之小师弟，最后一个民国金顶僧永贤老和尚。老僧忆述：“永严是西藏学法回来的，跟能海法师回来的……在金顶上装藏，换金顶，换宝顶，是民国三十二年……峨眉山修金顶，搞砖瓦，我们用骡马。他筹集了六百万，西藏出来好多喇嘛，装藏，有日库活佛，（当时）七八十岁……把金顶组织起来，装藏，普贤菩萨装藏，换宝顶。拿了好多金子来换宝顶。”是时，法师发大愿重修金顶，募修缮金六百万，骡马负砖石木料，前后相延数里。并延请康区政教各界影响极大之日库呼图克图为普贤圣像装藏。复以真金严饰宝顶，置于殿脊，日光映照，晃曜百里云海。

尤可记者，白云寺颓圮百年，竟于1914年重光。天地无常，昔峨眉金顶之庄严境界、永严法师之功德事业，乃至历代以来之法宝、文献，均于1972年遇大火爁炎，千年道场尽化劫灰。今人立身铜殿之前，唯见云涛翻卷，昔日金辉宝相，皆成昔人口中烟霞旧梦矣。

永严法师行迹若神龙隐现，较之往代九祖犹雪泥鸿爪。法师籍贯富顺，常行迹于康巴雪域。《峨眉莲花宝笈正副秘抄》载：“永师曰：即近日西医所谓之百日咳症也，西医对此症毫无办法，一见百日咳畏之如虎。余曾在康定行道时，与一法国籍西医名具拉者相互较技，得其折服，百计欲得此方，余未首肯。彼竟施鬼蜮伎俩，籍驻康边务帮办大臣凤铨之力迫余，派其武弁来二道桥余茅蓬拘提。余自觉遭魔扰，自召之劫也，乃前宵舍此而去雅州，转嘉定府朝礼峨眉普贤道场。及至次日，差弁到山唯见茅蓬，亦化劫灰不知余存亡矣。记此用戒子孙炫技也。”

永严法师弱冠即谙康巴一域，此其日后数度深入雪域之缘起也。上世纪三十年代，能海法师首途卫藏，邀永严法师偕行，正因其“识山川之险易，辨夷夏之音声”。观夫大勇、法尊诸师，虽先发川边，然困蹇于甘孜、理塘间，不得寸进。永严法师之能畅行乌斯藏者，实兼弘愿与世智故耳。

考《能海法师传》《定道资粮颂讲录》等卷所载，初，能海法师发愿西行，于1926年与文殊院同戒六人启程。三月抵里塘，值盐井民变道阻，果瑶等四僧遂返蜀，唯能海与永光坚守不退。法师尝忆此事云：“余念及同行六人，已有四人外出，余若再去，殊失檀越之望。”越二年（1928），法师筹措资粮既备，乃与永严法师等三人偕行。六月自蜀道西发，霜雪猛兽之厄，盗匪绝径之险，皆历尽之。九月末终抵拉萨，入哲蚌寺。“尊至寺时，见一班新同学（如能海、永光、永楞、永严、常光、登约，太空等）……”（《致胡子笏居士函》）。永严法师驻锡札仓，能海专诣康萨仁波切座下，尽得格鲁密要。

1932 年前后，诸师或朝圣山南，或困于资用，相继东归。唯永严法师独留雪域，后虽返成都，然其学法行迹，世多不闻。此段舍身求法之壮举，遂结峨眉宗与能海一脉殊胜法缘。潜公尝告诸弟子云：“峨眉弟子朝五台者，当代我礼敬能海法师。”潜公俗家外侄女游永康后从能海出家，即尝履任四川省佛教协会会长之当代第一比丘尼隆莲法师。

密显法师 1948 年入藏求法时：“我曾于康定札巴降泽上师的房间里，见有用中文写的四句话：‘佛教离方现喜性，中道无别善守护，集法消业胜十方，明空如宝我赞礼。’后面写上师‘名称法海’书，释永严译。‘名称法海’，是札巴降泽上师的汉译名称，释永严译，就是说这四句话是永严法师翻译的。”（《密宗须知》）由此观之，永严法师与诸派大德因缘殊深。其后日库呼图克图数次应法师之邀至峨眉金顶驻锡，此皆永严法师缔结汉藏情谊之明证。

永严法师数度行化康藏，广募功德。复于峨眉绝顶两度主事重光殿宇，然其弘法行迹多隐没云山。至潜公遘疾沉疴，群医束手之际，永严法师施以丹医秘术，似有起死回生之妙。由是接引其入峨眉法脉，于冰雪庵中闭关数载，受法修行，尽得真传，嗣法为十二代宗师，法号镇键。1945 年，日寇束手，海宇初靖，潜公受邀沪杭。永严法师亲携衣钵赴沪，欲导之返峨眉避世，然潜公志在济世，婉辞师命。1949 年后，永严移锡康定。“第十一代为永严禅师，现年七十多岁，住在康定。”（巨赞转述潜公之语）。其后数十年，时有瞻法师慈颜之事流传，甚者言法师别开一枝，另传法脉，此等传言不一而足，难辨真伪。

《峨眉山金顶寺庙群的历史变迁》：“中华人民共和国建立后，1952 年 12 月，峨山特编村造具峨眉山寺庙名册，全山共有寺庙 80 座，属金顶景区的有 15 座……除冰雪庵外，皆有僧人居住……1956 年倒塌冰雪庵。”

冰雪庵久绝人踪，垣壁寖隳，徒对峨山雪涧青溪。岁痕不镌于颓椽断础之间，星霜八百，恍若弹指须臾，嗟乎！

宝轮转无尽，荒草覆禅堂。霞光入门扉，鸟雀栖柱梁。

银岳亘千古，日月辉如常。仙迹渺难遇，云顶雪苍茫。

## 三、周潜川先生简传

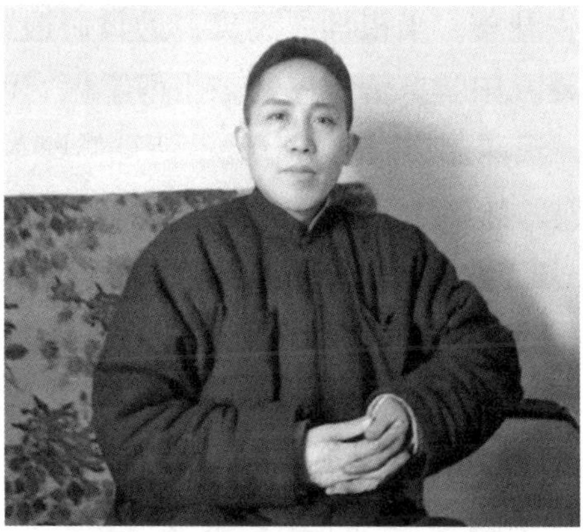

**周潜川先生**

（20世纪60年代初摄于山西太原）

峨眉宗白云法脉之传承，可划为二时：自白云祖师开宗至十一代永严法师，乃潜修密藏之期，八百年法脉单传，不显尘寰；至十二代周潜川先生出山，方启弘法济世之期，白云绝学自此广布，医道彰扬，学术亦不复独传。故潜公者，实承前启后、继往开来之宗师也。其人之行迹、其学之精微、其事之弘毅，实为后世有志者研习峨眉医学之捷径所在。然近世以来，因缘纷杂，未有著述详述其生平。今峨眉传人广搜遗轶，芟繁撮要，撰此简传，以飨同道。

### （一）少年

周潜川先生，蜀中威远县西乡周氏子也。周氏世代书香望族，科甲绵延，儒风醇厚而无迂腐之气。祖辈皆举业登科，族中子弟或仕西南，或执教鞭，代有贤声。

族中尤显者，乃潜公堂伯周善培，字孝怀，清末洋务重臣，与川督赵尔丰齐名。其人拓警政、兴航运、倡工商、振电力，复革新川戏、川菜诸艺，蜀地近代化多赖其力。清季历警察局总办、劝业道、署提法司。梁任公启超誉之为“川中一大豪杰”。新中国成立后，任首届全国政协委员、华东军政委员。潜公壮岁从军，后寓沪杭，皆得孝怀提携，可谓慧眼伯乐。族有此圭臬，故公少怀经世志，虽于军、商二界显达，然终弃红尘富贵，转身济世医道，遁入玄门。

公生于光绪三十三年（1907 年），时值变局暗涌，革命潜流渐撼西南千年静土。潜公四岁开蒙，承祖训习经史，为日后遍览道藏、医典筑基。十岁入县立高小，继升中学。清末民初，川南学风守旧，学堂虽增算数、体操、乐歌等新科，然课业仍以四书五经、诗词歌赋为主，尊经重道之旨未移。其教虽显陈腐，然治学之严、根基之实，实非后世新学所能及也。

潜公未及志学，已卒业于县立中学，聪颖过人。时慕新学，异于祖辈所习。清末川地，教会之学勃兴，英美加诸国教士设学校、建医馆，势倾一方。公志在岐黄，遂试华西协和大学预科班。华西大学系基督教传教士所创，医科尤著，其附属华西医院为实训之所。然榜发之际，适逢川军交兵，致溃卒流窜，道途不靖。虽威远至成都水路不过百里，然家中长辈忧其年幼，坚阻其行，且断资斧，欲其安居故里。

公志不屈，转投自贡培德高等医护专科学校。培德者，加拿大卫理公会所立，虽不及华西名显，然自贡盐利甲西南，教士偕盐商斥巨资营建，福音医院毗邻而设，规制恢弘。学校中授泰西格物致知之学，英文、拉丁文并重，更以福音医院为塾，令学子临症观摩。三载寒暑，公旦夕闻唱诗圣咏，观圣母慈悲像，思观音渡世心；日习语法繁难之拉丁文《圣经》，夜诵佶屈聱牙之六经《书》《礼》；解剖、药理、生化、内外诸科，皆前所未睹，虽未出乡关，已洞见世界医道之殊异。彼时童子，焉知今日杏林泰斗，启蒙竟肇端于十字架下耶？然此际中西交汇之蒙学，实为日后浮槎英伦之阶也。

### （二）乱世

1925 年，孙中山先生领国民政府于穗城大会重释三民主义，并联袂我党，誓师北伐，革命风潮激荡九州。黄埔军校，志士云集之所也，时国内青年皆向往之。时潜公方毕中学，沐革命新思潮而欲投笔从戎。然周氏诗礼传家，视子弟从军为“离经叛道”之举，潜公所行，族中弗许。公独怀赤忱，负箧赴粤，然舟至渝州，行资告罄。进退维谷之际，适逢重庆军官学堂招青年志士入学，遂应考入工兵科。

重庆军官学堂为川帅刘湘所创，刘湘出身军庠，既掌军政，乃设学堂于镇守使署，自领山长，亲督课业。公三载砺剑，毕业入国民革命军二十一军。时刘湘与叔父刘文辉对峙，得南京国民政府奥援，权势日炽。

公以军校翘楚，蒙湘拔擢，未几擢参谋处上尉参谋。刘湘、潘文华、郭勋祺等高层极重其才，1926 年遣潜公赴英伦利物浦皇家工兵学院，习西方之先进军事技术。俟学成归蜀，仍入二十一军参谋处履职，引西方军略精要入川军，湘倚为股肱，未及一岁竟而累迁上校，堪为军中异数。

公虽戎马倥偬，然耽经史、参释道，未尝稍懈，尤喜交方外之士。潜公四公子仪甫尝忆：昔于成都时，袁焕仙居士常诣周宅，与之论《金刚经》“空性证悟”之旨，援为知己，闲暇亦常与小友攀谈，甚为青睐引为“小知己”。后诺那活佛驻锡成都，为刘文辉、刘湘叔侄座上客，潜公也一同领受灌顶参修佛法。复与能海上师游，上师昔为川将，尝入藏求法，1932 年归蓉，引公见同行入藏之永严法师。适时潜公所知永严法师者，唯峨眉金顶大德也，佛法精湛，又往来川康藏地，见多识广。然永严法师慧眼识公戎装而非凡器，乃宗门暗觅甚久之衣钵传人，遂不待请而授秘奥，开示白云法脉玄机。如是之，玄奥幽邃之宗门世界，展卷示与潜公，公遂拜永严法师为师，继医学、习丹道、修性命、参佛法，自此契入宗门。

1935 年黄埔军校成都分校开校伊始，公膺蓉城黄埔分校上校教官，训导军官、团警班，复擢少将参谋处长。

1937 年，“七七”卢沟桥变起，举国抗战。同年 11 月 9 日，刘湘督师南京，战间昏迷，三月后，湘殁于汉口。刘湘既殁，川设六师管区，潜公领川北师管区司令，掌川北三十四县事宜。然旧僚皆于湘殁后隐退，公失知音遂逃禅，尽弃军政，于成都闭门修养。又自峨眉延永严法师至宅，昼夜请教修真心要，参究丹医秘术，修习峨眉十二庄等。1941 年，潘文华惜其才，请掌四川省银行蓉城分行。公勤勉任事，复创涪泰银行，且兴药纺、木材、商贸诸业。方其盛时，银行遣人赴港购军资以资抗日之用，适日军陷港，物资尽没。公为筹集抗战物资，殚精竭虑，积劳成疾，一时呕血昏迷不起，虽延中西名医，终无良方。

### （三）入山

孙思邈真人《恶疾论》云：“自古因恶疾为神仙者，十之六七。”夫人处顺境而无省身之机，及至沉疴缠体，命悬丝缕，方有向死求生之志，乃悟性命真谛。此生死之契，实能令人脱胎换骨，顿改平生之途。

潜公壮岁践革命报国之志，此道也，感召华夏俊彦，功在社稷。然行至中途，忽罹大疾几殆，且丧知己刘湘。双重劫厄交攻，遂破执见，深契“缘起性空”“有相虚妄”之旨，观世事无常，识朱门绣户终成荒冢，王侯冠盖俱化尘埃。乃喟然太息，决然斩断尘鞅，遁出汹汹宦海，栖心玄门以求清净自在。

先是潜公为抗战输资积劳成疾，家人遍延中西名医，皆束手。适永严法师云游闻讯，星驰赴蓉，直诣周府施治，沉疴渐瘳。经此劫波，潜公道心弥坚，遂随法师入峨眉清修。昔 1936 年中秋，法师尝传秘授法本令其誊录研习，然未遽请入山。至此则时节因缘俱足：少习诗书之基，壮修丹鼎之功，法财供养无缺，出离心志已坚。诸缘悉备，唯待发心。法师遂尽传秘守八百载之峨眉绝学，毫无保留焉。

潜公随永严法师自成都至峨眉金顶，复行二十里，循金顶僧人取水之道下至白龙池，溯流而上至万佛顶下，群山环抱之中，有平地片许，结木为椽，覆草为顶，是为冰雪庵。此庵环抱于群山之间，复有二山涧溪流环抱，乃老阴收藏、少阳生发之宝地，历代传宗演教、闭关修法，皆在此处。

山中修行非旦夕可成，必历寒暑闭关苦行。潜公于峨眉绝顶两千仞处静修，至 1946 年中秋之期，永严法师为潜公尽释法本玄微，剖判三乘奥旨。此八百载峨眉秘藏、三清玄枢之真传，与潜公洞彻无遗。自此，潜公遂以朱批纂录，综辑师承口授之精要，汇历年采摭之记录，更参以己证之玄悟，编修法脉真章。由是承白云法脉历代嗣法者增益菁华，薪火相传，道脉长续。

潜公闭关时，镌“影响盦”印鉴一枚、“影响盦主”印鉴一枚，“影响”者，语出《淮南子·主术训》：“响之应声，景（影）之像形，其所修者本也。”所谓响之本声也，影之本形也，人之所修者本也，修之所成者真也。潜公朱笔之正副十三册释密与诸秘本，皆钤章于上，盖儆省峨眉后学，凡所修者，必循其根源，究其本质，以免一叶障目而不见泰山也。

### （四）济世

峨眉法脉，绵延八百春秋，周潜川医师尽得真传，乃负笈下山，归返锦城。伯父周善培公闻其承绝学而出尘寰，遂邀赴沪杭济世著述授业。

1946 年，名医胡海牙已入陈撄宁门下，于杭州，悉心修行丹道，越明年，复执弟子礼，拜潜川公座前，习练峨眉十二庄、武当太极十三式诸秘技。海牙公暮年追忆师门旧事，犹历历在目也。

丁亥（1947年）九月初三，永严法师自峨眉抵沪，力劝潜川公归山避世。然公怀济世之弘愿，誓以药师法践普贤愿行，婉辞师命。永严叹其志坚，遂独返川康深隐。

翌年四月，潜川公于西子湖畔撰毕《相经秘要衍义》，善培公为之序。相术非峨眉本宗，乃得自丹道大隐黄子箴先生之授。公既承白云法脉，复广摄诸宗精粹。峨眉有汇通珍藏部，纳武当、华山、天台诸派功法丹方，集诸家之长。公遍访耆宿，习青城廿四气药物导引、易筋经、火龙功诸术，斥重金购藏医秘要。其学渊深，析各派源流如指掌，论得失若观火。以峨眉为本，融会贯通，后世弟子莫不叹服。虽门人专精一艺，穷年累月犹难窥堂奥，而公独揽众妙，通晓无遗，其才之博、道之邃，足惊天人。

己丑岁杪，潜川公与旧友郭勋祺将军共襄义举，策动川中军政起义，迎刘邓大军入川和平解放西南。功成身退后，公返蓉城，录医师执照，与王文鼎、张觉人、杜自明、叶心清诸名医共参岐黄，兼掌甫澄中学、甫澄纪念医院董事长职。癸巳年，甫澄中学合于树德中学，易为成都九中；甫澄纪念医院则交予省卫生厅，改为成都第一妇产医院。其后潜公应民生公司之邀，经汉赴沪为门人讲授《阴阳大论》《天罡指穴法》诸籍。1956年，门人辑录《丹医语录阴阳大论品》朱批初稿成时，峨眉冰雪庵忽倾圮。

时潜公名动海内，巨赞法师随其修学。1956年1月26日，卫生部郭子化致书巨赞曰："知你同周潜川先生研究养生学，很好。"巨赞撰文致公请益，潜公作长函直指其修行之谬，后刊为《答巨赞上人论练气书二则》。

次年，应中央卫生部郭子化副部长之邀，潜公赴京任气功研究小组事，筹中国中医研究院经络研究所，卫生部为公徙籍北京。巨赞延公于三时学会暂居，公复济世著述授业于京华，讲《阴阳大论品》《证治大法品》《针灸大法品》等诸典籍，李四光、梁漱溟、巨赞、张闻天、姜椿芳、焦国瑞等各界名士皆执礼求学。

未几，晋省委副秘书长徐一贯偕王省长亲赴北京，盛邀潜公往山西中医研究所主持工作。公慨然赴太原，并惠及晋、冀、辽、吉、黑诸省市、军区干群。

然时局骤变，六十年代中，公竟蒙不白之冤。1971年，一代宗师以疾就化。次年，峨眉金顶忽遭爁炎之灾，华藏寺并藏经阁尽毁，典籍秘本毁于一炬，千年寒杉无故凋零。唯潜公丙戌岁（1946 年）朱笔手录《莲花宝笈正副秘抄》并诸正副十三册释密与《内景元宗经》《黄庭内景经》等秘本，成白云法脉修习之圭臬、宗门传承之不二信物。一缕真传缥缈，实含三才造化之机；万法归宗浩荡，终贯九转金丹之髓。

今观先贤遗墨，犹见赤文落于雪帛，丹心照于玄牝。祖师虽已自决生死，然其法卷藏之深山则龙虎合会，传诸天下则星斗焕明。观夫当世，岐黄之道或坠功利，修真之术多染浮华。幸有潜传默运璇玑，使上古心传不随劫火俱灭。愿后来者持此玄珠，以“无为尔识”之训，践“允执厥中”之旨，则薪火不灭于重渊，法脉永续乎大块。他日必有龙蹻再起，重演十二玉楼之秘；风诏频颁，再续万千杏林之春。此之谓欤！

（五）学术

周潜川医师既得隐世绵延千祀之峨眉丹医秘传，复博通经籍，深谙玄奥，融摄医、道、释、儒、武诸家精微，尤擅导引、针砭、丹鼎、草石之术，究阴阳升降之理，明经脉流注之机，穷气化周行之妙。

公承宗门“人心唯危，道心唯微，无为尔识，允执厥中”心传，以内视、内证、内景之法精研“气化”和“经络”二论，遂成理法兼备之丹医体系，立一家宗风。

公推重《灵枢》《素问》《阴阳大论》《黄庭内景经》诸典，主内景修持为本，衍阴阳统摄之论，辨气化经络之动，究天人相应之机。诊疾必参四时升降，疗治兼顾未病已病，导引、药石、食饵并举，诚合上古“治神养身”之要旨也。

公倡经络之考据，推食饵之疗愈，移南药于北地，究丹散之临证。诊疾必循经审脉，统摄一身；疗疴则按蹻导引、针砭艾灸交施，膏丹食饵次第而用，尤重“上工治未病”之古训。

公毕生践履，究天人合一之道，通阴平阳秘之术，成一家之学，德被杏林，誉满海内，原卫生部中医司司长吕炳奎曾说：“周潜川是我国气功界的一位代表人物。”（《山西通志·体育志》第 1 版第 38 页，中华书局 1995 年 2 月出版）又值潜公八秩冥诞时，东瀛刊行《峨嵋十二庄》日译本以志之，尊为岐黄圣手、养生宗师、丹道巨擘，比之当世华佗。日本东京大学立碑以为纪念。

## 附录：周潜川已刊著述

1.《镇健大师丹医语录阴阳大论品》，1956年内部油印。

2.《农村医药三十门》，1956年山西日报社内部印刷。

3.《镇健大师丹医语录针灸大法品》，1958年内部油印。

4.《气功药饵疗法与救治偏差手术》，240千字，1959年山西人民出版社出版，后又多次重印、再版。

5.《丹道概要》，1959年山西省中国医学研究所内部油印。

6.《峨眉十二庄释密》，88千字，1960年山西人民出版社出版，1983年再版。

7.《养生学讲习班讲义》，周潜川授杨凯、李国璋、唐培元、廖厚泽整理，1961年山西省医学科学院中医研究所内部铅印。

8.《周潜川大夫分经候脉法》，1961年河北省中医研究院内部油印。

9.《分经候脉法（即旧传太素脉）》，1962年旅大警备区后勤部卫生处内部铅印。

10.《试论王叔和》，周潜川授巨赞记录整理，1962年旅大警备区后勤部卫生处内部铅印。

11.《保存在峨眉山佛教寺院里面的祖国医药遗产》，周潜川授巨赞记录整理，1962年收稿，2008年收入社会科学文献出版社《巨赞法师全集》。

12.《内功导引按蹻术对经络浮支里支关系的研究》，1962年发表，收入山西省中医研究所《中医研究通讯》1962年第三期。

13.《中医治疗血小板减少性紫癜病一例介绍》，周潜川撰李国璋整理，1962年发表，收入山西省中医研究所《中医研究通讯》1962年第四期。

14.《中医养生学的辨证论治、经络测定、生理变化的研究》，周潜川撰杨凯、王高银整理，1962年发表，收入山西省中医研究所《中医研究通讯》1962年第四期。

15.《养生学问答》周潜川撰李国璋、周伯用整理，1962—1963年发表，收入山西省中医研究所《中医研究通讯》1962年第五期、第六期，1963年第一期至第八期。

16.《正常人五俞穴电流量按时辰测定的初步报告》，1962年发表，收入山西省中医研究所经络针灸研究室《经络针灸研究资料汇编》。

17.《气功药饵法全书》，1962 年香港太平书局出版。

18.《杏林丹 11 例临床经验介绍》，1963 年发表，收入山西省中医研究所《中医研究通讯》1963 年第五期。

19.《中医正骨 3 例临床治验介绍》，1963 年发表，收入山西省中医研究所《中医研究通讯》。

20.《动功、静功的炼功方法》，收入《气功精选》，1980 年人民体育出版社出版。

21.《气功的纠偏方法》，收入《气功精选》，1980 年人民体育出版社出版。

22.《峨眉十二庄部分》，收入《气功精选》，1980 年人民体育出版社出版。

23.《气功四时练法》，周潜川授叶涤生编，1983 年吉林人民出版社出版。

24.《峨眉十二庄》，周潜川授周巢父、周怀姜编，收入《气功精选续编》，1985 年人民体育出版社出版。

25.《气功药饵疗法答问》，收入《气功精选续编》，1985 年人民体育出版社出版。

26.《峨眉天罡指穴法》，129 千字，1985 年山西人民出版社出版。

27.《峨眉十二庄》，周潜川授叶涤生编，1986 年上海翻译出版公司出版。

28.《气功疗法全书》，1987 年台湾大孚书局出版。

29.《内经知要述义》，2012 年山西人民出版社出版，2014 年台湾品冠文化出版社出版。

30.《分经候脉法》，周潜川授廖厚泽整理曲伟编，154 千字，2014 年人民卫生出版社出版。

31.《周潜川方药养生文集》，166 千字，2024 年人民卫生出版社出版，收入“峨眉学丛书 · 峨眉医学流派丛书”。

未刊手稿众多，兹文不具。

卿三贤　刘炤　赵宇宁

乙巳仲春

# 周潜川医学思想

先生特别强调祖国医学理论核心——阴阳五行学说，他认为阴阳两判、五行攒簇乃至廿部正奇经道及药物“性味学说”等非无稽之论，实属“有部”也。知此了此，始足以言医药之全，庶不致杀人于无形。他的《阴阳大论》虽20余万言，但实可以“体、用、能、所”四字赅之。体者，体系也，即事物的一体之二面、可分而不可分的内在关系，故曰“不二而又非一”。用者，用场也，阴阳学说不仅用于生命科学，也用于政治、经济、军事、文化等，也可用之于观动静、察常变、论有无、知进退、决趋避乃至作预言等。能者，能力也、能量也、本能也。所者，所及也、所事也。柜之“能”为“容”，贮之以不同之物曰“所”。防风通圣丸，其“能”为清热除湿，其治憎寒壮热、腰酸腿痛之功曰“所”。阴阳在宇宙间有相互为用之“能”，从而产生新事物之“功”曰“所”。

他认为：五行学说是科学的，是中医生理、病理、医理、药理多层次的抽象，其中也包含气化论、经络论、标本论、逆从论等若干论点，甚至包括了生物进化中的天人感应观（详《内经》）。力辟近人所谓“五行不过是五种物质的代称”的说教。

阴阳五行更深入的“次第”是“气”的一元论，即《内经》所谓“如环无端”的整体论，亦即所谓“太一、太初、太始、太素”的抽象演绎。在他看来，阴阳学说只是辩证观，而由阴阳五行推到“气”的学问时，才是整体观。古人所谓“帝者法太一，王者法阴阳”（见《淮南》《吕览》等书）之说，实乃形象地比喻“气”与“阴阳”的层次分野。苟不通“气”学，曷以已疾！

阴阳五行学说本起于古代医学哲人，即所谓“黄老之学”。后世医道分流，以致习医者不通哲学，习哲者昧于医道，衍变之余，医学与“内景功夫”进而再次分流，各执一端，分道扬镳，难总其成，殊属可惜。夫中医理论之建立，追溯远古，可说全有“内视功夫”观照总结而来。其不同于西方医学者，彼重“形质”（如死尸解剖、动物实验、试管培养等），倚重外求；而我重“气化”，内取诸身，结合临床，相互印证以成论。故其体系独特，而所谓独特者，是相对于机械唯物主义而言，非以玄谈为独为特也，此实缘于“方法论”上的先天差异所致。故欲了知中医之秘，必通“内景功夫”，而炼气家欲至上乘，亦必通晓古典中医各论，故他主张“医气合流”，良有以也。湖南省参事、中医爱好者滕敬侯先生听了周先生的《阴阳大论》讲座后，曾赠诗如下。

其一：阴阳大论四座倾，高山流水赋流形；李白白饶丹砂趣，何幸今日有葛洪。

其二：学儒不为孔家囚，言气亦非道者流；三家活泼皆自在，阳春白雪映曹刘。

古典医籍里有许多所谓“密部经论”（俗称“隐语”或“遁词”），这是历史的产物。在注释医经时，必须审慎考证，消除以经解经、以讹传讹、牵强附会、望文生训之流弊。不懂之处，可以存疑，不可妄自扬弃或删裁。但其中少量糟粕，亦必须剪除。中医理论上的重大学术问题，如三焦形名、脉学原理、伤寒病理之中医观等，他都有自己的独到见解，大都散见于以上《丹医语录》之中。例如，周先生定三焦即胰脏，数据具体，令人折服，千古秘奥，功在岐黄。

他最反对江湖俗子，曲解经文，窃传所谓“阴阳采补之术”，他的修炼内传口诀是“采自自身药山”，何必外求。情动则朘至，元精既成败精，苟强行忍精，必致败精内蓄，而罹腺肿，必不救。两败俱伤，何益养生。若情发之有节，自无患而益寿也。

先生课徒，注意实证及基本功，例如从他学医者，必先习按跷导引术，进而习动、静两功，然后才授针灸（他的内传针法为蟠龙金针术，针长盈尺而无柄，盘绕于大指，以大指次指练就的一种蛇行蛹动手法，缓缓送入病家体内，而病家竟无所知，可针眼底，亦可由百会进针，由下颌拉出，以救厄疾）。然后才授内外两科阴阳证治大法。其殆于按跷气功之学习者，多难以接受其针药之秘要。

他尝告诫学人，自己不敢吃的药，绝不准滥开给病人服用，丹药尤其如此。夫丹者，单也。少量金石之品有单刀直入之效，然用之不当，其副作用亦非凡响。故丹药之用，亦必本中医基本“理、法、方、药”之规范，不可以一驭万，庶不致沦为铃医走方之辈，有厚望焉。

先生授业，以鳏、寡、孤、独、穷、残、良、智等八类人为限，但前六类必须具备后二类之品质，其不属前六类者，但品质善良又具慧根，尤当传授。他授徒从不取值，经济困难者，反补助衣食，受其惠者，大有人在。对徒辈品行，要求极严，虽“三年困难时期”，亦不准打扰病家，肚子吃不饱，在他家偶尔填补，他反乐而无怨。

周潜川医师后学

# 廖厚泽医师传略

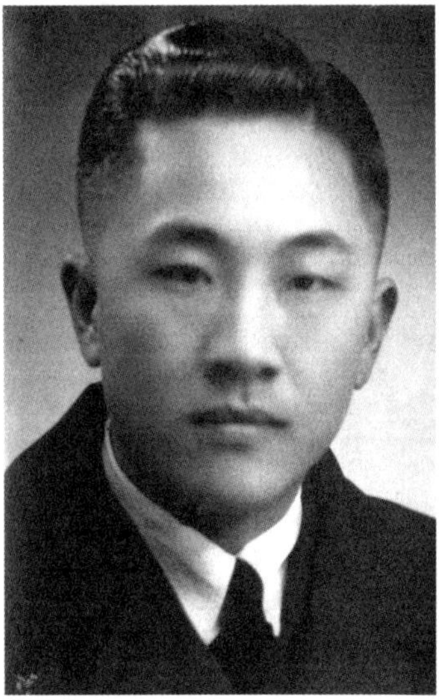

廖厚泽先生，为今之良医也，系丹道学范，中医宗风学者，一代仁贤，是周潜川先生高足。

先生是湖北兴山县人，世传中医。早年师从兴山名医王慈臣老先生，学《伤寒》理法，参同医宗并怀达仁之智。15岁离乡，值遇抗战，辗转鄂、川、贵，完成学业，后入民国海军学校学习天文、航海、海道测量等科，并著述了一些有关专业书籍，现存于国家图书馆。新中国成立后，听从国家安排，于青岛海运局和中央交通部任工程师，为我国海事和海外贸易做出了很大贡献。

20世纪50年代，先生再度事医，叩教于周潜川先生，1961年经中央组织部批准从交通部调往山西省中医研究所工作，追随周潜川先生，得其丹医内脉之传，深宣岐黄玄奥。时为周先生抄写手本，整理医案，得先生神会之授。安危妄常，晨昏不歇，秉承仁德。丸散膏丹，汤石针械，历勤操修。后因受错误处理，廖先生被暂停行医，生活无着，先生犹以一身之医术，未能为众生服务而引为憾事。

先生继承丹家医脉，以峨眉丹医理论参契祖国医学之生理、病理、医理、药理，以及脉、诊、证、候。一生勤勉，积功累行，行医之中，以德立法，平心待人，处方辨证，无丝毫松懈。遣方用药，贵在精微，少少几方，略加调剂，则可疗诸种病证，使患者耗财无多，服药无厌，而能收到奇异疗效，中医心法尽现其中。

先生秉承周潜川先生著书、课徒之心愿，欲为中医理法传承做贡献，避免中医误入“存药废医”之歧途。其著书立说谨遵临床证验，毫不浮夸。办学讲座，在北京多所大学内为年轻学子讲授峨眉丹道医学，不计名利，潜心课徒。先生对学生十分严格，未学内科，先授按摩，既学按摩，后处辨证之心法，再学针灸、方药、丹砂、煅炼等术。先生常言“能否成事，就看推磨扫地”，要求学生从每件平常小事做起，秉承师教，精勤德业，始可传授活人之术。

先生一生勤俭，从不收受患者财物，时常帮助生活困难的学生和老家贫困民众，毕生藏书捐赠给老家兴山建立医籍馆。奔走行医，呕心沥血，风雨无阻，终于积劳成疾，不幸逝世。大医风骨，堪为后学楷模。

刘炤　赵宇宁　严洁　整理

# 廖厚泽先生生平

廖厚泽，曾用名郎琴生，1923年8月25日生于湖北省兴山县城关镇。

1941年考入海军学校第11届航海科，学习天文学、航海学、海道测量及“罗经差”等专业。

1946年毕业。后转入青岛海军军官学校第36年班学舰课（课程有造船大义、轮机大义、通讯、枪炮、鱼雷、舰队运动、帆缆、雷达、声纳等）。

1947年毕业，以成绩优异留校，在该校学生总队任区队长、中队副并兼教“球面三角学”。

1949年上海解放前夕，至香港参加革命工作，接运社会知名人士如李济深、黄绍竑、柳亚子、白杨、吴蕴初等人，及采购新老解放区工业生产原料等。

1950年调回国内，在青岛海运局任船务部主任及机务科科长等职。

1952年调中央交通部海运局任第一副科长，七级工程师。

1958年师从中国传统丹道医学家、峨眉医学十二代宗师周潜川医师学习中国传统丹道医学、炼丹术、按跷导引术以及各科疑难病症的辨证施治。廖厚泽先生一直跟随周先生临证与讲学，后经中央组织部批准调山西省中医研究所为中医师，参加研究及治疗工作。

1983年被聘为北京市文史研究馆馆员。

1983年受聘为光明日报社科技服务总公司中医顾问，筹办光明中医函授大学。

1986年受聘为张锡纯学术研究会理事。

1987 年受聘为北京市环侨医院中医门诊部主任。

1988 年离休后，将所藏的约千册中医书籍以及电子治疗仪等，捐赠给湖北省兴山县，并节衣缩食资助成立“兴山县医籍馆”。

1989—1998 年，于门诊之余，应邀在北京中医药大学、北京医科大学、北京联合大学中医药学院、海淀走读大学、广东揭东中医药专科学校等多所医学院校讲授传统中医文化，指导学生临床实习。

1998 年 5 月 11 日在北京因病逝世。

附：廖厚泽先生著述

1.《船用磁罗经校验术》，人民交通出版社 1958 年出版。

2.《海船救生知识讲话》，人民交通出版社 1958 年出版。

3.《船舶消防知识讲话》，人民交通出版社 1963 年出版。

4.《1960 年国际海上人命安全公约》及其全部附件（译著），人民交通出版社 1964 年出版。

5.《明堂浅义》，上海科学技术文献出版社 1989 年出版。

6.《伤寒金匮汇证诠解》，中医古籍出版社 1996 年出版。

7.《金匮要略辑注》

8.《哑科辑要》

9.《本草达仪》

10.《祖国医学思想史论》

11.《癌症治疗》

12.《红楼医事评按》

13.《按跷导引术述义》

14.《观老庄影响论》

赵宇宁　严洁　整理

# 王高银医师传略

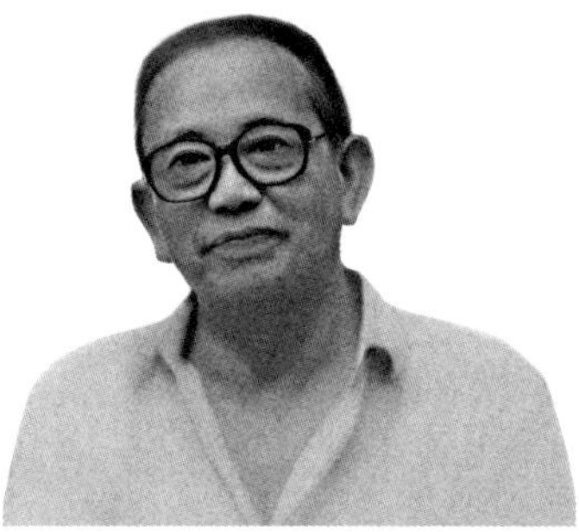

王高银（1931 年 12 月—2000 年 3 月），男，汉族，山东省新泰市人。1948 年 11 月参加中国人民解放军，任卫生员、军医。1961 年 6 月至 1965 年 8 月受部队医院派遣，于北京和山西省中医研究所师从周潜川先生学习中医 5 年。于 1966 年返回原籍，在当地行医 15 年。1980 年，转业到山东省新汶矿务局机关医院工作。1988 年离休后，开办新泰市疑难病中医研究所，继续造福病患。2000 年 3 月诊病途中，突发急性呼吸衰竭逝世。

王高银先生认真好学，任劳任怨，在部队期间，荣立一等功一次、二等功三次、三等功五次，多次被评为沈阳军区积极分子。1959 年参加全军积极分子代表大会，受到毛泽东等国家领导人接见并合影。转业到新汶矿务局后，多次被评为先进工作者和劳动模范。

王高银先生师从周潜川先生学习中医后，如饥似渴地挖掘宝贵的峨眉丹道中医遗产，其中对“阴阳大论品”“证治大法品”“针灸大法品”“外科大法品”“骨伤科大法品”“黄庭经详解”“峨眉天罡指穴法”“玄门四大丹”“玄门九九八十一丹”“毒龙丹证治应用法”等进行了深入学习，为以后行医打下了坚实的基础。

王高银先生一生治愈病患数万人，对中医内科、儿科、妇科、眼科尤其擅长，受到了广大患者的爱戴。

王强　整理

# 整理校勘说明

“阴阳”一说，是中华文化之基石，更是中医理论的核心，医家以阴阳为“天地之道”“万物之纲纪”，《素问》多有论及，更设《阴阳应象大论》专述阴阳法象之理。《伤寒论》序曰：“感往昔之沦丧，伤横夭之莫救，乃勤求古训，博采众方，撰用《素问》《九卷》《八十一难》《阴阳大论》《胎胪药录》，并平脉辨证，为《伤寒杂病论》，合十六卷，虽未能尽愈诸病，庶可以见病知源。若能寻余所集，思过半矣”。可见张仲景作《伤寒杂病论》曾撰用《阴阳大论》，且《阴阳大论》与《素问》《灵枢》《难经》等经典并列，可知其别成一部。然在历史的变迁中，原书音讯幽渺，如《连山》《胎胪药录》《青囊书》等众多典籍一般隐没于尘世，在后世医书中只能窥见残篇断简。幸哉峨眉，独承其传，又经历代祖师贤达赓续至今，吾侪能有机缘缵绪增辉，深感使命光荣。

现结合《周潜川授阴阳大论品》的整理校勘工作，做如下说明。

## 一、版本情况

1946 年，峨眉医学十二代祖师周潜川医师应邀设帐沪杭、指薪传道。1955 年潜公以传承之理法、修为之证量与门人弟子讲授峨眉密藏上古典籍《阴阳大论》，与闻者甚众，一时洛阳纸贵，授课毕，集结门人弟子笔记，遴叶涤生、叶同昆、陆子冬、万石君等人整理记录成文，呈周潜川医师初步修正后，于次年延请沪上知名刻版工匠孙华煊临仿周潜川医师书法笔迹，以铁笔刻蜡油印《镇健大师丹医语录（初稿）阴阳大论品第一》五十册以应大衍之数，予门人弟子作学习之用。然其论十余万字，难免记录之差，铁笔刻蜡，亦有舛错之误，白圭之玷，犹可磨也，故周潜川医师夙兴夜寐，再次朱笔勘误修订而告厥成功。

值此周潜川医师开讲《阴阳大论》、刻蜡油印初稿刊行一甲子之际，幸得周潜川医师哲嗣周仪甫先生简拔允准，且得诸前辈师叔伯之昆苗青衿鼎力相助，共峨眉医学十四、十五代后学同仁勠力同心，整理、影印、录入、句读、校订，稿凡三易，乃成是书。为响应国家出版政策，定其名为《周潜川授阴阳大论品》，列入“峨眉医学流派丛书”，于人民卫生出版社正式出版，冀以此纪念周潜川先生，以慰先贤之夙愿，继往圣之绝学，资后学以导启。若此书能使医者蒙发惑解，别有所得，则足慰我辈峨眉后学愿如张长沙所言“请事斯语”、弘扬绝学之心矣！

为完成师门重托，我辈群策群力，搜求版本如下：

1. 政府部门封存后发还编号五十六号之周潜川医师丙申（1956 年）端午节前六日完成之《丹医语录阴阳大论品（初稿）》手稿原版，简称“丙申原稿”。

2. 乙未（1955 年）大雪开讲之吴景濂三女吴叔班[1]笔记，周潜川医师朱笔批注版《镇健大师丹医语录》，简称“乙未笔记”。

3. 周潜川医师学术传人、峨眉医学十三代传承人廖厚泽医师 1961 年抄录《镇健大师丹医语录 · 阴阳大论品第一》，简称“辛丑廖抄本”。

4. 周潜川医师学术传人、峨眉医学十三代传承人廖厚泽医师所藏，王松岭医师（后改王松龄）1961 年 6 月 24 日（阴历五月十二日）上午 11 时于青海西宁敬录完毕的《镇健大师丹医语录（初稿）》手抄本，简称“辛丑王抄本”。

5.《镇健大师丹医语录（初稿）阴阳大论品第一》刻蜡油印版，周潜川医师校订，简称“刻录本”。

6. 周潜川医师长徒叶涤生医师藏《镇健大师丹医语录（初稿）阴阳大论品第一》刻蜡油印点校版，简称“叶校本”。

7. 政府部门封存后发还编号五十二号之周潜川医师哲嗣周仪甫先生授《镇健大师丹医语录（初稿）阴阳大论品第一》，经周潜川医师朱笔再行校订之刻蜡油印版，简称“潜公校本”。

---

[1] 吴叔班为光绪候补内阁中书，民国参议院议长、众议院议长吴景濂第三女，曾任东北大学教授。

## 二、校勘

1. 本次校勘以刻录本为底本，以潜公校本为主校本，综合参考“丙申原稿”等五个版本。“峨眉医学流派丛书”编辑委员会中，周潜川先生后人本着尊重历史原貌的态度，要求本书不做任何修改，原文呈现。“峨眉医学流派丛书”编委会在尊重前辈的原则下，为方便读者阅读、学者研究，将正文中明显刻工之误做出修改，同时将底本原文如实呈现在校记中，以使同仁明了，并便于与影印版互参。

2. 潜公校本校正之处，在正文中体现校正后的文句，并在校记中体现底本原文，以为严谨。

3. 原著刻录本竖排、繁体，文不加点，本次整理根据现代阅读习惯改为横排、简体，并根据文义，结合叶校本、辛丑廖抄本、辛丑王抄本的句读和现代语言习惯，断句标点。

4. 为体现原文原貌，方便学者查找对照，并供后学缅怀潜公，系统学习峨眉医学，书末特附“经周潜川医师朱笔校订”原稿影印件，原稿文字所在页之编码在正文中亦有体现。以供学者研读，前后参照，按图索骥。

5. 中国科学院自然科学史研究所原所长廖育群研究员导读文章非原刻录本内容，置于文前，佐餮得尝。诸序依写就时间排定次序。

6. 校勘中有不能确定之处，保持原字原文不变，以待方家雅鉴。

## 三、注释

本书注释以简明为主，注释细则如下：

1. 底本中的繁体字、异体字径改为规范汉字，部分出校记。

2. 底本中的通假字与古今字，通假字用“通”，古今字用“同”，并出注说明。

3. 底本中明显的错别字，参校诸本后改正，并出校记。

4. 底本药名异写字，径改为当前通行用法，不出注。

5. 底本中部分中医术语处理：

（1）底本中“分”“份”同时使用，如“血分”“血份”、“气分”“气份”、“阴分”“阴份”、“阳分”“阳份”，本书从现行中医术语“分”，不出校记。

（2）底本中多处使用“症”字，如“阴症”“阳症”“表症”“里症”“太阳症”等，上述名词中之“症”，现行中医术语多用“证”，“证”为病因、机理、变化之总结，谓证候；而“症”，现多谓症状，但考诸古代文献，并无一定之规，本书从底本“症”字，不出校记。

（3）底本中“臓”字使用二百余次，如“五臓”“臓腑”“内臓”“某臓”等。“臓”现行中医术语多用“脏”，“脏”系简化字，今将“臟”“髒”均简化为“脏”。《字汇》：“臟者，藏也。精藏于肾，神藏于心，魂藏于肺，志藏于脾。”髒，意指污秽、不净。本书从底本“臓”字，不出校记。

（4）底本中“候阴阳气脉”“候象”“侯离经脉”“矦病者中指之鬼哭”等“候”“侯”“矦”的使用。候，《说文解字》所解古义为“司望”，而“侯”古义为箭靶，《诗经》：“大侯既抗，弓矢斯张。”“矦”则为“侯”之古字写法，《说文解字》：“矦，春飨所射矦也。”本书统一校为“候”字，不出校记。

（5）底本中“炁”：炁，义同“气”。其字最早见于唐宋，未见于《道德经》《黄帝内经》等著作，今所见用“炁”字者，当系后世所造之字。以“炁”表先天之气，示生命与事物根源；“气”则代表后天，是以两者意义有所分别。刻录本中“炁”“气”均有使用，从原文原字，不出校记。

（6）底本中“歧伯”“岐伯”：“岐伯”之名系因其居于岐山之下而得。《路史》载：“古有岐伯，原居岐山之下。黄帝至岐见岐伯，引载而归，访于治道。”《史记·孝武本纪》载：“公玉带曰：黄帝时虽封泰山，然风后、封钜、岐伯令黄帝封东泰山、禅凡山，合符，然后不死焉。”《帝王世纪》载：“岐伯，黄帝臣也，帝使岐伯尝味草木。”故底本“歧伯”俱校为“岐伯”，不出校记。

（7）底本中“色相”“色象”：中医术语见“色象”“脉象”“病象”“候象”“臓象”等。佛经中“色相”“色象”均有使用。《黄帝内经素问补注释文》：“知外者，谓知色象，故以五色终而复始。”《道德真经疏义》：

"微者，从无生有，已彰色象，形段轻虚，易可销散。"《道德真经集解》："忘色相者，能纳污也。"《十八空论》："七自相空，为得三十二大相、八十小相。相又有二种：一者色相，谓四大五尘；二无色相，谓一切四阴心法也。"综上，从底本原文原字，不出校记。

（8）底本中有"久病而思食腥臊怪味""其腥燥之气特浓""血分腥躁之气特浓"等，关于"臊""燥""躁"三字：臊，《周礼·天官·内饔》："辨腥臊膻香之不可食者……犬赤股而躁，臊。"《说文解字》："臊，豕膏臭也。"《素问·金匮真言论》："其臭臊。"《荀子·荣辱》："鼻辨芬芳腥臊。"燥，中医六淫之一，《说文解字》："燥，干也。"《易·文言传》："火就燥。"《释名》："燥，焦也。"《易·干》："同声相应，同气相求。水流湿，火就燥。"躁，《说文解字》："躁，疾也。"《周礼·考工记》："羽杀则躁。"《管子·心术》："躁者不静。"据文意从原文原字，不出校记。

6. 为保持原书原貌，文中涉及文图的"右""左"方向性词，一律不做改动，另配合图文编号。

7. 非单独成书，某书某篇某册加书名号，部分注出处。

8. 底本中标题：

（1）原文中部分章节标题未注明"庚""辛""壬"字样，当为刻工之误，为方便学者研读，补充正文标题中的"庚""辛""壬"字样，出校记。

（2）底本中部分子标题仍使用与主标题相同的"甲""乙""丙""丁"字样排序，为方便学者研读，突出标题层次，统一录为"子""丑""寅""卯"字样，出校记。

周潜川医师著作整理校勘工作组

# 《丹医语录·阴阳大论品》导读[1]

廖育群

有人在评论周潜川的学问时谈道："周前辈除出版的3部佳作外，最精者当属'丹医语录'全8品，以《阴阳大论品》为枢机！"还有些人发帖，希望我为其复印一份。

我手中确实保存有所谓《丹医语录·阴阳大论品》的抄本。其封面上题为"镇健大师丹医语录·阴阳品论第一"，共计5册。由于此抄本必是生徒集草稿与历次讲义而成，因而标题杂乱、章节不清，而且某讲之稿既可单行，亦可入帙，所以便出现了前文所列"周潜川著述目录"中可见《三焦论》《望诊240条》，而此稿本中亦有这些主题之专论的现象。正像六朝书志在记录东汉名医张仲景的著作时，除"《张仲景辨伤寒》十卷"外，还有"《张仲景评病要方》一卷"、"《张仲景方》十五卷"、"《张仲景疗妇人方》二卷"等未见流传之作，故学者推测：这些内容或许就是宋代翰林学士王洙在馆阁蠹简中所发现之张仲景《金匮玉函要略方》的不同部分——因该书计三卷，上卷辨伤寒，中卷论杂病，下卷载方并疗妇人。因而《阴阳大论》的内容，无疑在一定程度上涵盖了周潜川著述目录中所并列的其他著作。至少，可据此窥知某些相关著作的基本内容与学术见解。

《阴阳大论》的篇幅约有10万～12万字，显然不可能全文抄录于此。所以先整理出一个目录，以便读者了解其所涉及的内容，再就其特点略作概述性介绍。就所谓目录的编制而言，有几点说明：

1. 独立成行、居中的标题，仍置于中；原在左侧者，仍置于左。

---

[1] 征得中国科学院自然科学史研究所原所长廖育群研究员同意，选取其作品《行走边缘的医工师徒——周潜川与廖厚泽》之内容作为导读。为保持历史文献原貌，对于本文中存在与本书正文的不同之处，不做任何修改。

2. 原序号虽十分混乱，但目录中仍保持原貌不变。

3. 有序号无标题者，录其句首，以明所论主题，后加省略号。

4. 为节省篇幅，原列于左侧的细目性小标题，改为连排，中间用“/”隔开。

5. 标点符号短缺者，予以补充。

## 镇健大师丹医语录·阴阳品论第一

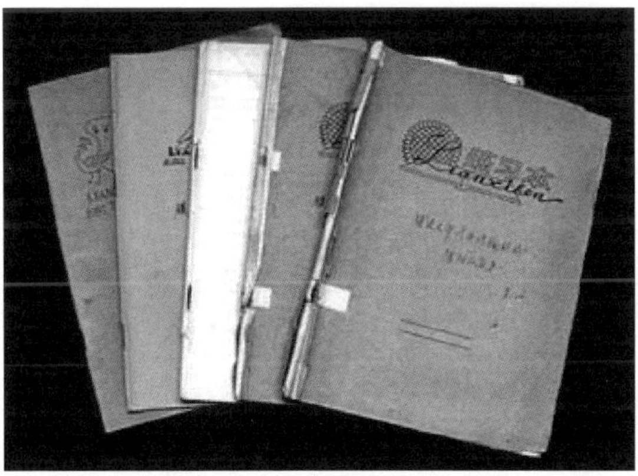

周潜川《阴阳大论》抄本5册

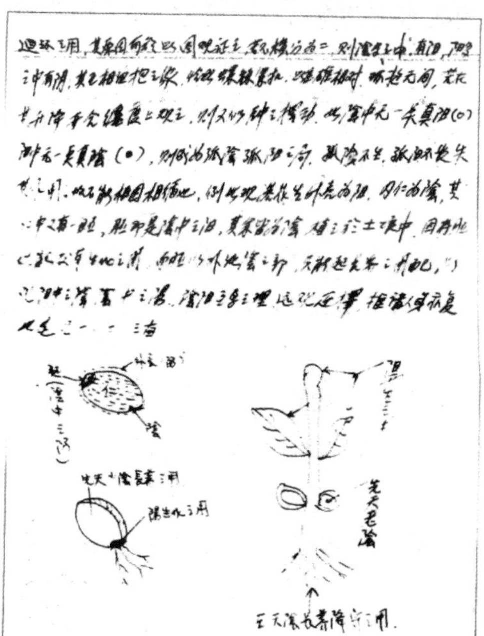

《阴阳大论》抄本第20页。其中以种子、植物各部释阴阳，倒也十分有趣。体现了作者援今释古的态度

## 1. 阴阳释名分

## 2. 阴阳本体观分

甲.“有无相因，动静相循”——阴阳在本体上是有无相因、动静相循。

①阴阳相对，有无相因。

②能明了有无之本体，始能明了阴阳之本体。

子. 阴阳在丹家修炼方面是行气脉功夫。

丑. 阴阳在医道方面，根据脏腑表里、脏腑母子、脏腑生克……调和阴阳为法门。

寅. 阴阳在人身上为气为血，如阴阳失和则病厄生。

乙.“自无生有，由有还无”。

丙.“不有中有，不无中无”。

丁.“有即是有，无即是无”。

五、阴阳不二，然又非一。阴阳大论非一元论，非二元论，尤非折衷论。乃体用如一之论也。

六、杳杳冥冥，其中有精；恍恍惚惚，其中有物。如环无端，相抱相负。

## 丁、阴阳用大观分

甲、“色”“相”“名”上分所说，皆从本体上以观阴阳之用。

乙、动静表里——此云不动动生，动静相循。表里相应，如影随形。

丙、升降开门，此云四正四隅、五方五位、相因相显、九宫八卦、六合十方、来去迟速等之为用也。

丁、周天缠度运行——此云来去、上下、迟速、有余、不足、盈亏、消长、春生、夏荣、秋收、冬藏也。凡天地阴阳法相皆属之，人身五脏六腑与十二经、奇经八脉亦属之。

## 二、阴阳升降度数

(一) 观阴阳本性——阳之初“复”从子位、子时向左而上升

(2) 观天道及地道——天为阳主动主灭，无形、无象

(3) 观人身之病厄——震宫“图”起用在左而气开于寅始乎肺金，盖以金成木也

(4) 人身小五行之阴阳观

（一）肺与大肠

（二）心与小肠

（三）肾

（四）膀胱

（五）肝脏

（六）胆腑

（七）脾藏

（八）胰腑

**脾脏胰腑补记**

脾脏胃腑生化之差别／脾脏在修炼上之作用／甘与甜之辨／医药于甘味之用法／甘草制用法／脾与胰之表里作用／脾与音乐之关系／脾之症状／脾脉／脾病望字诀／针法／胰腑／三焦经之考证／医药／胰穴正误附属

按本文为诸生笔记，此虽重出，亦所以补前篇之不足也。盖此讲关系甚大，多集一记为详实之文，俾多闻记耳。其义虽同，而其文体则异。从学诸子细味之，则当另有所悟也。希勿以重复之文轻忽视之。

丙申正月十五日　戌时初稿阅竟

## 附记　井营俞经会浅释

**附取痨虫法**

**人体阴阳别论分**

**人体阴阳别论分补订记录**

鼻耳／额颅／眉／眼／颧

**人体阴阳别论续讲分**

鼻／耳／眉／目／颧／口／齿

**人体阴阳别论续讲分**

面部五官望字诀之诊断／鼻衄救急简便法门／颅额／眼之瞳人／

治肝有“平”“伐”“疏”“和”“滋”五法常施，用于妇科／口（包括齿、舌）／五官／五脏／六腑／四肢／筋骨／齿甲／肌肉皮肤／痣纹／发须髭胡髯

### 五官五脏六腑四肢须髭胡髯筋骨膜络肌肉皮肤毛发痣纹之阴阳生化分补订记录

反正顺逆宾主虚实／表里营卫／汗吐下和补五法

### 五脏与脏腑之根苗关系

鼻／耳／眼／舌／口／颧

### 五行生克

### 脏腑表里之用

### 四肢

### 齿甲

齿／甲

### 肌肉皮肤

### 痣纹

"痣"／疖／赤疔／黄疔／青疔／白疔／瘿／疣子／痈／瘤有血瘤、粉瘤、虫瘤四（三？）种之别分列于次

"纹"为气不足，然不为病

疽生于五脏六腑者为阴毒内结

疽之症状微微高起

流注生于经络腠理骨节者

然后，再看其内容与特点。就内容而言，涉及理论与临床两大方面；就特点而论，如果我们将古往今来一般学者对于中国传统文化（包括医药知识）称为"常识"，并按照其论说中以"丹家"标志那些独门传授与上述"常识"不同之知识的话，那么其特点可简要概括为：兼收并蓄，但有取有舍；融佛道之说于其中，药物、修炼于一体，构成所谓"丹医"体系。择要述之如下。

#### 1."阴阳"的理论性阐释

众所周知，源于中国古代哲学思想的阴阳学说很早就渗透到医学之中，并成为沿用至今最为重要的中医基础理论之一。因而周氏讲课时，自然也是从阴阳之释名与体用入手。就此而论，可以说与古往今来的一般性解说没有本质的不同。例如，在第一节"阴阳释名"的开篇之处所言：

在本体上言，阴阳皆空；在名相上言，阴阳皆有。二者相对，无阴则不能显阳，无阳则不能显阴。佛家均属有部，盖无象无名，为先天真一之气。

| | |
|---|---|
| 此为《阴阳大论》中的图，可知与通常所见的一般性解释基本相同 | 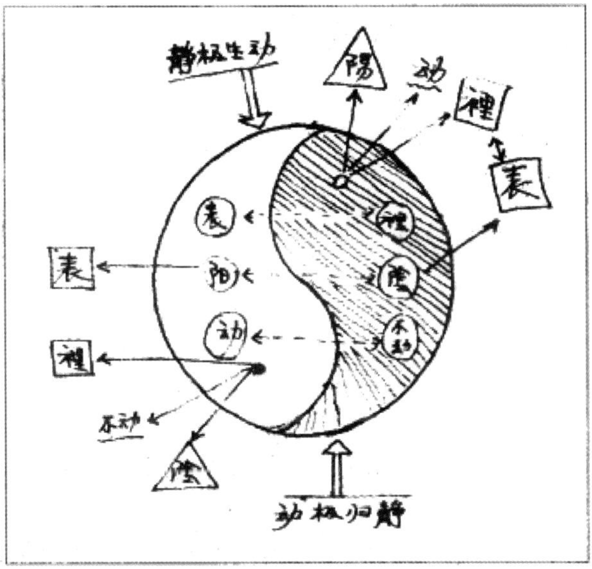 |
| 《阴阳大论》中『阴阳不二又非一，非一元论，非二元论，尤非折衷论，乃体用如一之论』的图解 | 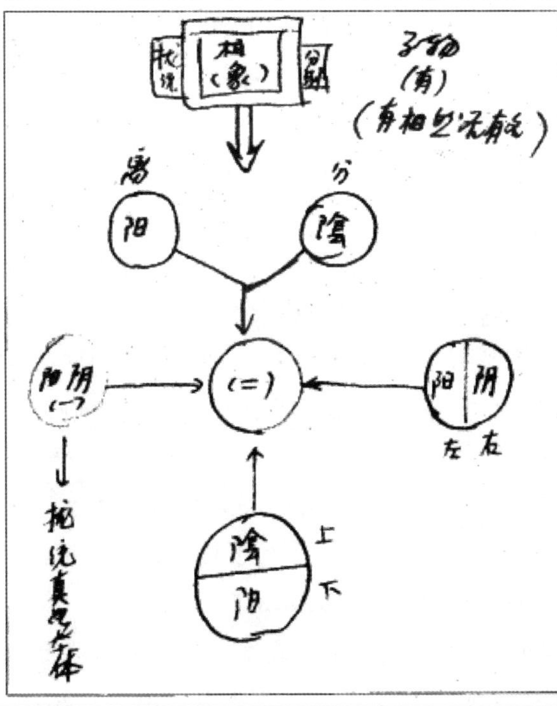 |

与古代之《黄帝内经》、当代之《中医学概论》的不同之处在于穿插融汇释、道两家学说。例如在第二节“阴阳本体观”中，承“有无相因、动静相循、阴阳相对”等哲理性解读后，便直切丹家（道）、小乘（释）之说：

丹家修持法门，首先观照有无，即是从有证无。修命修性，此为上乘。有病者，必须医治，法有外丹。外丹统摄各种烧丹炼汞之法，其用分三：（1）有病治病，补偏救弊；（2）无病防老，驻颜驻寿；（3）了生脱死，凝炼元神，是故外用皆对生老病死为用者。虽炼制方法不同，总离不开水火服饵诸诀。

小乘修持法门即是内炼功夫。佛、道二家，具有炼气及气脉双修功夫。佛家如密宗之宝瓶气，天台宗之六妙法门，玄门则另有采炼自身大药之修法，不依靠外界药物，专尚内炼功夫。

又如以阴阳不分之“一”为“真如本体”，分离才“有相然后有名”等解释“有无”之理，看起来十分玄妙，其实不过是引入了相当于老庄学说中之“混沌”的印度哲学概念“真如”——即印度哲学将四大未分之前的状态称为“空”（汉译“真如”），故“空”并非“无”，而是“地水火风”的本源。“空”分则有“色”（物）。这与道家“一生二，二生三，三生万物”实为一意。但周氏在这一问题的解释中，又不采用与“真如”相对应的概念“色”，而是使用了“相”（象）、“事物”（有）、“名”以及“阴阳”（二、上下、左右）等种种中国名词来表述“分离”后的状态。总之，这种出入佛道的基本模式与解说方式，可谓贯穿全文始终，不再一一枚举。

**2. 包含《内经》的《丹经》**

周氏之论，屡见“丹经”如何如何说；众弟子亦谨遵师训，常谓“丹经道书莫乱猜”。那么所谓“丹经”为何呢？先看几个例子。

例一：

阴阳相对为正治。例如人患热病，热即是阳，阳之相对为阴，故当用阴药，亦即用凉寒药对治之也；如患寒证，寒即是阴，故当用阳药，亦即用温热药对治之，此正治法门大旨也。治法与症象相反，是为反治。例如三阳气分有病，其候虽为热症，而系源乎阴之不足，故虽有热症象征，不可治以寒凉，当用辛凉或甘温治之。此丹经所谓“辛凉透表”“甘温除热”法也。

例二：

经云“节至而气不至，气至而节不至”，故丹家有四时摄生法门，所谓缘身五遁者也。以近世科学观之，所谓气压之高低、空气之湿燥，其理与此相通，不可轻视之，孰能谓丹医为玄说者哉。

例三：

丹道家在治疗方面观动静表里，就医药归纳之，凡属于热者为动，属于寒者为静。而热在经者为表，在腑者为里，热在脏者为里中之里；寒在经者为表，在腑者为里，寒在脏者亦为里中之里。盖丹家从体性上以观寒热，以寒热而观动静，以动静而脏腑经络，以脏腑经络而分表里也。

业内人士一看便知，上述三例，乃至穿插其中的一系列图示的主要内容，皆可在今本《黄帝内经》中找到。又如用药，也是如此：

在人身病厄观之，例如患者称其少腹痛为足少阴病，其病在肾，当治其下，真武汤主之；如在脐周围痛为足太阴病，其病在脾，当治其中，理中汤主之；又如在腹上两胁胀痛为足厥阴病，其病在肝并为少阳胆气不舒，当和半表半里，小柴胡汤主之。

如此观之，《黄帝内经》岂不就是《丹经》？而所谓丹家、丹医与世俗之医也就没什么区别了。然而这只是事物的一个方面，即广义的丹经、丹家、丹医，与《黄帝内经》等一般医学著作及其知识体系、治疗方法间的关系既非并列，亦非对立，而是包容。但从另一方面讲，就狭义而言，二者间又可呈现并列关系。例如就理论、治疗方法及文献而言，“阴阳升降度数”一节中谈道：

沉水入火，自取灭亡。自然之道静，故天地万物生；天地之道浸，故阴阳胜；阴阳相推而变化顺。此《阴符经》论顺道之旨谛也。水宜升、火宜降，此《黄庭内景经》与《内景元宗经》论逆顺之密义也。身静而得药谓之炼阴也，心静而养心火谓之炼阳也，身心交会则有无相应，阴阳定一，坎离相合，水火既济，炼精化气，与神合一，谓之性命双修也。此丹家修炼功夫小乘之初阶也。医药之用悉依此而立补偏救弊之法诀，故医药之为功只及十之半，而内养之功则居十之半，此丹家于药饵服食与内景功夫二者为连锁之观也。

A：六气司天在泉之位图

B：人身六合常道图

C：人身六合非常道图

D：六气七情上下内外相感图

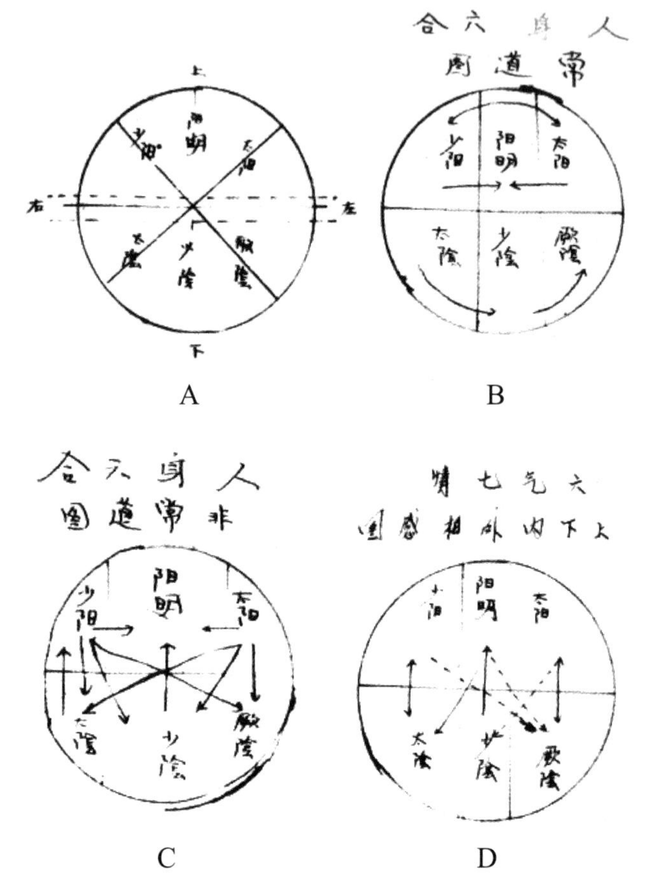


在另一段论说中，点出更多的丹经著作：

肝之为病男女虽同而为女科之主，故治妇女诸病莫离乎肝也，又在修持功夫上观之，用调伏龙虎之诀，故经曰“以龙寻虎，战于玄黄”，又与胆自为牝牡之用，故经曰“以蛇透龟，阳投于阴”也。此不属于医药之部，乃习静法门。习静功者，当为别论之。另详佛门《安般守意经》及天台宗小止观《摩诃止观》，峨眉临济宗《莲花宝笈》，丹家《黄庭内外景经》、《阴符经》、《缘身经》、《龙虎经》、《胎息经》以及《参同契》、《悟真篇》、《渔庄录》、《琴火重光》等等。

就药物而言，也是如此：

五行归类表。此与当代中医学教科书中所示可谓大同小异。

天地人大小五行相同相循相失相越

| | 大五行 | 小五行 | | | | |
|---|---|---|---|---|---|---|
| 天地五行 | 五形 | 土 | 火 | 水 | 木 | 金 |
| | 五色 | 黄 | 赤 | 黑 | 青 | 白 |
| | 五味 | 甘 | 苦 | 鹹 | 酸 | 辛 |
| | 五气 | 香 | 焦 | 腐 | 膻 | 腥 |
| | 五声 | 宫 | 徵 | 羽 | 角 | 商 |
| 人身五行 | 五脏 | 脾 | 心包络 | 肾 | 肝 | 肺 |
| | 六腑 | 膲（火中土） | 胃肠 | 膀胱 | 胆 | 大肠 |
| | 五志 | 思 | 喜 | 恐 | 怒 | 忧 |
| | 五津 | 涎 | 汗 | 唾 | 涙 | 涕 |
| | 气机 | 结合 | 降 | 散 | 升 | 阖 |
| | 五方 | 中 | 南 | 北 | 東 | 西 |
| | 五位 | 中 | 上 | 下 | 左 | 右 |
| | 脉象 | 缓 | 钩 | 石 | 弦 | 毛 |
| | 五时 | 长夏 | 夏 | 冬 | 春 | 秋 |
| | 起用 | 和 | 荣 | 藏 | 生 | 收 |
| | 官守 | 谏议之官 | 君主之官 | 作强之官 | 将军之官 | 相傅之官 |

一生二二生三三生万物天地一六相成水火相推仍归於一

丹家看病，丹药有九九八十一种小丹，详按病情，适宜采用。流传，传于世，授受有人。惟其住世长生四大丹药：（1）独龙丹；（2）五行丹；（3）大还丹；（4）小还丹。以上四者有助于专修命功长生驻世。

日本最著名的古方派医家吉益东洞（1702—1773）将古来之医分为三种：以扁鹊、张仲景为代表，注重对症下药的医家称为“疾医”，意思是说他们“惟治病是务”；尊崇《黄帝内经》，尚阴阳五行、脏腑经络等理论之谈的医家称为“阴阳医”；再有就是晋唐时期出现的“仙家医”，其特点是试图通过炼气、服用丹药而参与天地造化（长生不死），显然不是医学正轨。

周氏所构建的丹医知识体系，以阴阳学说为体、引申敷衍以为用，因而自然崇尚《黄帝内经》并认同其可以纳入丹经的范畴——可谓“阴阳医”；援内外丹药、行气修炼入其中，且占据半壁江山——可谓“仙家医”；中药、草药、针灸、按摩，且能治病，便无所不用——可谓“疾医”。因而这个体系不仅内容丰富，而且重在构建——即能将各种理论及实际治疗方法结合在一起。

**3. 以“反观内视”体现道教生命知识的特点**

周氏解释“丹家医术”与“常医”的重要区别在于能够通过自身修炼，实现“反观内视”，从而了彻生命运动之真谛。对此，我没有任何切身体验，所以只能录其所言：

丹家对于阴阳名相参会精深，故能厘定内外丹药之修炼法门，以为治病与了生脱死之方术，对于色身病情知之綦详，穷源溯本，以立治道。盖因内炼之功而洞悉自身气脉流行之缠道、脏腑形骸之关系耳。此《经》所谓内景究竟也。

人身之气机所以能发生阴阳之作用之，以在两肾之间神阙之内小肠之上膀胱之下有灵空一窍，又名之曰黄庭是为人之正中，乃先天真气发源之处所也。炼气家观黄庭之体用，下手功夫先以吐纳导引之术以导气归元，而观玄牝之妙，洞悉阴阳契机之启闭开合，证得阳开则阴合，阴启则阳闭；从阳之性升，利阴之性以降。如此参修，循平凡次第可以祛病延年，可以长生久视，可以入道登仙矣。又能如是参修，功力深厚，在色身上实际证得阴阳脏腑之用，推之于医道，始谓之神工。此丹家医法之所由立而有别乎常医者也。

在一般称为道教经典，而周氏谓之丹经的《黄庭内景经》中，给出了人身各脏腑、各重要部位所居“元神”的名称、形象描述等。这或许也是得道之人“返观内视”之所见吧。在周氏的知识体系中，对此极为重视，因而在论说脏腑时，总是会将常医与丹医的两种知识相互穿插。例如“人身小五行之阴阳观”之第一节“肺与大肠”中，在陈说所谓“一般性知识”——肺属金，与大肠相表里，形如华盖，拟于人事职为相傅之官、承君之命、秉节制均衡之权，其色白，其津涕，其音商，其脏神象白虎，其位西等等，之后，则转入道教特有内容：

其真神名曰“浩华”、字“灵沉”（《黄庭内经》作“灵成”），每受三尸毒虫（即三彭）之蛊惑，行气不循其经道缠度，遂失上下左右均衡之职。又其神秉白圭、张白麾盖、白衣而白裳、黄绦腰带、足履玄写（鞋），其精气聚于两白睛……故内景功夫立有伏虎调金之诀也。

然其后又踏雪无痕地转归到“一般性知识”：“在小五行生克制化观之，为土之子、水之母，受克于火，相畏于咸……”，各脏腑之述都是如此。故据此亦可大致了解其著述目录中所列《〈黄庭经〉受业笔记第六》中会讲些什么内容了。

然而尽管周氏如此身体力行道教之学，但他所推崇的仅限“动静之功”的修炼，不涉房中之术：

龟性静而龙性动，故冬日当如灵龟以自守。玄龟善服气，以神气归于意土，故龟能长寿。但阴中有真阳，外虽静而内仍动，强静之而弥盛，故龟性淫而反享修龄也。其能得长生者，盖擅长操运静中之动，动静相因，深体不动动生之旨而于行深静定之中又兼能用动动之命功也。以故外道旁门以此妙要惑人欺世，曲解房中御女等经密旨，罪之魁也。

此文本最后谈到痈、疽、流注等：

当于说《外科品》论之。统其要诀不外阴以阳治，阳以阴治；可内消者则内消，不可内消者则从其性而逆其势变阴而为阳，生于内者托诸外出，生于外者杜其内陷。要之拔其阴毒，和其营卫，皆不离乎阴阳；葆和真元，以为治道之诀法也。了知上义，阴疽流之施治，临症游刃有余矣。

据此，可略窥论著目录中《丹医语录·外科大法品》之端倪。所谓内托阴疽外出之法，文中略有介绍，即当初起之时：

其治法有二。一曰内托法，法主化阴为阳，乃用于四肢、经络、腠理、筋骨者也。二曰移形换岳法，法主由里出表，乃用于阴毒内结脏腑之疽症，此丹家之秘传也。凡诸内疽初起者，在其本经上或子母相生之经，皆以多气多血或多气少血之经为外移之处所。外贴移小膏内服内托散，使在内之疽脱颖外出而在表另生为痈症，再照痈症治之。此所以变阴症为阳症，移里而出表，化逆为顺，出死入生，颇具神功。

然丹家虽有“移形换岳”之秘传，但文中还是一再强调其难治、不治，当属实事求是之态度：

如疽已形势坚牢，则不可移矣。

若妇科生于胞中者，即初起亦无法可移。

疽生于五脏六腑者，为阴毒内结（倘系阳毒则称内陷），乃绝症也。相当于近代科学所称各种癌症。

相对而言，凡红肿高起无头，甚至高热、疼痛的痈较为易治；

丹家秘传之湖海十三方中有代刀散一方亦妙。惟以本门外用咬头散为无流弊。贴之于痈上，以滋膏护之。亦用五行散圈围之。五行散方剂由青、黄、赤、白、黑五种药配成，其药理极为精深。本门所用者与他宗不同：威灵仙、独活、赤芍、白芷、紫荆皮，等分为极细末，调葱汁、蜂蜜为外敷之用。亦须以生痈部位之阴阳经道，按五行生化而定君药，则着手成春矣，按医经亦流传此方，有菖蒲而无灵仙，此其不同之处也。

咬头散方用左盘龙（雄鸽之粪为左旋故名）或用右盘龙（雄麻雀之粪为右盘故名），用白酒或醋调涂痈头顶端。

# 巨赞导读

如果把我们的人体作为机器来看的话，无疑是世界上最复杂、最精密、功能也最强大的机器。自有人类以来，人们就宝爱这个机器，并用种种方法利用和培育这个机器，希望能从这个机器里面挖掘出更大的功能，改变自身和世界。在遥远的古代，人类还被神话所统摄的时候，就有那种利用和培育的方法，而由于人类的知识还在蒙昧时期，那种方法都很原始，自然带有严重的迷信色彩，所以不能真正挖掘人体潜在的功能。后来，人类文化从神话的阶段进入宗教的阶段，知识上原始蒙昧的状态有了改进，那种方法也得到发展，因而产生心理上和生理上的各种特殊现象，成为宗教家吸引信徒的最好的工具，那种方法也就为宗教家所独占，渐渐成为佛教成佛、道教成仙的必由之路。又因为那种方法不但能够满足阶级社会里面人们的宗教要求，同时还有却病延年的实际效果，所以学习和信仰的人不断增多，积集保存在宗教里面的经验与资料也更加丰富。后来，人类社会日渐文明，许多东西从宗教里面解放出来，成为独立的学科，如我国的医学从道教里面解放出来之后，便形成一种不同于道教且比道教发展得更快的规模，但是关于利用和培育人体功能的基本经验，还牢牢地保守在宗教里面，不能为广大人民所应用。就现在看来，对于进一步挖掘人体的功能以改变自身和世界的研究是不利的。周潜川先生最近把他得之于宗教界的许多宝贵经验，写成《阴阳大论》一书，公开出来，以打破过去宗教独占的情况，是非常难得和有重大意义的一件事情。公开的写法，本来可以分为两种，一种是用批判地接受的方法，去其糟粕，取其精华；一种是和盘托出，以备参考。周先生是采取了后一种方法。我认为在目前，关于这方面的科学研究还只是刚刚开始的时候，周先生这样提供参考资料，是十分必要，也是适时的。将来根据这一种资料，用最新的科学方法进行分析、批判与实验，我觉得不但对于中国医学有所贡献，就是在进一步挖掘人体潜在功能的科学研究方面，也会起一定的作用。兹当油印本印成之始，爰书数言，以供留心此事者的参考。

一九五八年八月十六日巨赞于北京

# 李里导读

峨眉医学十四世传人赵宇宁先生命里作《镇健大师丹医语录（初稿）阴阳大论品第一》之导读，里不揣谫陋，欣然应命，其所以然者，犹有可述。

里初识宇宁先生于大庆，同登教席，惜未深谈。继晤海上，先生不苟言笑，肃然静坐，经介绍，始知先生精治岐黄，传承有自。先生未多语，谦坐室后，观里之讲座一日。此后十余岁，与先生再无晤面。

近复闻先生名者，但因内子故也。内子生世悲苦，长求解脱，终栖道门，祈沐神光。得祖师加赐，获识宇宁先生。先生悲智双运，于内子多有点化，诲人不倦。内子诚以师事，每遇惑迷，必思请益。但聆教言，豁然开朗，欢喜盈怀，有得道之乐。里见内子状，益敬先生。自是，里恒于内子口，多知先生事。

先生生于乙卯，岁近知命，家学渊源，自幼习医。天资超拔，转益多师，后拜峨眉门下，深得契重，托以衣钵。先生悲愿宏深，欲匡世道人心，希以秘得本门师传，公之天下，救人身心，济人性命。故整理本门祖师著作，逐一刊刻。

《丹医语录》，正峨眉十二世祖周潜川先生讲学语录之汇集。此书将付梓，先生嘱内子命里导读，岂可推辞，遂战兢握管，敬撰此文，以酬先生美意，以襄先生大志。

昔知峨眉有派，乃于武侠传奇。后识先生，方知实有其事。创派立宗或于两宋之季，时有白云祖师，初习道于上清，继隐遁于峨眉，终汇儒、释、道、医之精华，开外治病疾，内修性命之峨眉一派。云祖以下，或示僧道，或示医隐，传十余世，口耳相授，其道秘不外宣，其名更隐而不显，故知之者甚鲜。

至潜川先生，始考其源流，索其隐赜，总结旧传，笔之于书。潜川先生西蜀威远人，少读诗书，长游泰西，学贯中外。执教黄埔，复领金融，积劳不起，获峨眉永严法师救治得愈，遂弃尘务，闭关金顶，妙得永严法师真传，绪接宗脉，法号镇健。复行化沪杭，医世救民。新中国成立后，先生愿以旧学贡献斯世，尽宣所知，门人系统笔记，成此《丹医语录》。

语录虽以医名，实汇吾华国学精粹之宏著。以形式言之，大著八品四十五分。品、分乃佛经分章立节之惯语，一品即一章，一分即一节。卷前复设《开讲偈》《讲前说戒》皆释家讲经之前奏。继以内容言之，大著有道术之分。道即圣贤悲天悯人，济世救苦，匡正去谬之道。术即智哲阴阳五行，生克制化，气运流行之术。

道之所在，千圣同心。儒之仁义，佛之慈悲，道之性命，庶几无差。孙真人作《大医精诚》，实已深契三教圣怀，以兹嘱医，长泽杏林。《语录》自始及末，再三叮咛告诫者，亦无外于此。习医者，若舍大慈恻隐、救民疾苦之心，但为个人名利，以为读此书可得捷径，则舍本逐末，不见灵山。

以道御术，则如荀子所言，登高而招，顺风而呼，事半而功倍也。医术之作，自古至今，汗牛充栋，《四库》著录，惟此为最。若无新获，刊之何益。先生大著之最妙绝者，乃峨眉历代祖师行化疗疾之秘法。此秘法则道与医之融通。道则道家丹道一派，丹有内外，要言之，内为行气导引，外为草木虫石，二者兼之，上延性命，下疗疾病。

至于医者，理法方药，阴阳五行，藏象气血，针灸腧穴，方剂药草，平脉异同，医家源流皆以大道修炼，反观自证之妙悟，新释别解，补遗救失，良有可观，非仅巧技淫术而已。书中“内景”一词，贯穿全篇，此则峨眉医道之妙谛，亦亘古修炼之真诠。内景者何，心不外驰，气敛于内，神随脉行，目与脏会，自身千经百络、腑脏骨肉，全若明镜，一览无余。《黄庭经》之奥旨即是。扁鹊、仲景、华佗医技之精湛，魏夫人、葛洪、陶弘景道医之灵奇，其要无外于此。

另潜川先生处民国之际，西学甚炽，科学大行，先生不得已，欲以西洋科学反证丹医之不谬。然西洋科学原为逐末，以逐末之小证见道之大，岂可行耶。故先生有国医前途之忧，今华夏复兴，神州再造，圣贤学问、传统技艺渐得恢宏，中医更为国人所重，丹医之精美，必将次第现于大众之前。

《丹医语录》博大精深，广涉国学。习医者读之，可大开眼界，启迪心神，增益医道，精湛术技。未习医者读之，可于中华文化之体用本末、宏阔精微，有深切之契会。修行者读之，犹可明转凡成圣之通途，知了生脱死之至道。

宇宁先生，胸怀大志，继往开来，挽圣学之不亡，扶真诠之既坠，公秘传之将绝，于峨眉医学，于中华文化，皆功莫大焉，善莫大焉！如潜川先生有知，必欣慰九泉；即峨眉历代祖师知之，亦必欣然赞叹。

里于国医，粗解皮毛，至于丹道，涉猎益鲜，故所作非敢曰导读，但称心得可也。见笑方家，在所难免，惟祈不吝赐教是幸。

乙巳年春三月<br>李里敬撰于西蜀雍城传薪书院

# 镇健大师丹医语录（初稿）

## 阴阳大论品第一

# 周善培序

道之远且高者，潜川庶几其行而登之矣，导启后人则必以迩者卑者为之阶，近溪有言：我今即不说佛，只因无佛可说，逢人无上可语，即是无语非上。

潜川若以是导启后人，吾则虑其不免说佛语上，后人不易领受也。

戊子四月七十三叟　周善培

[译文] 大道高远险峻，潜川或能求索前行并攀至顶峰。然而启迪引导后人则必须从近处和低处开始，以此作为后人向上攀登的阶梯。近溪[1]曾言："我现在不谈佛，是因为没有必要。遇人索问，若无大道可说，便是真正的无言，乃至高无上之道。"

潜川如果以这种方式来启迪引导后人，未免让我担心其所表达的内容和境界过于高深莫测，而令后人难以学习理解。

戊子四月七十三叟　周善培[2]

---

1 罗汝芳（1515—1588），明代大儒，字惟德，号近溪。自幼家中笃信佛教，幼曾学《法华经》等佛家典籍，后拜入颜钧（王阳明弟子王艮门人）门下，成为泰州学派代表人物，上语出自罗汝芳讲学语录汇编《盱坛直诠》。然查其流传于世之《近溪子明道录》等著述中未见上语，故序中所指"近溪"尚在进一步考证中。

2 周善培（1875—1958），北宋濂溪先生周敦颐后裔，光绪二十三年贡生，晚清洋务派，四川近代化之首倡者，与谭嗣同、梁启超、孙文、刘湘、郑孝胥等交好。新中国成立后，曾任第一届全国政协代表。

# 自　序

余自甲戌大病，幸一己之病苦得解，窃欲有以解之于众人，是以一心发奋，研习岐黄之术，负笈从师，遍参前辈。丙戌初试技于沪杭，医事之余，尝为门人说内景医药之要，先后历十三年矣。台诸子笔记盈帙，而自愧授之以秕糠，成卷之记，以之覆瓮则可，印行则不可也。良以门人笔记成于众手，文体有瑜瑕之分，旨谛有重出之处，忐忑贻讥于方家耳。然以内景功法与医药妙旨皆祖国之宝藏，珍贵之遗产，兹动功也、静功也、丹药也、效方也，如是等等，咸属数千年心血性命累积之所得。有史以来，于人民治疗保健事业，有其肯定之成就，光辉之一页，虽富有宗教色彩，或与近代科学有相违之论，此社会环境使然，历史条件所限，似不能贬而弗顾，实宜舍其糟粕取其精华，挖掘之、整理之、继承之，再通过科学结合西医发扬之，以期新中国之新医学跃列于世界前茅，而为和平人类服务，不无小补也。迩者十方同志启发迭加，敬随百家争鸣之后，本挖掘保存之义而为红专之自励。谨贡我一得之愚，工拙谫陋，非所计矣。至若结合科学、整理发扬，则有待于贤者，为是油印初稿，请政高明，并为之序。

镇健周潜川序

时在戊戌大暑节于北京三时学会

# 《镇健大师丹医语录初稿》目录


**开讲偈**

**讲前说戒**

甲．五戒

乙．十律

**说阴阳大论品第一**

甲．丹家与医家之源流及其异同分

乙．阴阳释名分

丙．阴阳本体观分

丁．阴阳用上观分

戊．人体阴阳别论分

己．人体阴阳别论续讲分[1]

庚．五官、五臟、六腑、四肢、须、胡、髭、髯、筋、骨、齿、甲、膜、络、肌肉、皮肤、毛、发、痣、纹之阴阳生化分

辛．人体阴阳表里分

壬．丹家医家群经概要分


[1] 刻录本一页结。

## 说阴阳证治专论品第二

甲．医道与大道分
乙．气血表里虚实分
丙．方剂运用分
丁．膏丹丸散分
戊．伤寒概要分
己．瘟疫概要分
庚．杂病概要分
辛．小儿科妇科概要分
壬．外科概要分

## 说骨科秘授品第三

甲．骨病分
乙．骨伤分
丙．整骨法诀分
丁．三十六式天罡导引秘诀分

## 说针灸大法品第四

甲．律令分
乙．十二经歌诀分
丙．奇经八脉歌诀分
丁．经外奇穴歌诀分
戊．子午流注歌诀分
己．烧针秘授分[1]

## 说药性总义品第五

甲．阴阳五行五味五色五性分

---

[1] 刻录本二页结。

乙. 诸家本草考证分

丙. 炮制法诀分

**说丹道秘授品第六**

甲. 丹药律令分

乙. 丹药炉鼎分

丙. 大丹火候分

丁. 玄门四大丹秘授分

戊. 玄门九九八十一小丹分

己. 修持及服食法诀分

庚. 布施功德分

辛. 大丹圆满分

**说脉诀精义品第七**

甲. 医家平脉法诀分

乙. 修炼家平脉法诀分

**说国医与科学品第八**

甲. 非玄论分

乙. 国医唯物观分

丙. 辩二边与体用分

丁. 国医前途之我见分[1]

---

1 刻录本三页结。

# 镇健大师丹医语录初稿

## 镇健周潜川述

门人　叶涤生、叶同昆、陆子冬、万石君等记录

# 目　录


**开讲偈** …… **001**

**讲前说戒** …… **002**

五戒文 …… 002

十律文 …… 002

**说阴阳大论品第一** …… **003**

甲．丹家与医家之源流及其异同分 …… 004

乙．阴阳释名分 …… 009

丙．阴阳本体观分 …… 009

丁．阴阳用上观分 …… 031

戊．人体阴阳别论分 …… 111

己．人体阴阳别论续讲分 …… 115

庚．五官、五臟、六腑、四肢、胡、须、髯、髭、筋、骨、齿甲、膜、络、肌肉、皮肤、毛、发、痣、纹之阴阳生化分 …… 121

辛．人身阴阳表里分 …… 150

壬．丹家医家群经概要分 …… 153

# 开讲偈

佛道一源流
殊途竟同归
有无齐弗立
色空两不倚
云何说医药
生心用如斯
愿诸受闻者
金丹胥予之
阴阳执厥中
戒律犹本师[1]
种是有为法
祇劫白毫辉

1 刻录本四页结。

# 讲前说戒

## 五戒文

一、戒杀

二、戒盗

三、戒淫

四、戒妄

五、戒酒

## 十律文

共十条，详丹经正文，不另录。

汝等皆当欢喜信受奉行而期为建设新社会、为人民服务之上工，并普愿众生永超病厄。

# 说阴阳大论品第一

阴阳也者，于道体则属先天真一之气，渺渺冥冥，无声无臭，假名之曰真一，又名之曰无极。天得之则清而升，地得之则宁而博，人得之可以证大道，三恶道得之可以超脱，万物得之而生生化化。真一者，本不可名而强名之，其本自具足。体用之妙，是所谓一生二也，亦强名之曰阴阳，是二者互为体用。阴阳之“能”与“所”各别，阳性动主灭，阴性静主生，于是乃有生灭，于生灭法中，阳灭阴生，阳回阴敛，因之互为盈虚消长，故日月有盈亏，时节有分至，昼夜有明晦，万物有生死，凡[1]所有象，皆真一之生生化化也。真一之气，如环无端，其体其用，循环抱负，其象名之曰太极。其能其所，其象名之曰两仪。推其究竟，强名之曰无极也、太极也、两仪也，皆一体而二用也。由一生二、二生三、三生四，以迄百千万亿之变，以显阴阳肇造之妙用，其至高至妙之用神乃循环也。万物之生灭，必经老病，故有盈亏消长之过程。以天时言之，为春生、夏荣、秋收、冬藏之象与用也。万物生、老、病、死之象与用，亦复如是。盈、亏、消、长四者名之曰苦业，苦业者为循环之根，生老病死之象为循环之苗，天地万物莫不循环于此四业之中，当其始生也，亦即死之始矣。人者，万物之一，必顺阴阳之气而为生老病死，故曰顺则生人，逆则成仙。如能与阴阳之气相逆，则不受四业之果报，故能成仙道，苟不能逆，而顺阴阳之盈虚消长，则不能超脱四业苦根，仍在循环因果之中，故曰顺，曰凡夫道也。是顺逆之道在迷悟之别耳，阴阳[2]大

[1] 刻录本“凡”字下多“有”字，当为刻工之误，据潜公校本删减。

[2] 刻录本五页结。

道，如是如是。

综观上述，阴阳之义仍不了了，兹为深入浅出概述其精微，约别为四大分，有如左者：

甲、丹家与医家之源流及其异同分

乙、阴阳释名分

丙、阴阳本体观分

丁、阴阳用上观分

通明《阴阳大论》，始能取舍医家之长短，对于此品须悉心参会，以期明了内景功夫与丹家医学之基本理论。

## 甲. 丹家与医家之源流及其异同分

丹家经论与医家之典籍不同，其主要经典可作参考者，概举如左[1]：

《道德经》、《黄庭内景经》、《黄庭外景经》、《缘身经》、《太上清净经》、《真诰》、《玉诰》、《金诰》、《天王玉册》、《庚辛玉册》、《五运六气入式论》、《四气摄生图论》[2]、《难经八十一难图解》、华真人《青囊秘录》、华真人《中藏经》、《太清灵宝经》、《千金方》、《肘后方》、《枕中记》、土宿真君《造化指南》、《升炼丹药秘诀》、王真人《养生主论》、臞仙《乾坤生意》、《乾坤秘韫》、窥玄子《法天生意》、张三丰真人《仙传方》、温真人《海上方》、《海上仙方》、邵真人《青囊杂纂》、赵炼师《济急仙方》、《仙传外科》《上清紫庭追劳方》、《抱朴子》、东方朔《神异经》、《东华真君煮石法》、《太清石壁记》、《太清草木记》、《芝草经》、独孤滔《丹房鉴源》、《炼粉图》、陶真人《登真隐诀》、《修真秘旨》、《玄双经》、昇玄子《伏汞留铅图》、《神丹秘诀》、《臞仙神隐书》、《吐纳经》、《五禽图》、萧真人《金丹大成》、《太上玄双变经》、《变化论》、《太清药要秘

[1] 以下所列书名均为潜公授课口语转录。

[2] 《四气摄生图》：又名《四季摄生图》，不著撰人。潜公校本作《四季摄生图》，为其别称。下文同。

录》、《内景元宗经》等等，不及备录。

### 子．丹家之源流

丹家之基本观点在于先修命后修性，性命双修为丹道家最高之原则。修证果位首重利他，而弘法利生必须以救众生之病厄为旨趣，故有丹药济世法门。因此，丹家之法门遂分为二：一曰修命住世法门，即自利之道；二曰普救众生法门，即利他之道。在自利法门上有服食药饵之诀，在利他法门上有医疗病苦之术。

丹家起源始于道家，在经教文字上可以考证者，即广成子授道于黄帝，有十六字真言曰："道心唯[1]微，人心唯危，无为尔识，允执厥中。"此为最古。溯自老子著《道德经》五千言，继而庄子著《庄子》七篇，足为《道德经》之注脚。降至晋代，始有《黄庭内景经》及《黄庭外景经》，当时可考者，概白魏[2]夫人[3]所传，经七传而至陶弘[4]景，所谓茅山七祖刘[5]璞、杨羲、许迈[6]等是也。与此同时者，有鲍元、郑隐、葛洪等名家，尤以葛洪居茅山华阳洞甚久，与茅山三祖名重一时，自此丹家之论大显，遂与医家分流，陶弘景为丹家所宗，王叔和为医家所宗。王叔和厘整《内经》《难经》《伤寒论》，并据之以作《脉经》十卷、《脉赋》一卷。自此以至唐代，有王冰者自称搜得亡失之第七卷遗文，而据王叔和及隋之全元起本为《内经》作注，分之为廿四卷，即今通行之王注本也。考所补第七卷，失之已久，所谓由其搜获者，实乃为王氏本人所杜撰，其注亦多乖误，但后世医家皆宗之，此外唯有扁鹊《难经》全貌犹存。与王叔和同时者有皇甫士安，晋武帝时人，根据《内经》《灵枢》各九

---

[1] 唯：依据峨眉传承为"唯"，与世传所写之"惟"字不同，其深意于《镇健大师丹医语录·阴阳大论品第一》汇释集注，他刊另述。下文同。

[2] 魏：刻录本作"卫"，当为刻工之误，综校诸稿改。

[3] 刻录本六页结。

[4] 弘：刻录本作"宏"，据《梁书·陶弘景传》等史籍所载皆为"弘"，当为刻工之误，改为"弘"字。下文同。

[5] 刘：刻录本作"卫"，当为刻工之误，据潜公校本改为"刘"。

[6] 杨羲、许迈：刻录本作"杨迈、许义"当为刻工之误，据手稿改为"杨羲、许迈"。

卷，所著之《甲乙经》，亦为医家所宗。又《内经》包括《素问》与《灵枢》各九卷，而《素问》适当道家《内景元宗经》八十一卷中之九卷，其《灵枢》九卷则又另属《九灵》《针经》之类，专言针灸之用，而与内景经论不相统摄者矣。由此可知，医家所宗若与丹家比较，则相去悬殊也。按：王叔和，晋代高平人，官居太医令，故人称之曰王太医也。后至唐代有王冰者，宝应朝官太仆令（有人考证唐有王冰、王砅，系两人，而王砅系杜工部之外甥，不知孰是）。降至北宋刊行本，系林亿、高保衡等根据唐之王冰本而整理者，已非晋代王叔和之旧本原貌矣。此类考证，诸家各有所论，莫衷一是，迄无定论，存之可耳。

《内景元宗经》从《黄庭经》演释而来，在丹药方面除《内景元宗经》之外，尚有《太清药要》，二者均为道家之秘本，为《道藏》中所无，仅有朱钞[1]本为道教各派宗师所保存，秘不外传。此外，尚有《天元玉册》《庚辛玉册》《土宿真君本草》《蜀本草》《救荒本草》《百草镜》《仙道食谱》等，均见于《道藏》。

自卫夫人七传至陶弘景，再经四传至隋唐间之孙思邈。按：陶弘景，刘宋[2]时丹阳秣陵人，著有《灵奇秘奥》《登真隐诀》《真诰》《本草经注》《肘后百一方》《梦书》《效验施用药方》《集金丹黄白方》《服云母诸石方》《服食草木杂药法》《断谷秘方》《消除三尸要法》《服气导引法》《人间却灾患法》等等二百廿三卷，为丹家所宗。自孙思邈后，丹家之派别门户益多，因丹家分宗分派，遂致玄门失去统一之法统[3]，然各宗派之大门户亦可概分为五：(一) 武当派，(二) 青城派，(三) 华山派，(四) 昆仑派，(五) 崆峒派。此以玄门“全真派”而分别言之也。后至朱明，又有南宗北宗之分，门户愈乱矣！此外又有“正乙派”，与金莲正宗之全真派有别，统于龙虎山之张天师，故又称之为天师派，以诵唪经忏、替人建醮[4]

1 钞：同“抄”。下文同。

2 刘宋：南朝宋（420—479），是中国南北朝时期南朝的第一个朝代，因国君姓刘，为与赵匡胤建立的赵宋相区别，故称刘宋。

3 统一之法统：刻录本作“一统法统”，当为刻工之误，据潜公校本改。

4 醮（jiào）：一种祷神的祭礼，后来专指僧道为禳除灾祟而设的道场，刻录本作“蘸”，当为刻工之误，据上下文义改。

消灾为主，用祝由符咒为人治病，亦有丹药秘传，而富有迷信色彩，实无足述者也。又按：孙思邈后，法统之地点在成都青羊宫，盖李唐以道教为国教，奉老子为李氏宗祖[1]，以青羊宫为家庙，全国道流受戒必须到青羊宫，道家之符节亦保存于此。明朝永乐之后，北京白云观每三年传戒一次，满清庚子乱后，道家各派经过协商之后，决定将符节保存于武当山，九十年之后始可再行弘法传道，此说不知确否，姑存之。

唐代以后，丹家修持法门各派不同，均不能掌握全部丹经，故修炼方法各派不同，用药亦异。自武当派掌教以后彼此尚可沟通，但在以前则各不联系，此言其概略也。

## 丑. 医家之源流

晋以前医家与丹家不分，黄帝时有鬼臾区、雷公、岐伯等七师，商有伊尹，周有巫彭，春秋战国时有长桑君、扁鹊、东皋公、高和、高缓等，秦有安期生、崔文子，汉代有公孙光、淳于意、涪翁、郭玉、张仲景、华佗、董奉等。据唐代甘伯宗《名医传》，截至唐代止，统计有一百二十人，可参考之。

又按：晋以前古列医法为十四科，皆以治学分类而言者也。计：(一)风科，(二)伤寒科，(三)大方脉科，(四)小方脉科，(五)脾胃科，(六)妇人胎产科，(七)针灸科，(八)眼科，(九)咽喉口齿科，(十)疮疡科，(十一)正骨科，(十二)金镞科[2]，(十三)养生科，(十四)祝由科。自晋王叔和之后，不特丹家医家分流，医家又将古十四科分割而失立脾胃一科。此后降至宋元，学医者因不得其全，遂各习一技，衣食于斯，各立门户，而别医为十三科，与古大别，皆以十三科为执业之科目，非复治学分类之旧旨矣。李东垣虽造《脾胃论》，然未尝言科，去古益远。降至清代乾隆，厘整医籍，汇有《医宗金鉴》一书，仍从宋元之旧，分医为十三科，自此遂令医家分科以成定论矣！而医家不明内景本体，只

---

1 刻录本七页结。

2 金镞（zú）科：古代医学分科的一种，指专治刀、枪、箭伤等战伤的一门学科。

求于外用，昧于阴阳大道，不能融会贯通内景与药物理论，往往为谋生之计，仅求一技之长，故明了内科者都不知外科，遂使医学在旧社会中讥为下九流之技术，可为一叹！此虽与社会制度有关，而医不健全亦因之最也。又晋代王叔和之后，降至南北朝，有徐文伯祖孙父子五人，皆一时之上工。北齐之徐之才，亦医中之怪杰也。再至隋之巢元方氏，大业[1]中人，官太医博士，堪称杰出，著《巢氏病源》五十卷，论诸病源候罔不赅集，自仲景而后为医家最古又最完备之医书，与之齐名者有杨上善、全元起辈。再至唐代，有甄权、曹元、王焘、孟诜[2]、陈藏器、日华子等。辽代有直鲁古，再至宋代有李明甫、高保衡、林亿、成无己等。至金元两代又有四家，李东垣、朱丹溪、刘完素、张子和等。明代有张景岳[3]、吴又可等。清代有徐洄[4]溪等。皆为著名之医家代表人物。

## 寅. 丹家与医家不同之点有三

（一）第一不同之点，即丹家从本体上起修，在本体上证得果位，得医药与丹道合一之真谛，于[5]修持及用药上为自利长生与利他度厄，医家则否，而只用乎疗病。

（二）第二不同之点，即丹家所有之膏丹丸散，均依其制造丹药之传授依律自制之，为精炼之药物，以近代科学观点言之，乃原始之化学药物，无神秘之足怪也。医家只重方剂之疏拟，而昧于丹药之制炼及其使用方法。

（三）第三不同之点，就世法上言之，丹道家云游天下，以救度病厄为目的，于病者率皆义务施治，颇有现今“为人民服务”之精神，然在医家则设立诊所，衣食以斯。

[1] 大业：隋大业年间（605—616）。

[2] 诜（shēn）：刻录本作“铣”，据《新唐书·列传第一百二十一·隐逸》等史料所载皆为“诜”，当为刻工之误。

[3] 张景岳：刻录本将张景岳列于张子和之后，当为刻工之误，据潜公校本将其列于“明代有”之后。

[4] 洄：徐大椿，号洄溪，刻录本作“廻”，为“回”的异体字，当为刻工之误，改为“洄”字。下文同。

[5] 刻录本八页结。

至于丹家五大宗派之长短，及医家各名家之优劣，以后再分别论之，并另详《黄庭经》讲说中。

## 乙. 阴阳释名分

在本体上言，阴阳皆空，在名相上言，阴阳两有，二者相对，无阴则不能显阳，无阳则不能显阴，此后天之物也。在佛家言之，阴阳均属于有部，盖无象无名为先天真一之气，有象有名为后天色相之物，本无此物，强名之而已。无极之本体为空，真无与幻有相对，故缘有无以知有阴阳而定其名，但在二者之本体上言，有为阴，无为阳，阴阳为有无一体之二面，而阴阳之名本不可名，亦假名之者也。

在有无上说显阴阳合一之妙用。凡静者为阴，动者为阳；凡有形有质者为阴，无形而有气者为阳；凡清而上浮者为阳，浊而下降者为阴。以天地法象言之，天为阳，地为阴；昼为阳，夜为阴；日为阳，月为阴。以气运而论，寒为阴，热为阳。以四时而论，春夏为阳，秋冬为阴。以人身而论，男为阳，女为阴；臟为阴，腑为阳。以表里而论，表为阳，里为阴。以病症而论，寒为阴，热为阳。如是等等，莫非阴阳也。而阴阳之用，异性相求，同性相斥，因此而显现阴中之阳、阳中之阴之用。天地万物，舍阴阳则无以起用，阴阳相求则合则生，阴阴阳阳本性相斥则离则化。近代科学家运用之电学，亦不离阴阳之用，古今同式出乎一辙，此阴阳之定论也。

## 丙. 阴阳本体观分

（一）有无相因，动静相循。阴阳在本体上是有无相因、动静相循，此八字义解释，体显自然之理，是从体而观用，持此规律以观阴阳之有无，经所谓远观近择也。有与无，动与静，均为相对之假名，亦即体之意义，包括有、无、动、静四者。在体上说，有无与动静是一体之二面，乃相对论之精义也。相对之基础是从观上功夫证得，而以其自然显现为法诀。佛门“唯识论”阐发至精，与道家所谓“道法自然”其旨相通。所谓自然，是在有无与动静四者相依缘而起一种空有[1]的“能所”作用，此种作用发生于和合，所谓和合即相缘之义，而以因以缘故遂产生“果”，而果之或偏或倚则可以观“中道”，能观证“中道”则知阴阳之全矣。又仅有合则不能起化的作用，唯和方能有化的作用，近代科学家所谓“化合”与“混合”大有分别，其旨与此相通。又合与分相对，和在二者之间不能间隔，故名之曰和，《易经》所谓“易变也”，和之极方得称之为中，故儒家赞曰“致中和，天地位焉，万物育焉”[2]。丹家论调伏气脉，医药治病讲补偏救弊，皆为求中和之道也。

“中”为和之极，苟和而不中，遂有偏盛，有偏盛则天地人物皆为灾病矣。故在丹、医两家均求补偏救弊之道，其旨皆由观阴阳之体而以中为其用上之真谛者也。

阴阳相对，有无相因，何以知之？盖有阳方知有阴，有阴方知有阳。在用上观之，分则为二；在体上观之，合则为一；在比量上观之，有大方知有小，无小则不显有大；以更大更小观之，则前大为小，前小为大矣。苟仅有阳则为孤阳，无相对相缘之用，是为堕入顽空也，故曰阴阳必须相对观之，而后始能明相因与相缘之理。

能明了有无之本体，始能明了阴阳之本体。例如现在黑板光净无物，吾人如在其上画一圆周形或一三角形或一方形，则知其上有一个圆或一个三角形或一个方形，上述有相是由“无”上所显现，方知有“有”，故知有无相显即是相因也。又有无二者，最要之基本原则为“唯心”及“唯识”，盖黑板上本无圆（○）、三角（△）或方形（□）等相因，吾人自心体中想出画出，故黑板上生出一个（○）、一个（△）或一个（□），此

[1] 刻录本九页结。

[2] 致中和，天地位焉，万物育焉：引自《中庸》第一章。

是因心体的作用，即是无之本体也。但于既画出之后能分别之，此是唯识的作用，即是有之本体也。故在用上可以观体，体上可以观用。盖能画与能识是体是无，所画与所识是用是有，故知有无相因。

又例如建筑一幢楼房，由工程师心念画一房图，是由无相生有相，然后按照图样建筑造成一座楼房。此房之显有，是由工程师的唯心所造，楼房造成之后，人皆名之曰楼房，是唯识所识。

在本体上说“有”是从“无”而生，因从有“有”证知有“无”，此是“由无显有”之义。反而言之，“由有返无”在唯心上说“有”，尚非“真有”，乃“幻有”也。例如造一楼房，本非真有，乃由五行五阴因缘和合而成者也，故楼房之名相是为幻有，因其幻有故乃有[1]生灭消长，佛门所谓“成住坏空”也。因此，有无是相因也，又是相循也，生灭法与因果循环论，即以此为基础。在医学上论之，因人有色身，色身有形有质，是五行五阴因缘和合而成，故由生而少而壮而老而死，在有无相因中，人身如已造成之房屋，生生化化刹那[2]易变，终归坏灭。因此可知，由无生有、由有还无之理是相因相循，可以明矣。

又如作“天字庄”用“通臂劲”，因有“须弥掌”之相，庄[3]即发生气劲，不假半点人力全出自然，盖以有此因相缘遂生体用自然作用，但在自然作用中，有不足或有余之偏盛，故自然之现象须合乎中道，而永[4]

---

1 刻录本十页结。

2 那：刻录本作“罗”，当为刻工之误，据潜公校本改为“那”。下文同。

3 庄：繁体写作“莊”，本义曰“艸大也”。后引伸为“凡壮盛精严”之意，《玉篇·艸部》：“莊，草盛皃。”《唐韵》：“庄（莊），草盛貌。”“莊”又引伸为通达之道路，《左传·襄公二十八年》“得庆氏之木百车于庄（莊）”，又《盐铁论·国疾》“康庄（莊）驰逐，穷巷蹋鞠”。《尔雅·释宫》“五达谓之康，六达谓之庄（莊）”，康庄（莊）即指通达大路。“庄（莊）”为四通八达之路径，既有风格各异之意，也有通达人身手足经脉之意。桩，繁体写作“樁”，《说文新附》“樁，橛杙也”（大木为樁，小木为杙），《大猎赋》（唐·李白）“下整高颓，深平险谷，摆樁栝，开林丛”，意指木桩，泛指楔入地中的桩柱，也指树木等砍伐折断后残留在地上的部分，有静止不动之意。峨眉十二庄并非十二套静止不动的桩功，而是风格各异的十二套修真系统的总称，所以十二庄要用“庄”而不可用“桩”。在十二庄的口诀中，有时也用到“桩”，如“腰松脊竖若塔桩”“左脚前虚，右后立桩”，一是说明动作要稳如木桩，二是说明练功时，这个地方可以作为桩功来操作，同样这些地方不可用“庄”。此种细节，极易误传，切不可混淆。

4 永：持而恒之，允执厥中。

执厥中是补偏救弊之正法。

又如人体色相上言，过胖或过瘦均为病状。在五味上言，嗜甘味或嗜酸味亦是病象。如好喜吃酸者苦必少，嗜辛辣者甘必少，偏盛的比量，是由于一有偏盛即不得其中道。

又假设阴阳之本体为手，如心想握成一拳，则手捏成拳形，是为从无到有。因拳本来无有，是手指掌和合而成，如不要捏拳，手则伸展，拳相立即消失，是为从有还无，当体即空。拳之“能”捏，即是阴阳之本体，“所”捏成的拳，即是阴阳之用。进而又观手“能”捏拳，拳仅能向掌心捏而不能捏向手背，如向手背捏是违背自然之理，即是逆乎阴阳的自然规律。若论逆道，“凡夫”是习而不察，昧而不会，而丹家逆修成道之法门，亦如科学家改造自然，虽能成就但不普遍，而其法门亦非阴阳相对不可，故曰“道法自然”。《道德经》有云“常无欲以观其妙，常有欲以观其皦”。此即从阴阳之体用而观之者也。

在本体上观有无相因，非有“无”不能显“有”之体；在用上观，非有“有”不能明“无”之用。故有无相因相循之作用循环不已，经所谓“如环无端，回环纽抱”者是也。如左图（图 1）。

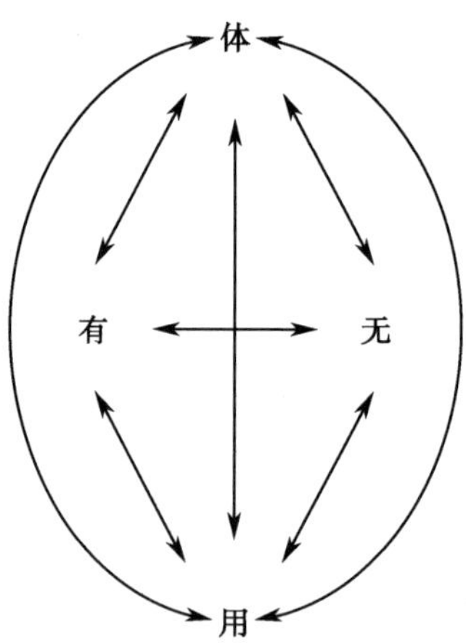


**图 1**

在阴阳体用上说是有无相因，在动静上说是有无相循。例如茶杯在静时能盛水，若将杯倒置则是生动而水流出。因杯之动静之多寡，而定水动水流之情况，故动静相循是在用上而言之[1]。

在阴阳本体上观之，则“无”为体；在阴阳用上观之，则“有”为用。但阴阳在本体上不能分开，因无体则不能起用，故在体上是相因也，在用上是相循也，阴阳之体用为一体之二面，起用如有偏盛皆不可得中道。因此，阴阳上有无动静皆是“二边”。在上乘法言之，尚非真如本性也，佛经说“前念方忘，后念未生”之旨谛，乃是真真本体观也。又阴阳于天地人三者观之，其理论另见《内经》《中藏经》讲注，兹篇不重出之。

阴阳在丹家修炼方面是修气脉功夫，其中道为五气朝元，其法门统属于炼津成精、炼精化气、炼气化神、炼神还虚。一般道流炼师所谓野仙者，失昧炼津成精之真谛者久且众矣，率皆曰精气神，昧本而言末耳。

阴阳在医道方面，根据臓腑表里、臓腑母子、臓腑生克、臓腑上下、臓腑虚实而观中道，以补偏救弊、调和阴阳为法门。

又阴阳在人身上为气为血，如阴阳失和则病厄[2]生。例如伤风因受风邪而起，但同在一处而不是人人伤风，又同为风邪而受者所感之经道有异，候象不同，均依其相因相缘之机不同而有差别。试观有人受风邪之后，汗出、恶寒、发热、头项强疼，是为太阳经中风表症，乃中风之热邪也；又有症状相同，惟不出汗而淅淅恶寒者，是为太阳经伤寒之症，乃中风之寒邪也。热邪为阳，寒邪为阴，故其治法有桂枝、麻黄二汤之不同，此皆阴阳之为病耳。第以其人阳开于外，风之热邪与之相感，适当其机与阳相搏，故汗出而为太阳中风症；阴守于内，与风之寒邪相感，与阴相搏，故不出汗恶寒而为太阳经伤寒症也。

（二）自无生有，由有还无。此处章句系说生灭消长之理也，即是说阴阳在体上是相因，在用上是相循，四者之作用皆因缘相感、有无相对，发出生灭消长之作用，亦即是“因”“缘”之“果”也。由此足以观得和证得阴阳之“真无”“本体”，与阴阳之“妙有”“法相”，观天地人物，悉作如是观[3]。如左二图（图 2）。

---

1 刻录本十一页结。

2 厄：刻录本作“危”，当为刻工之误，据潜公校本改为“厄”。

3 刻录本十二页结。

图（1）

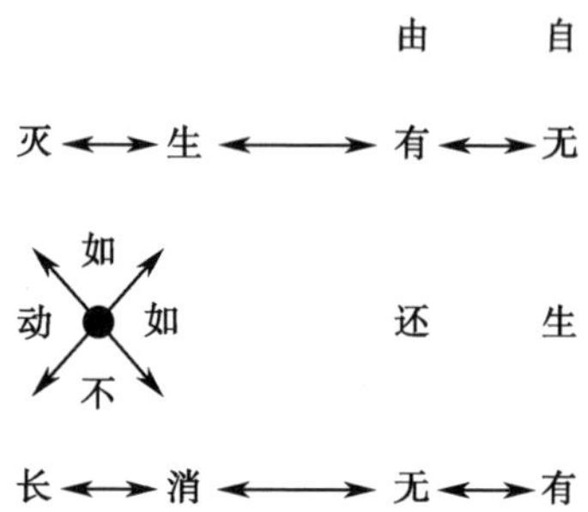


图 2

生灭消长是相因相循、如环无端，经所谓四正四隅之用也。如图二（图 3）。

图（2）

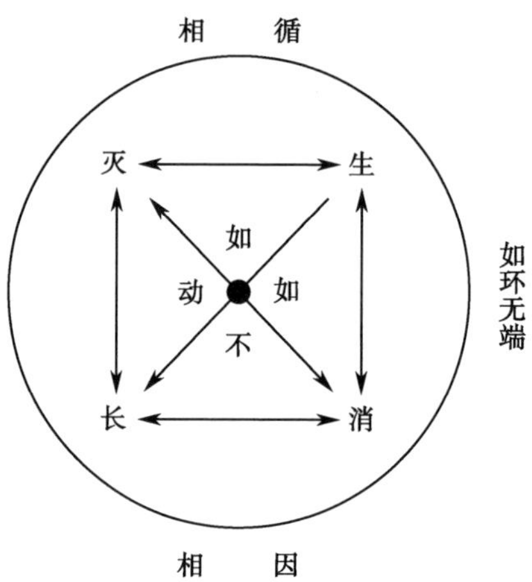


图 3

生与长之义不同。生者，有形质色相之开始也，因从“无”生“有”，故“无”为形生之始也，此经所谓太极也，丹经又有太易、太初、太始、太素以别之。夫既生之后有色相，而后有名，气、形、质三者俱足乃能渐渐长成。故长者从“有”而“有”，则有为生之母也，此经所谓两仪、四正、四隅，臻诸妙化也。与生相对者为灭，故生为灭之机，亦即死之始，盖有生即有相，有相即有灭，反言之，灭亦即生之始矣。由此观之，自有相还于无相，名之曰归藏；由无相显有相，名之曰幻化。有无相因、生灭相循、长消相待，名之曰循环，此经所谓“如环无端”也。又生为五行之因缘和合，灭则为五行之因缘分离。由此反正观之，故知生灭均为幻相，此经所谓“乾坤生易”也。仅就形生言之，色相灭后，其原有五行因缘则各分为五相，即金木水火土，各还其本相也，而金木水火土五行，又各有其五行因缘之和合，历劫离合，生生化化，迄无底止，此经所谓妙有也。近代科学家所谓物质不灭，与此论相通，由此印证可知，五行生克之说，实非玄玄妖巫之论，乃唯物观也。尤可知释迦、老子宣演之经论，皆从唯物起观，亦即诸法离开唯物即非诸法也。因此，我宗不苟同高谈玄说之偏面唯心论，而斥为外道波旬邪说也，尤以讲究，丹医苟舍唯物科学观，其谁属之。

此生彼灭，彼灭此生，其中经过长消阶段，长到饱和点则渐趋于消，消之极则灭，彼灭此生而发生如环无端“能”“所”循环之用，此经所谓“阴极化阳，阳极化阴，盈而趋虚，虚而还盈”也，亦即统属于有无相因者也。

生所以与长不同者，盖因长为生灭当中之过程，已如上说，了知有长即必有消，兹举一事物观之。例如粉笔因用于写字，而粉笔之色相渐消，但其分离之粉末则相对而有增长，亦可以此粉末重生粉笔或生化其他名相也。由此可知，长之变为消，消之极为灭，此长彼消，彼灭此生，长消相循，生灭相因。不过生化有多寡大小，在现量上与比量上显示程度不同而已，然其本性则属不灭也。由此观之，证知生了必长、长了必消、消了必灭、灭了又必生，如此循环不已。故曰阳长则阴消，阳极则化阴，阴长则阳消，阴极则化阳也。在医学上言之，热度增长则津液消耗，所谓阴消而阳长以致于灭，今之科学家投服磺胺消热剂或注射盐水针，所以救其阴也。丹家则潜阳于阴，壮水制火，或施寒凉攻下，驱阳救阴，所以维持中道，使五行和合无有偏盛也。二者法门其理相通，要皆以阴对阳、以水济火也，惟法有精粗之别，立论有体系不同[1]耳。

[1] 刻录本十三页结。

生灭消长、阴阳盈亏，即在阴阳本体上起发生灭相因之作用。在名相上说，阳是无，阴是有。盖以有无相因，动静相循，始能自无生有，由有还无，而致显现生灭消长，循环无端之作用。

（三）不有中有，不无中无。此处章句系言体性不灭也，近代科学家所谓物质不灭之理与此相通，细味经义，为着眼于两个“有”“无”相对之中，因在名相上不能离开有无而立论，须从有无起观阴阳相对本体方能显现。

阴阳本体因“有”“无”而显其用，苟无“有”“无”则不能显其作用，故阴阳本体即是“有”“无”，而不能分开言之。此西洋哲学所谓一体之二面也，亦即经所谓“不二然又非一也。”又所谓玄旨妙音者，如是云尔。又推大乘经义，本来无“有”，何以言有。例如擦黑板刷子，本无有相，乃由木板、棕丝、麻绳诸因缘和合而成，是为从无生有，即经所谓五行和合者是也。当其初始“名”“相”两不有，因五行和合而有相，因有相而命名，名之为擦黑板刷子，苟名之曰饭碗，则人皆曰饭碗，而不曰刷子矣，故知名亦假立者也。反观刷子之形相为木、绳、棕和合而成，试将刷子拆散，则刷子之名相虽无，而木、绳、棕则仍有，不特色相仍有，而名亦各自具有也，此经所谓“不有中有”之精义也。

不无中无，在三乘法中，皆因有以观无，直至无亦无，始得观之妙要而观止矣。例如擦黑板刷子，于分解之后，金木水火土完全分离，各还本相，则刷子之名相两无，苟以此为真无则落断灭也。而刷子之“无”是指第一讲有无相因之“无”而观，非真无也，第此之曰“无”仍属有部，盖仍有“无”之名相耳。若以不无观无，始可谓之真无，亦即谓阴阳之真如本性也。夫真如本性不生不灭、不增不减，故名之曰真无，此经所谓“不无中无”之大乘精义也。总而言之，所有一切变化均由空无而生幻有，而每一物质均有真如本性，色相分离后，本性归空，即发生空无作用，仍属有部。所谓物质不灭者，即其真如本性不灭，然在用上观之，则有无相因、生灭相循，阴阳不可须臾离也。庄子曰：“一尺之棰，日取其半，万世不竭。”[1]无论如何剖分，其阴阳本体仍存，不可分

1 此处刻录本作“韩非子曰：‘一尺之竿，日拆其半，千年而不竭’”，疑为记录之误，综校诸稿改为“庄子曰：‘一日之棰，日取其半，万世不竭’”。

开，故阴阳不可分割为二如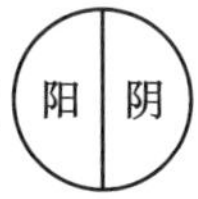

形，而应当纽抱如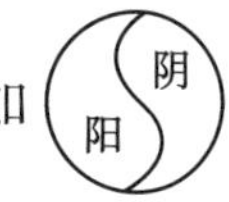

形，此即西洋哲学家所谓“一体之二面”也。任何因缘和合均可生出名相，例如刷子本性为无，其色象之有厚薄大小，乃由心念所造成，而其色相之消长，乃由因缘和合而显分离，与其本性无关，盖本性真无，如如不动也。由此可知“有”“无”乃唯识所观，真无之义乃是[1]“不思有，不思无”，此即阴阳之真正本性也。何也？若思有则落在阴上，若思无则落在阳上，是为落在二边，有二边即有三际，即有万化，仍在循环因果之中，非真无也。

道家思有以炼精炼气，为婴儿阴神之相，若思无以炼神还虚，则为婴儿阳神之相，皆属小乘境界。佛家上乘大法则不思有、不思无，故能超出三界，且出入有无而无碍，此种境界为超阴阳而又出入阴阳之无上成就。佛家大乘法谛“动定无碍”，老子所谓“常无欲以观其妙，常有欲以观其皦”，皆此义也。凡此上乘经旨与医道无关，不过附带略释之而已。

（四）有即是有，无即是无。此处章句系解说“名相”与“实相”者也。生灭循环之理既如上述，今再从阴阳本体之有无更进一步论之。从大乘教理上来观，有无皆是名相，皆属于“有部”，而非“实相”也，至于阴阳显现所能见者是有，不能见者是无，是单就名相上的有无而观之言之者也。名相实相之分别如下图（图 4）。

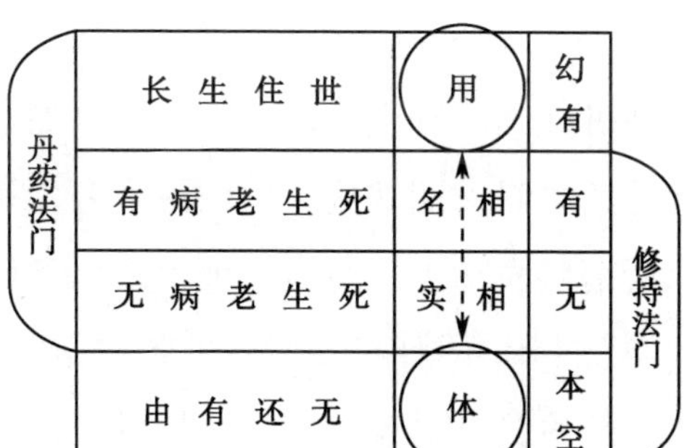


**图 4**

---

[1] 刻录本十四页结。

“有”是有形声色气味，经所谓大五行也，而形生之金木水火土，经所谓小五行也，皆统摄于名相者也。“无”是无形声色气味，亦无金木水火土等等，也是以阴阳显现于色相之无，仍统属于名相。若说阴阳之真正本体、真如实相则是“无亦无”也，所谓“本自无无”“无智、无得、无所障碍”也，了知此义，即悟得名相上之“有”“无”是因自性所起分别心也，所起分别皆属“八识”作用，而真如实相之“有”“无”则属自性证得，为转识成智者也。因此阴阳之有无是曰二边，即一个是阴，一个是阳，阴即是阴，阳即是阳，有即是有，无即是无，不可混同也。例如擦黑板刷子置于此处，此处确有刷子，盖有象有名，并有处所也，如移去之，则此处刷子不见，而此处刷子是无，然在阴阳用上言之，则又须承认其为有，因刷子从此处移去，此处虽无刷子，而彼处则有刷子耳，此种有无之显现，是为“处所”与“现量”观法，名属外景之有无。

从整个体用上观之，凡是名相皆为幻有，幻有即本来是空，故幻有与本空相对（如上图），因其有相乃予立假名也，由用还体，即还归本空也。又因阴阳之用遂显幻有，但还其本空则显为无，例如刷子之相已空，故刷子之相即是无。至于五行真如之本体不灭不生，则是大乘旨[1]谛矣。

丹家修持法门首当观照有无，亦即从有证无，在幻有体用上观无，又在有相上观有，即可证知虽有生老病死，而与真如本性不相干涉。因此观有病老，故有丹药法门以期祛病去灾；因观有生死，故用修持法诀以求长生住世，此所谓修命功也。苟次第证得或当下证得“由有还无”，显现真如本性是“空”，“有无皆空”“空空亦空”“本来是空”，证得如是胜义，则生老病死与长生住世尽皆归无，一切皆空，如露如电矣，此所谓最上乘性功也。

[1] 刻录本十五页结。

因有病老必须医疗，法有外丹，外丹统摄各种烧丹炼汞方法，其用途约分三项：一曰有病治病，补偏救弊；二曰无病防老，驻[1]颜住世；三曰了生脱死，凝炼元神。是故外丹皆对生老病死而为用者也，三者之用处不同，制炼之口诀亦异，修治多方不离水火，服饵诸诀统属既济。四威仪中，持之以戒，有无不立，济之以道，则生死大事由我而不由乎天命矣。

小乘修持法门即是内炼功夫，佛道二家俱有气功及气脉双修工夫。佛家如密宗之宝瓶气，天台宗之六妙法门，玄门则另有采炼自身大药之修法，不依缘外界药物，专尚内炼工夫。关于此点不属于医药法门，无庸多述，另详《黄庭经》讲稿可耳。

丹家对于阴阳名相参会精深，故能厘定内外丹药之修炼法门，以为治疗疾病与了生脱死之方术。对于色身病情，知之綦详，穷源溯本，以立治道，盖因内炼之功而洞悉自身气脉流行之缠道、臓腑形骸之关系耳，此经所谓内景究竟也。例如观人有病，首察其病源之所因，从无而来内因情欲，抑从有而生外因六气，或因阳盛或系阴虚。凡属于外因者为有，属于内因者为无。外因为风寒暑湿燥火六气外侵，内因为喜怒哀乐忧思恐七情内袭，折跌金创、肥甘所积为不内不外因也。又三阳有病是有部，三阴有病是无部，有部之病易治，无部之病难医。又外来之六气是有，自身之三阳是无，有无相因，阴阳相求，故三阳易受外因六气之侵。又因阳开于外、阴守于内，故阳先受之而内传于三阴也。又七情六欲发乎性天是无，三阴立乎名相是有，有无相因，异性相求，故三阴每感内因七情之病也。又因阴静内守，故里受病反外传于三阳，由里出表者为顺症也。以上所述，均以内外阴阳有无而立论，因性量之攸分，观法遂大别，而论果则同而不同矣。

有无又以气血而定阴阳。气分病是无，血分病是有，何也？血属阴，

---

[1] 驻：刻录本作“住”，据潜公校本改为“驻”。

有形有质；气属阳，无形无质也。试举积聚二症观之，气分病无形象，聚散无常，作止无定，故曰聚症；血分病有形象，癥瘕有[1]处，积累有年，故曰积症。此就气血阴阳有无而立论也。

又有由多寡而比量有无者。气有余者是邪“有”，则血不足是正“无”；血有余者是邪“有”，则气不足是正“无”。斯四者以气血邪正相因相循，互为因缘而致病果，俱从有无之中产生虚实相对症候，据此可以三反推知。而由阴阳表里以观有无，表有则里无，表无则里有，如表里俱病，是为阴阳两病难治之症也，凡上所说，统属于阴阳体用观。再进而观之，如某一臟腑有病，则另一臟腑无病。然又有因某一臟腑有病，影响其他臟腑并病者，是为五行生克、子母为病之理论，亦经所谓“阳以阴治，阴以阳治；在上者求诸下，在下者取诸上；子病治母，母病治子”等等胜义，悉由此出。

尚有从有无以观阴阳本体而定疗效之精义，即观色相之为病。从“有”部发者易治，从“无”部发者难医；从“阳”发者易治，“阴”发者难疗；三阳有部俱病虽危不危，三阴无部俱病虽安不治，此经所谓“行尸走肉”者也。

丹家治病丹药有九九八十一种小丹，详按病情适宜采用，流传于世，授受有人，惟其住世长生四大丹药：一曰毒龙丹，二曰五行丹，三曰大还丹，四曰小还丹。此四者有助于专修命功，长生住世，具伐毛洗髓、脱胎换骨之伟大功效，惜此丹药世间稀有，盖以制丹戒律极为精严，非为外人所得而知之耳。

（五）阴阳不二然又非一。《阴阳大论》非一元论，非二元论，尤非折中论，乃体用归一之论也。观左图（一）（图 5）。

观阴阳联锁之处可以明之，如在本体上将阴阳左右划分为二，或上下划分为二，或阴阳二者分离各自独立，凡此皆二也。若以阴阳是一而

---

[1] 刻录本十六页结。

图（1）

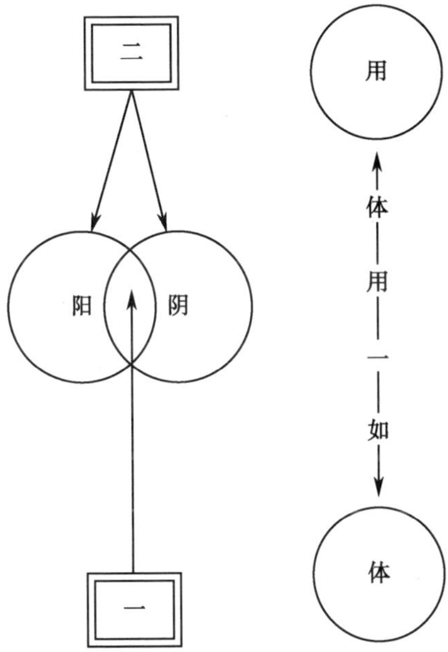


图 5

不观其二，则为拢统真如[1]。如左图（二)(图 6）。

阴阳不二然又非一，在用上观之，乃是“回环纽抱”，不分而分，分而不分，不可须臾离者也。例如手心为阴，手背为阳，整个[2]全手即是阴阳本体（如上图一)；若强分之，手心归手心，手背归手背，是成为分离之相，则不成其为手也。因手背手心之不可分，始能由体而显回环纽抱之用，故曰“不分而分，分而不分”也。此所谓“不分而分”之“不分”是说“体”，“而分”是说用；“分而不分”之“分”是表“用”，“不分”是表“体”。此经所谓“反”“正”观也，亦西洋哲学所谓一体之二面，为整体观、辩证法也。如下图（图 7）。

---

[1] 刻录本十七页结。

[2] 个：刻录本作“佪”，“囙”为“因”的异体字，原作“個”，形近而讹，据上下文义校。

图（2）

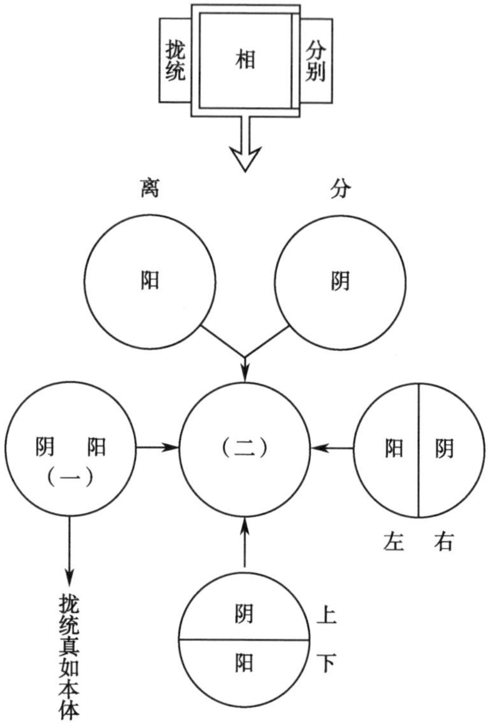


图 6

图 7

基于知识产权保护及对周潜川医师和峨眉医学的尊重，本书部分配图做了防伪处理，替换为专属二维码。读者可通过扫描二维码访问人民卫生出版社图库，以查看正版图片。未经授权获取或传播图片内容均属侵权行为。

丹家修炼色身，在用上观之。以气功而言，亦据“分而不分”理论。例如练气功下降口诀，使[1]先天真气“分”而下降，后天浊气“分”而外

[1] 刻录本十八页结。

出，先天真气是阳是无，后天浊气是阴是有，此观气机升降之“分”也；而从用上逆而反观其体，则又为不分矣，盖以先后天之气均发源于人身本体中之灵空一窍耳。故阴阳有无在用上观之，观其妙有，此所谓分而不分，不分而分也。

医药方面观之，例如某甲患太阳经中风症，有头痛、恶寒、项强、发热、汗出等症者，是中风之阳邪，阳分受病也，同时阴分与之相感，运化津液以阴济阳，与阳邪相搏，故有上述太阳症象也。就体性上观之，阴阳是一而非二，故阳受病，阴即与之相感，此三阳病能传三阴，三阴亦能传诸三阳之义也。但在用上观之，阴阳为二，因有阴阳之别，故阳分受病，病即在阳经而不在阴经，此经所谓“有即是有，无即是无”，在用上观之之妙义也。以上所述，乃就病理上论阴阳不二然又非一之理也。

再从药物治疗方面以观“阴阳不二然又非一”，亦为用药之规律。例如阳分受病，当依阴阳相对之理针对阳分而用药，先应对阳作详细观，观其受风邪之寒，抑受风邪之热。换言之，如为太阳经受风之热邪，亦即受风中之阳邪而又系表症者，依“正治”法门，当用驱风解表之剂及专走太阳经之品，此《伤寒论》太阳中风所以采用桂枝汤也。又按：桂枝虽能解太阳之表症，而阴分与阳相感，故又当采用调剂阴分之药，故桂枝汤中佐以白芍以资调和阴分。苟不按“正治”法门施治，而忽略阴分之调和，则其后果必发现喉痛、鼻衄、咽干、汗出而症不解等症，此为偏乎阳而昧于阴，盖不明阴阳不二然又非一，有以致之。

又如观阳盛于上，阴虚于下，此比量阴阳之盛衰，而以用上起用为观法者也。苟阳盛于上，仅治其阳，而昧于阴阳体用不二然又非一与相因相循之理，则必有不良之后果，同时此种后果极度相反，所谓头痛医头、脚痛医脚，一般医家最易犯此治标舍本之谬。用此种治法虽可见一时之效，丹家评之为“取快一时，贻患无穷”，病者不明乎此，至死不悟，实医者杀之耳。夫阴阳体用之显于上下升降者，以水济火，取坎填离也。反观其阳独旺于上之时，其阴必大虚于下，是阳之能盛于上者，因阴之不能济于下，阴之不能济于下为本病，阳之能盛于上者为标症，法当治本为主，治标为宾，故法当治阴而不可独治乎阳也，经云“壮水之主，以制阳光”实大法也。据此观论其用药之原则有二：一曰大补下元之真水，以期以水济火，以坎填离，以阴孕阳；二曰引火归源，以期潜阳于阴，火居于水，阴阳环抱。而其用药当用玄参、熟地、生地[1]、石枣肉（即山萸肉，又名枣皮）、山药、牡丹皮、泽泻、麦冬、五味子、牛膝、肉桂、龟板、生牡蛎、生赭石、磁石等药，消息采用之。

从阴阳五行生化观用药之理论，所谓壮水以滋木之诀也，盖水能生木，木得水养而荣茂，则木中之火不致有余而循常度，则上炎之势渐平，阳盛于上之症自消矣，此经所谓“不治之治”也。况又有引火归源之品，以平已发于上之阳乎。此种法门谓之本标兼治、阴阳两赅。

以上所述用药法门，亦观阴阳不二然又非一之理以立治法者也。由此可知，丹家医药之理论与医家有精粗之别，盖后者昧于阴阳体用观耳。

（六）杳杳冥冥，其中有精，恍恍惚惚，其中有物，如环无端，相抱相负。

此云阴中有阳，阳中有阴，体用相显。经云“杳杳冥冥，其中有精”，此云纯阳之体象，乃指气而言也，亦即形容空相是无色之物，所谓空相无以名之，名之曰“精”。精者，微也，阳也，不可见，不可循，故名曰纯阳之体象也。“恍恍惚惚，其中有物”，此云阴之体象是有质有形。“其中有[2]物者”言其有色有象可寻，故名之曰阴之体象也，此为阴阳在唯识观上体用二面观之界说。“杳冥有精”乃阳之体象，空无一物又名之为先天之“空”，无有处所境界之限制，因称之为无极。然以其有“空”相，又有“无”名，故非真“无”真“空”，而仍在“有部”，可以第一图（图 8）解之。

试观画圈之后即为太极，亦即由先天而生后天，由无极而生太极，遂有后天色相，有后天色相，即有大小黑白及人我众生寿者等等的相对

---

1 刻录本十九页结。

2 有：刻录本无“有”字，当为刻工之误，据潜公校本加“有”字。

第一图

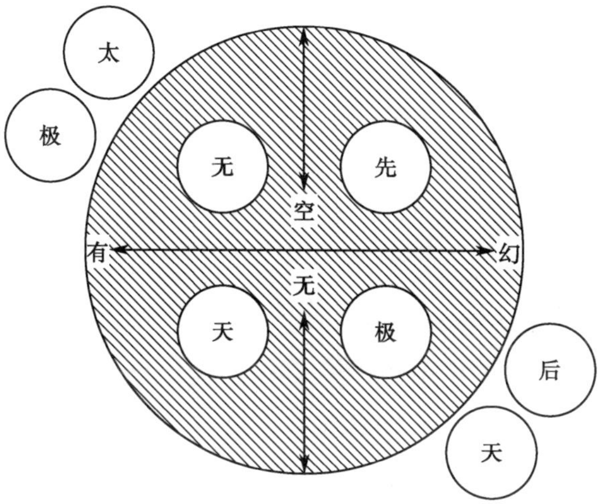


图 8

差别。又观阴阳之作用，是因阴阳体用互相显现，阳为空无，由空无而产生幻有，曰阴，阴即是有圈之象，有圈即是有处所境界之限制。统阴阳二者名之太极，又因太极有先天后天而和合，亦即显现阴阳之和合，阴阳因缘和合之果即是太极圈。然太极圈之色相，是从空无而所生之幻有，天地万有亦复如是。换言之，即是由空无之“有”，而化幻有之“有”，而空有二者之妙化，则显现如环无端、相抱相负，故有[1]相因相循之妙有作用。如第二图（图 9）。

图 9

基于知识产权保护及对周潜川医师和峨眉医学的尊重，本书部分配图做了防伪处理，替换为专属二维码。读者可通过扫描二维码访问人民卫生出版社图库，以查看正版图片。未经授权获取或传播图片内容均属侵权行为。

[1] 刻录本二〇页结。

第二图显示阴中有阳、阳中有阴之理。盖无极生太极，太极生两仪，始有阴阳名象之安立也。试观第二图，在无极之时，是一是孤阳，不能生化，画出圆圈之后即是为二，以其有“空”及“有”，故为二也。在圈中有“空”“有”之相对作用，圈外为空，圈内为“有”，亦即因“有”显出了“无”，因“无”显化了“有”。阴阳互相因缘，遂由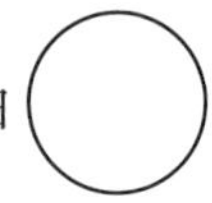变为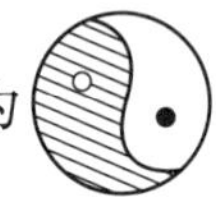，有色有质与无色无质相对，有色有质即为黑为阴，无形无质即为白为阳，有无相和即显阴阳纽抱，始有太极之形，其象半黑半白，所以显示阴阳之和合也。至于黑中有白、白中有黑，即阴中之真阳与阳中之真阴，若无此“真阴”“真阳”，则阴阳不能发生和合纽抱之循环作用。例如一本线装书，系集若干纸页用线串钉而成，如不打线眼则不能成为一本书，仍是散页，彼此不相联系而不能起书页之循环作用。所谓阴中之阳、阳中之阴，其作用亦如书之有线眼也。假设书页是阴，则钉空[1]即是阴中之阳，而钉空中所穿之线则又是阳中之阴矣。苟能悟澈此理，则阴阳纽抱、相生不离、相用如环[2]可以领会无余也。

若将第二图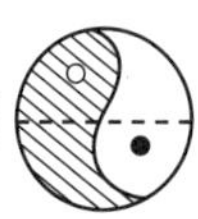作上下横分为二而观之，则上是阴多阳少，下是阳多阴少，有多少比量，即发生相胜与盛衰之象，而不是发生纽抱回环之用，其原因可于此图观证之。若不横分为二，则阴多之中有阳，阳多之中有阴，其互相纽抱之象恰如螺丝紧扣、雌雄相对、环抱无间。若在其升降开合缠度上观之，则又似钟之摆动，如阴中无一点真阳（○），阳中无一点真阴（●），则成为孤阴孤阳之局。孤阴不生，孤阳不长，失其作用，故不能相因相循也。例如观落花生，其外壳为阳，内仁为阴，其仁中又有一胚，胚即是阴中之阳，其余皆为阴，植之于土壤中，因有胚始能起发芽生化之用，而胚以外纯阴之部只能起长养之用而已。此观阳中之阴、

---

[1] 空：《说文解字》：“空，窍也。从穴工声。”《说文解字注》：“空，窍也。今俗语所谓孔也。”

[2] 环：刻录本作“理”，当为刻工之误，据潜公校本改为“环”。

阴[1]中之阳、阴阳互孕之理，远观近择，推诸人身，亦复如是。见一、二、三图（图 10）。

又观太极之象，上述者为平面示意图，仅足以表示太极阴阳相抱作用，而对于相负之情，因属立体，则难观察。所谓“相抱相负”“抱阳负阴”者，乃谓阳为气，轻清而上升；阴为质，重浊而下降，亦即天地阴阳之本性，赋有升降能所之作用也。因阴阳环纽负抱，故有上下升降、回环相循之作用，如阴阳不发生此种作用，则阳升阴降背道而分驰，各极其极，不相连锁，相离愈远，遂成为阳上阴下，天地否卦（䷋）矣。苟能阴在上阳在下，则阴下降阳上升，上下相交，反离为合，是为地天泰卦（䷊）也。盖依天地之法象观之，阴为地，在卦为坤；阳为天，在卦为乾。而依人身言之，阴为足，阳为头；背为阳，腹为阴。阴阳相交则成为相负相抱，以致静定中和之境界；阴阳不交则相离相分，成为浮动分离之情况。静者孕生之机，动者伏灭之象。天地之阳胜于阴则否，而为明、为昼、为寤；天地之阴胜于阳则泰，而为晦、为夜、为寐。人与万物顺应天地之阴阳，晦则寐

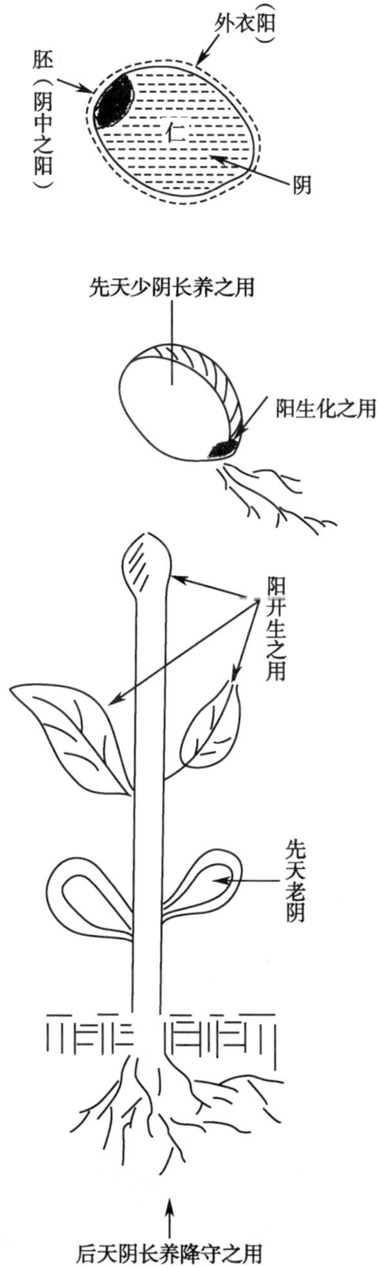


图 10

[1] 刻录本二一页结。

而得生之机，明则寤而堕死之网。假设吾人七日来复昼夜皆寤而不寐必伤阴而致病，苟长久不寐则必阴绝而死，即此理也。悟澈是理，可类推于万有矣。再观草木直立，其头在下，得静止不动之用，阴守于内者多，而阳开于外者少，故可千秋长存，然不落于空即落于顽，故无智慧，盖阴之体性为内守，固则主愚也。又按：万物之本性相同，此处所说，乃在用上言之而有差别也。然以真如本性观之，草木固得静守之用，其显现者则又为大智慧矣。试观其春生、夏荣、秋收、冬藏，顺天地之机，应日月之德，而得长生住世，性命之大道，不亦宜乎？而人竟不若草木，寿者反夭，壮者反病，亦可哀矣！老子曰“大智若愚”盖专言静旨耳。又观兽类，头横，比草木智慧稍高，而寿则不及之。人则头上脚下成为天地否象，然顺应天地阴阳，昼寤夜寐，当寐之时阴守于内，成为地天泰象，得静止生息之机，故人类智慧比其它万物[1]为高，但以得静止之时间少，虽在寐中亦颠倒梦幻，其静非静，故真阳不能潜于阴，浮游外开，致犯五遁缘身之忌，难期住世长命，终致时空两坏也。

作如是观后，吾人了知阳升阴降、阴上阳下。当阳盛阴衰之时，则阳进升而阴反退，故阳则负阴而上作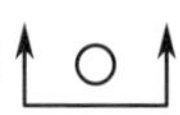形，而阳之本性主开于外，易散易消，于是阳之升上由盛而衰矣；当阳衰之际，则为阴盛之时，因阴本性主静守内止，不易消散，故阴反抱阳而下作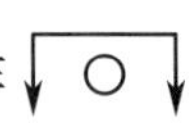形矣。然阳清轻上升，阴浊重下降，故阳终必上升，阴终必下降。又因阴中有阳，阳中有阴，阴阳遂得相推相承，恩害互制，如此循环，周而复始，遂演成“负阴抱阳”之作用。以上所言乃升降循环，为阴阳多寡之比量观也，亦大小周天、河车运行之理也。

复次第三图表“ — ”为阳，在八卦为乾；“ -- ”为阴，在八卦为坤。而阳在数则反[2]为偶，阴在数则反为奇。盖以阴中有阳、阳中有阴而言其用上起用耳。故阳之本象虽“ — ”而含孕有阴，以“ — ”分之则成

[1] 刻录本二二页结。

[2] 反：刻录本无“反”字，当为刻工之误，据潜公校本加“反”字。下句中同。

“--”，既产生二，即有阴相对，如再分之则变为四、六、八，故从阳中之数上言，分二、四、六、八而为偶数也。又因阴中孕阳，阴之本象虽为“--”，与“—”相孕则成为三，再分之则变为五、七、九，故从阴中之数上言，分三、五、七、九而为奇数也。然此种变易生生之道皆从一而生，所谓贞下起元也，亦即从一阳而生，惟此一阳，既非无极，亦非太极，盖数度只能归于一而不能还于“无”，不过可以逆推一之始至于太素、太初、太始、太极乃至无极，又可推其极极而证真空妙有之无生上谛，又可自一顺推演知于九，以迄百千万亿之变，此经所谓一为数之始，九为数之终，化百千万亿之变道也。天物万物，人生变易之道，亦作如是观。

从体观用，因“有”“无”而有奇偶之作用，三五七九为奇，二四六八为偶，奇偶相对，相生相化，易变无穷，明此阴阳变化之理，方可知医药基本之原则。从天地万物上观之，咸不离阴阳奇偶之用，有天则有地、有雄则有雌、有大则有小、有长则有短、有黑则有白等等，相对而统摄于性量、现量、比量三者，就时空上以立观法，以宏远观近择之用。

根据数变奇偶之理，就天地法象观之，有上弦下弦、左弦右弦、朔望盈亏等象，此皆由太阴之缠度而推算者也。在节令上言之，春生夏荣秋收冬藏，其中又分两分两至，“分”“至”之作用即阳中见阴、阴中见阳，春分秋分一在阴、一在阳，朔望盈亏、运转缠行均本此理，不可不知也。

在病理上观之，病之形成及病之变化，一日太阳、二日少阳、三日阳明，以至三阴七日传变之[1]道，见《内经》及仲景《伤寒论》，然均有讹误，应予订正如上文。按：太阳、少阳二阳相会，阳之极始为阳明也，故传至太阴、少阴以至于厥阴，而再传至阳明则不再传，此为阳与阳相感也。阳极化阴则与阴相感，阴极化阳则又与阳相感，盖循环纽抱之理也。

在医药治疗上观之，根据阴阳纽抱、阴阳互孕之理，制定正治、反

[1] 刻录本二三页结。

治、从治三种法门，另详后说《专品》[1]，此处仅浅释之。

阴阳相对为正治，例如人患热病，热即是阳，阳之相对为阴，故当用阴药，亦即用凉寒药对治之也。如患寒症，寒即是阴，故当用阳药，亦即用温热药对治之，此正治法门大旨也。治法与症象相反，是为反治。例如三阳气分有病，其候虽为热症，而系源乎阴之不足，故虽有热症象征，不可治以凉寒，当用辛凉或甘温治之，此丹经所谓“辛凉透表”“甘温除热”法也。又按：内因发热者，有由于阴少而不因于阳多，则反当法主壮水以济火；苟系阴多阳少，逼阳于外，则法又反主温中矣，此反治之大旨也。

从其性而治之是为从治，盖本乎阴阳相求相斥之道也。例如上热下寒之症，若仅治其上热，当用凉药，则上热虽消而下寒更盛；反之，唯治其下寒，则下寒未消而上热反盛矣。法当从阴阳、上下、寒热之性而治之，较量阴阳寒热之多寡而定其治疗用药之方针，观其阴阳之盛衰虚实而定其施治之本标次第。如阳邪上实而阴又素虚于下者，则以治阳为主、为先、为标，以治阴为宾、为次、为本。在用药中分宾主，则宾主相安；在次第上分本标，则本标无失。故治外因之上热多、下寒少者，当于用凉药中酌入甘温或辛温之品，此经所谓“寒因热用，热因寒用”也。又如治内因之下虚上盛，亦即上有余而下不足者，所谓上盛者，实源乎下虚，因下之虚始现上之盛，故上盛为标、下虚为本，此项本标之别又有阴虚阳虚之不同。又假设[2]因阴虚于下、阳燥于上者，法当壮水之主以制阳光，必投以滋润之品，然上浮之阳势，必因滋凝而不潜于阴，且更浮游于上，故当少用引火归元之药，重坠镇下之剂，以期潜阳于阴，良以阴阳本性俱足、异性相求、同性相斥之能所作用，故当用辛温药与重镇品入于甘寒剂中，引甘寒之味直达坎宫以补下虚，于是上之假热可消，下之真虚可补矣。此经所谓“寒因热用”，以药理而言者也，又经所谓“不治之治”，以病理而言者也，要皆从阴阳之性以立法者耳。

---

[1] 另详《镇健大师丹医语录·说阴阳证治专论品第二》。

[2] 设：刻录本作“说”，当为刻工之误，据潜公校本改为“设”。

# 丁．阴阳用上观分

## 子．[1]

色相上分所说皆从本体上以观阴阳之用，此则从阴阳之用上以观其体也，亦即由用上[2]反观阴阳之本体，二者同出而异名，经所谓“体用玄同，众妙之门”，所以诠有无妙徼之观也。故丹经之《阴阳大论》实非玄说，亦非偏执于形而上之唯心哲学，实属吻合科学之唯物论也，何也？以其有名像、立法诀、辩理论、类形色、别质味，如是等等，皆以唯物为基础以为观法，远观近择莫离乎有耳。过去一般不洞明中医者，误为玄学，遂称之为反科学，可为一叹！假定中医非唯物、非科学，则其治病曷能生效？而几千年来医药历史亦将不能存在，试用唯物史观辩证之，一语破的，不难获得评价也。

从阴阳本体上观之，以“有”“无”相因而产生太极之名相，故属之为“有”，苟无太极（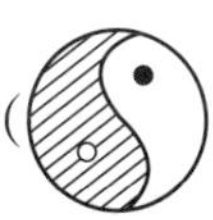）则体用皆非、时空两坏，而阴阳之名像不能安立，阴阳之作用亦不能显现矣。在体上观之，阴阳是从空而生，阴阳之名相，强名之曰太极、曰两仪。在用上观之，阴阳统摄“万有”，而此“万有”属于后天，然就大乘真空理论言之，则先天之“有”与后天之“有”均属于有部，皆非“无亦无”之真空妙谛也。

观阴阳之色相，须知“色”“相”二者为造“名”之因，两因相缘始有立名之果，而名始得安立也。试观成“相”之因缘，统摄于“形”“声”“色”“气”“味”，此经所谓大五行也。凡后天有部，皆统属于此大五行，亦即宇宙万有皆以此五行包罗之。医家所论之金木水火土乃小五行也，此云小五行者，属于大五行“形生”之中，亦即大五行之一而已。盖金木水火土，仅限于形生之生化因缘，而不能统括宇宙之全，

1 此节内文仍用“甲乙丙丁”分项，易与上级标题混淆，总校诸稿，改为“子丑寅卯”，下同。
2 刻录本二四页结。

故凡属“形”生者，均包括于金木水火土小五行之中，而每行又各有其声色气味，由此观之，即知每一色相均由此大五行与小五行互为因缘和合而成，以肇造天地万有，所谓大小相因，大中有小，小即是大也。溯自汉儒，偏论小五行金木水火土，之后宋儒沿之，历代承袭其说，以致舍其本而拾其末，遂流为妖巫之说，深入人心，牢不可拔，每为人[1]视为反科学迷信之论，良有以也。《阴阳大论》真谛，蒙污千秋亦可慨矣。

大五行各括小五行，形生中有金木水火土，已如上述。“声”则有宫商角徵羽；“色”则有青黄赤白黑；“气”则有香焦腥腐醢[2]；“味”则有辛甘酸苦咸。以上大五行各括小五行，共化为二十五数，行阴二十五，行阳二十五，共足五十，而成大衍之数五十也。凡所有色相皆纳入此中，然皆由一而生，故经曰“其用四十有九，而生于一也”。如此洞知大小五行相因相缘，始足以观宇宙之全[3]。

人身在色象上观之亦“形生”之一耳，故法象天地以观人身之五臟：辛金属肺，乙木属肝，癸水属肾，丁火属心包及心经，己土属脾。人身之六腑：大肠属庚金，胆属甲木，膀胱属壬水，胃属戊土，小肠及胰属丙火，此以先后天而言小五行之用上起用也。人之五志：肺主忧，肝主怒，肾主恐，心主喜，脾主思，此观人五阴之情性也。人之五津：肺主涕，肝主泪，肾主唾，心主汗，脾主涎，此观人五阴之津液也。人之气脉：肺主开，肝主升，肾主散，心主降，脾主结（合也），此观人五阴之气机也。肺金在西，居位于右；肝木在东，居位于左；肾水在北，居位于下；心火在南，居位于上；脾土得方位之正，独居于中，此观人五臟之五方五位也。苟以臟腑合观之，则后天阜土胃为中宫矣。人之脉象：肺毛、肝弦、肾石、心钩、脾缓，此观人五臟脉象之常也。五臟应天地

[1] 刻录本“人”字下多“治病”二字，当为刻工之误，据潜公校本删减。

[2] 醢：“醃”的异体字，同“腌”，《说文解字》：“腌，渍肉也。”《集韵》：“渍藏物也。”《汉语大词典》“腌”字条下包含“用盐渍物”的释义，与“醢”的腌渍义相通。此处所指腌制时的气息。

[3] 刻录本二五页结。

阴阳之气机，缠行有度，合四时八节，各有王时。肺王于秋而主收敛，肝王于春而主生发，肾王于冬而主藏蛰，心王于夏而主荣茂，脾王于长夏而主和道于四时，此观人五臟根苗盛衰之用也。五臟拟之于人事又各有官守，肺为相傅之官，秉钧衡之权；肝为将军之官，司号令之出；肾为制作之官（医经作“作强之官”），操技巧之成；脾为谏议之官，发智周之用；心为君主之官，神明出焉，以上所述皆就阴阳形生而观其用者也，约为十六项，列图表如左，以明其大端（表 1）。

**表 1**

<table>
<tr><td rowspan="18">天地人大小五行相因相循相生相克</td><td rowspan="6">天地五行</td><td>大五行</td><td colspan="5">小五行</td><td rowspan="18">一生二　二生三　三生万物　天地一六相成　水火相推　仍归于一</td></tr>
<tr><td>五行[1]</td><td>土</td><td>火</td><td>水</td><td>木</td><td>金</td></tr>
<tr><td>五色</td><td>黄</td><td>赤</td><td>黑</td><td>青</td><td>白</td></tr>
<tr><td>五味</td><td>甘</td><td>苦</td><td>咸</td><td>酸</td><td>辛</td></tr>
<tr><td>五气</td><td>香</td><td>焦</td><td>腐</td><td>醘</td><td>腥</td></tr>
<tr><td>五声</td><td>宫</td><td>徵</td><td>羽</td><td>角</td><td>商</td></tr>
<tr><td rowspan="12">人身五行</td><td>五臟</td><td>脾</td><td>心包经</td><td>肾</td><td>肝</td><td>肺</td></tr>
<tr><td>六腑</td><td>火中土<br>胰</td><td>土火火<br>小肠胃</td><td>膀胱</td><td>胆</td><td>大肠</td></tr>
<tr><td>五志</td><td>思</td><td>喜</td><td>恐</td><td>怒</td><td>忧</td></tr>
<tr><td>五津</td><td>涎</td><td>汗</td><td>唾</td><td>泪</td><td>涕</td></tr>
<tr><td>气机</td><td>结 / 合</td><td>降</td><td>散</td><td>升</td><td>开</td></tr>
<tr><td>五方</td><td>中</td><td>南</td><td>北</td><td>东</td><td>西</td></tr>
<tr><td>五位</td><td>中</td><td>上</td><td>下</td><td>左</td><td>右</td></tr>
<tr><td>脉象</td><td>缓</td><td>钩</td><td>石</td><td>弦</td><td>毛</td></tr>
<tr><td>王时</td><td>长夏</td><td>夏</td><td>冬</td><td>春</td><td>秋</td></tr>
<tr><td>起用</td><td>和</td><td>荣</td><td>藏</td><td>生</td><td>收</td></tr>
<tr><td>官守</td><td>谏议之官</td><td>君主之官</td><td>制作之官</td><td>将军之官</td><td>相傅之官</td></tr>
</table>

[1] 行：原文作“形”。

至于内景修持逆运气脉，外练筋骨皮，内炼精气神，象天则地，于法象之寄喻拟之于五臟亦各有所主。心拟朱雀，面南而位居离宫，以姹女之情为用；肾拟玄武，背北而位安于坎眼，以婴儿之性为用；肝拟青龙，蜷于东而怒于震，乘巽风之用，出于右而入乎左；肺拟白虎，静于西而啸于兑，利坤土之用，出于左而入乎右；脾拟黄婆，居间于中央，母仪风德，化媒妁厚生之源。此与医药息息相关，亦人身阴阳有为有象观法之基，医药之究竟处所也[1]。

观五行又互为生化、互为克制，而显现相畏相使、相刑相成、相得相彰、相反相求、相和相恶，如是等等用上起用，均由于阴阳相因相缘作用也。例如过酸之味投之以甘，则酸减而味美，此经云“酸甘化阴”之用也。又如苦味内之以辛，则味更恶，此经云“苦辛化阳”之用也。又如金本克木，然木非金克不能成器，故曰相成也。又如火本克金，然金非火炼是为顽金而不宏金之用，亦相成之道也。凡有形之物必有色相，丹经所谓不有中有，不无中无，不色中色，不空中空，非有为有，非无为无，非色为色，非空为空，空即是空，色即是色，色无定色，色即是空，空无定空，空即是色，知色不色，知空不空，名为照了，始达妙音。苟能洞澈此理，当知一切观法不可拢统真如也，经云“常无欲以观其妙”，盖从阳以观阴也；又云“常有欲以观其徼”，盖从阴以观阳也，亦所以观阴阳二而一、一而二、体用双赅如如之观也。佛家《大般若心经》首冠观自在之观字，而下文缀以十八个无字，所以观四大、五蕴、六根、六尘以及十二处、十八界[2]要皆观阴阳之真空妙有也，玄门《太上清净经》之观无上清净亦复如是，因此“观”字旨谛所当体会为丹[3]家治学之基，始足以言修持与医药之全也。了知上义，再从后天观阴阳之体用，则阳以无为体、以气为用，阴以有为体、以质为用。在医药上观之，首重“形生”，盖形为大五行之首，包括小五行金木

---

[1] 刻录本二六页结。

[2] 十二处、十八界：刻录本作“十二、十八处界”，当为刻工之误，据潜公校本改。

[3] 丹：刻录本无“丹”字，当为刻工之误，据潜公校本加“丹”字。

水火土，而与其他二十小五行互为因缘果，见上列图表（表 1），从此图表可见天地万有均在小五行之中，相因相循、互为体用，而又用上起用者也。

观人身五臟六腑亦不外[1]五行之理，然医家以金木水火土小五行配诸肺肝肾心脾五臟，尚合乎经论，惟以五行配五臟，五臟配六腑，则误以胃土配脾土而漏言胰腑，又误以三焦配心包络，是故丹家评之为舍有拾无、自语相违、离经悖论、支离破碎之说也。溯自晋王叔和、皇甫士安起，以迄唐宋金元明清，历代医家均铸此大错而各立一说，莫衷一是，良可慨也。按：人身有胰，可以解剖观而证之，李东垣为脾胃专家亦不明乎此，惟丹家则以胰腑配脾臟而为表里，以宏阴阳之用，关于此论，诚非精习内景功法者所能知之，亦难与语此也。复次医家以三焦为一经亦大谬之论，盖三焦以气化而立论，专言气化之用，故曰有名无相而有用，《内经》亦明白言之矣。既云无相当属无质、无形、无色、无味，不可以腑视之，更不可以臟视之，既无色象，尤非“形生”之属，又焉得有经道可循，更何得妄立三焦一经以配六腑之数乎。况舍有形生色象之“胰”而不论，弃有以拾无，其理不通，勿庸驳斥彼宗，即三尺之童亦可抉择之矣，且人身所有咸俱大用，“胰”之为物昭昭赫赫显而可观，医家舍此不论，其何以自解耶？所[2]谓三焦者，经论明白揭示曰“无相有名有用”，盖言气化之用，亦观阴阳之用上起用而显现于三阴三阳、十二经道、奇经八脉者耳。经论又明白昭示曰“上焦如雾，中焦如沤，下焦如渎”，所谓之上中下三焦者，盖为气化之处所观也，亦象天法地，拟乎人身而观阴阳气化之妙运耳。试观云行雨施，即可证知三焦有名有用无象之真谛。观乎天中之阳与地中之阳蒸水化气而上升则凝聚为云，而复下降为雨。再观天地有名有相，水有名象，云雨亦有名[3]象，而水与云雨，化化于天地之间则不见有象，然又确有上升下降

[1] 外：刻录本作“行”，当为刻工之误，据潜公校本改为“外”。
[2] 刻录本二七页结。
[3] 名：刻录本无“名”字，当为刻工之误，据潜公校本加“名”字。

易变化后之名象，此升降化化之用，无以名之，强名之曰三焦气化。又形容如雾、如沤、如渎以状上中下三焦气化之用，借臓腑经道以显其妙运，亦即臓腑气运化化、清浊升降、循环无端之用神耳，故经曰“有名有用而无象也”。又观汽车之油箱油管，有名有象，汽缸轮胎亦有名有象，而轮胎之转动因汽缸之传力也，汽缸之升降因汽油化火爆炸而为瓦斯化气以动之也，此云动力，其用皆有处所，其象渺不可见，是亦无象而有名有用者也，适亦与三焦之义同耳。人身之三焦，膈以上（鸠尾穴以上）为上焦，自此至神阙穴为中焦，自神阙穴以迄会阴穴为下焦，此三焦处所之分界也。了知上义，三焦非腑，不归六经，尤不可以一经一脉位置之也，不亦明乎？又胃腑误配脾臓之论，另详后说《五臓六腑分》[1]。

经所谓“五志所主”，即以心肝脾肺肾五臓各主喜怒思忧恐，五臓又各有真神，其神皆有名象有用，另详后说《龙虎婴姹分》及《黄庭内景经》宣讲，兹篇不与也。

观汗泪涎涕唾五津之为用，由心肝脾肺肾主之。苟其人时常出汗则系心阳外越，大汗如油独现于离火之宫者，为心阳绝兆也；观人迎风流泪，则知其人肝有风候也；如流涕不止，是属肺病也；如终日常吐口唾，为肾病也；又如口角流涎又有臭味，其病在脾也。观其外则知其内，观其苗则知其根，观其表则知其里，观其形则知其气，观其色则知其味，观其有余则知其不足，观其子母则知其生克，如是诸观，法法圆通，无所不中，此观之大旨，而诊法之“望”字诀由是立焉。

五臓之气机作用，对于修气功者最为重要。心气降，脾气合，肝气升，肺气开，惟肾气主散而又喜沉聚，故肾病则现耳鸣、头晕目眩等症，为最难治，人受大恐则必失溺，盖肾为五行生化之源耳。

1　另详《镇健大师丹医语录·阴阳大论品第一·五臓六腑分》。

五臟方位之说，与现今科学家所谓交叉神经之论适相吻合，丹家因修持内景功夫，以内视[1]方法而洞察全身经道缠行度数，运用于治病，故病在左者医右，病在右者治左，在上者求下，在下者取上，上上者因而越之，下下者因而泻之，在中者调而理之。此中妙运，神而明之，不可思议，非头疼医头、脚痛医脚者可以并论也。

今之生理学由人体解剖见肝在腹之右，肺在膈之上，与丹家所谓左肝右肺之说完全相反，遽以为不合科学，实不明内景功法之论也。夫丹家之所以言肝在左、肺在右者，乃统“根”“苗”之体用而言气运经脉也，故曰肝之根在右，其苗气在左也。经云“肺为华盖”，非不明解剖形生之体象，而所谓在右者，以其根在左，其用在[2]右耳。肝左肺右均根据周天缠度之运行而言，适合乎科学家所谓交叉神经之作用也。例如口脸向左歪斜者，其病在右而不在左，法当治其左病之根，此其证验也。

肝主血，肺主气，血为阴，故其运行之缠度从右而之左也，气为阳，故其运行之缠度从左而之右也。复次肺金主静，肝木主动，又何谓耶？良以肝主血为阴，因阴中有真阳，故曰“不动动生”“无动大动”也，而生化运行皆以东方木性为先[3]，东为苍龙，龙体阴而性阳，故曰潜龙勿用，飞龙在天，盖以阴阳之体用观之言之也。又肝在八卦为（☳）震，震以威猛为用，用有生灭之别，故名之为龙雷之火，又曰惊蛰以生、迅雷以灭也。肺主气为阳，因阳中有真阴，故曰“动极返静”“无静不动”也，西方金性为白虎，虎体阳而性阴，故虎先静蹲而后动扑，经曰金性静止，古之战阵鸣金则止，亦以阴阳之体用观之言之也。人之色身在气脉上言，易在肝肺二经得病，良以其本性为龙为虎，不易调伏耳。右肝左肺之理再列左表（表2）以明。

1 刻录本二八页结。

2 在：刻录本作“者”，当为刻工之误，据潜公校本改为“在”。

3 先：刻录本作“光”，当为刻工之误，据潜公校本改为“先”。

表 2

| 肝 | 肺 |
|---|---|
| 用在左 | 用在右 |
| 东 | 西 |
| 血 | 气 |
| 阴中之阴 | 阴中之阳 |
| 木 | 金 |
| 动 | 静 |
| 法相苍龙 | 法相白虎 |
| 根在右 | 根在左 |
| 苗在左 | 苗在右 |
| 运行从右而左 | 运行从左而右 |

至于丹家内炼功夫，综合各宗各派法诀，概如下述：在炼气言之，以吐纳导引为功法，先则升降起火，次则河车搬运，以水济火，逆运周天缠行之度，终则导气归元，收还丹之功，皆以调伏龙虎、运转肝肺为下手功夫，立内外九气吐纳之诀，所谓命功之修炼基础也。晋而就习静言之，以情性相制为功法，而以采金成木为入手着力之基本功夫，次则培之以土德，济以黄婆媒妁之用，撮合金公木母于一帏之中，所谓三家归一也。第以虎性沉而易迷易失，难操钧衡节制之常，经曰“牵将白虎回家养”，言[1]白虎肺金失其常而离其主也。以上言性功修持之端倪耳，若其详者，参考《黄庭内景经》宣演稿，此不重出之。

医家经论误立三焦一经以配心包络，三焦有名有用无相，非六经之属，其理已见前说，溯自晋王叔和，迄今一千三百余年沿袭误论，未尝更改。丹家以心经配小肠，以其在用上起用观之也，且心为君主之官，神明出焉，不可稍犯，如其患病则朝发而暮死也。丹家将心经与心包络

---

1 刻录本二九页结。

分别为二，所谓心经者，言心臟行经之常轨也，心包络者，言心之本臟有若宫禁，而其气机别出宫中，通络于相傅之经，以钧衡是听而主宰寰宇，故循行于太少二阴之中，此可以内视功夫证之者也。然王叔和辈以心包络为护心油或云心系，莫衷一是，且忽视心经之用，此误于臆说而为断见，舍内景功法谁足为之证政者耶？

小肠与大肠相连，一为盛受之官，一为传导之官。丹道家于此二者分而不分，故在用上以小肠配心经，以大肠配肺，为臟腑表里之用。今之生理学家谓肺动则大小肠随起蠕动，与此理相通。医家失内景之传，亡内视之真，不明用上起用之理，故铸大错。又丹家以心包络配胃阳明，为臟腑表里之用，而非配以三焦，此不特丹家以内视功法观知心胃之气机相应，即一般胃病患者亦每觉胃气冲心，常曰心疼而不曰胃痛，亦体会所得者也。盖心属火，火能生土，胃为阜土，乃后天水谷之海，为仓廪之官，系五行生化之母，居位于人身臟腑头手足之中央，故曰中土、曰土母也。五气归元化为紫气，上朝君主，下入海底，外溉四肢，内润臟腑，宏厚生之用德，故曰绛宫也。又胃土为燥土，与湿土脾臟则为先后天生化之用，然胃土与心包络则为表里运行之用。凡修持气脉与用药治病，皆以此为正论，盖丹家观其用而立论也。十二经中唯胃与心包络、胰与脾手足之经颠倒相配，以显火土母子相生之用，而宏六合之法象，起足经统领手经之大用，此丹家内景之心传，颠倒五[1]行逆运气脉之秘旨，而证诸内视功夫，炼气脉于十二宫神者，可资印证其说不虚，此不可不知者也。

五臟在四时八节观之，又各有所主，各有王时，脾得中央戊己土，先后天之真气王于长夏而运于四时，故脾土为先天五行生化之母也。心王于夏，肺王于秋，肾王于冬，肝王于春。又肝病生于春而死于秋，以金克木也。故经云“庚辛不死，持于壬癸，起于甲乙”，以水生木也。肝得东方后天甲木、先天乙木太乙之真气而生，故为五行生化之先。肝在

[1] 五：刻录本作“为”，当为刻工之误，据潜公校本改为“五”。

东方震位，得巽风而为风雷反正之用。时至惊蛰，木应风雷之正，先万物以生，故曰春生[1]也。苟应其偏而见反用则招风[2]发怒，丹经称之为“龙雷之火”，盖喻言仓[3]龙之动象也。肺得西方后天庚金、先天辛金太白之气，王于秋而主肃杀，故曰秋收也。肾王于冬，得北方后天壬水、先天癸水玄英之气，静守而归下，故主藏也，又水生木，为肝之母，故为五行生化之源也。心得南方后天丙火、先天丁火乾元之气，威明上下，朗照四方，故曰夏荣也。

经云“节至而气不至，气至而节不至”，此以阴阳从五运六气观之，皆为天地之灾怪也。例如目今已过大雪，将屈冬至，而气候不寒，依天地法象观之，是为天地之灾怪，而人与天地阴阳相通，故感鼻干口燥、夜不安眠。又如霜降节气不应冷而骤寒，反行冬令之气，是为“气至而节不至”，人感骤冷则病生矣。在医药上当求中道，以期补偏救弊之用。吾人苟能深悉阴阳四时“分”“至”之理与人身之关系，则可确定用药之性味矣。在修炼上更为精微，其重要尤不可忽视之。故丹家有四时摄生法门，所谓缘身五遁者也。以近世科学观之，所谓气压之高低，空气之湿燥，其理与此相通，不可怪视之，孰能谓丹医为玄说者哉？

从阴阳用上观五臟，又发生尊卑官守之用。脾为谏议之官，智周出焉，人身之津液从此分配，其职务如古之司农，今之经济部长也。心为君主之官，神明出焉。肾为制作之官，技巧出焉（医经作“作强之官”，亦符丹家经旨）。肝为将军之官，号令出焉。肺为相傅之官，节制均衡出焉。又观五臟职司失守，则人身为病。例如脾病则中土失运、营养失调，心主病则六神无主、夜不安眠，肾病则旦寐思睡、屈蜷痿疲，肝病则头晕面赤善怒或面青筋疼，肺病则喘嗽气急。凡上所述，观阴阳有余不足，大概言之，但举其凡耳。

---

[1] 生：刻录本无“生”字，当为刻工之误，据潜公校本加“生”字。

[2] 刻录本三〇页结。

[3] 仓：通“苍”。

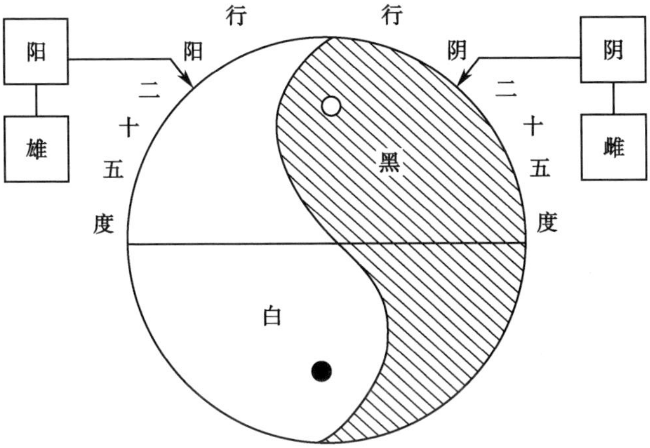


图 11

试观上图（图 11），可知阴黑阳白，雌雄相守，百千万亿之变化，统属于行阴二十五度、行阳二十五度，经所谓凡夫习而不察，盖不洞明“观”之理，仅观知人为万物之盗，而未观知万物之盗于人也，惟圣贤仙佛能依法以“观”体用而为反正顺逆[1]之观，朗照宇宙万有，不外乎阴阳，此丹家所谓盗天地自然之秘者，曰大盗。盖谓无盗其有，无盗其无，证得本自无无，亦即证得[2]有为与无为之太上妙谛也。

阴主静而内守，阳主动而外开。例如昼为阳主动而色[3]白，夜为阴主静而色黑，此以天地之道观之也。推于人事，譬之构讼亦有阴阳色相盛衰之分，败诉者其理歪曲，其色惨戚，其像垂头丧气，为雌伏之像，是为阳衰，然其心怀恚恨则又为阴盛矣；而胜诉者其理伸直，其色朗润，其像扬眉吐气，为雄振之像，是为阳盛，然其心怀畅喜则又为阴衰矣。此虽庄谐并论，为小可之喻，而中有至理也。儒家善用易理以诠万物，丹家赞之为“见见”，其证见见者，儒家堪入贤关，佛门为二乘果位也。

阴阳黑白于黑白二色之外，据大小五行观之尚有赤黄青三色，三色又化化无穷，而何以仅言黑白以拟阴阳耶？按：五行化于四象，四象化于两仪，两仪之间唯黑白二色为生化之源耳。又阳以气为用，阴以质为用，

1 刻录本“逆”字下多“观”字，当为刻工之误，据潜公校本删减。
2 刻录本“得”字下多“有”字，当为刻工之误，据潜公校本删减。
3 刻录本三一页结。

故黑者阴之色也，白者阳之色也，赤极返黑、阳极化阴也，黑中见白、阴极化阳也。观乎红火煅木则木化黑炭，炼石化灰、烧磁化白、炼铝化粉、抟汞化银可以证之。又白赤黑化则生黄（赭石色），赤黄白化则为青，是以赤黄青皆生化于黑而非白不显，此观阴阳之色变也。如左图（图 12）。

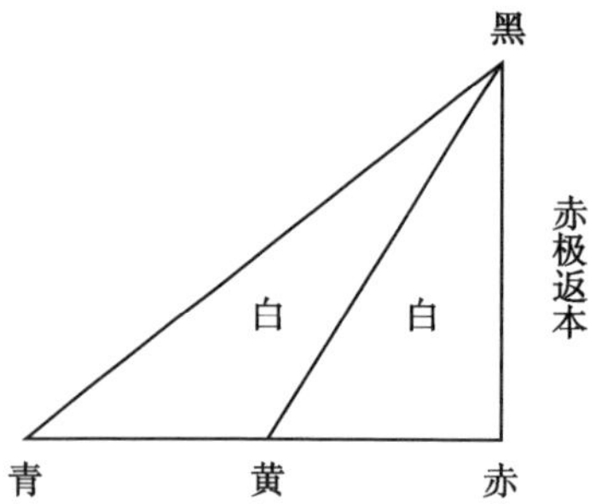


图 12

从用上顺道观之，阴主生而能育，阳主灭而能化，灭与生相对待。阳为雄得气之纯正，故为白色；阴为雌得质之真精，故为黑色。犹白纸之上可图万有，此观阳中见阴之理也，如为孤阳而无阴则不能生显画图矣。天地之大德曰生，虽生之机在雌在阴，然孤阴亦不能生，故阴阳相循、黑白相因、雌雄相守，始克孕育万有，天地位而万物育焉。

复次再从用上反观之，则足以见阴中之阳，阳中之阴。阳性[1]恒动能化万有，易变无端，感通靡穷。阴性恒静，涵孕应变，惟受阳之化化而已。又观夫雄性之物，色极美艳，兽类之狮、虎、豹等，雄者均较雌者为美，禽类之孔雀、鸳鸯、山雉等亦复如是，人类色相概亦如是也。良以阳开于外，其精华外显于表，阴守于内，其精华内敛于里耳，以阴阳之用不同，而色象之观有异。色本无美恶之标准，要皆以阴阳为之异同也，然阳之华适恶之彰，而阴之短适德之美也。第以阳动而不定，其性不专，难归于一，阴性静而能守，其性嫉妒，不容乎二耳。试观雌雄之会，动静之机，于人情于物理可了了之矣。

## 丑.

动静表里——此云不动动生，动静相循，表里相应，如影随形。

动静表里含义有四，动静相对，表里相对，四者连合不可分开。四者之作用及其在阴阳体用[2]上之关系，与其分别之方法，兹据丹经所谓

[1] 性：刻录本作“阴”，当为刻工之误，据潜公校本改为“性”。

[2] 刻录本三二页结。

“不动动生，动静相循，表里相应，如影随形”以说明之，亦动静表里之口诀也。并见左图（图 13）。

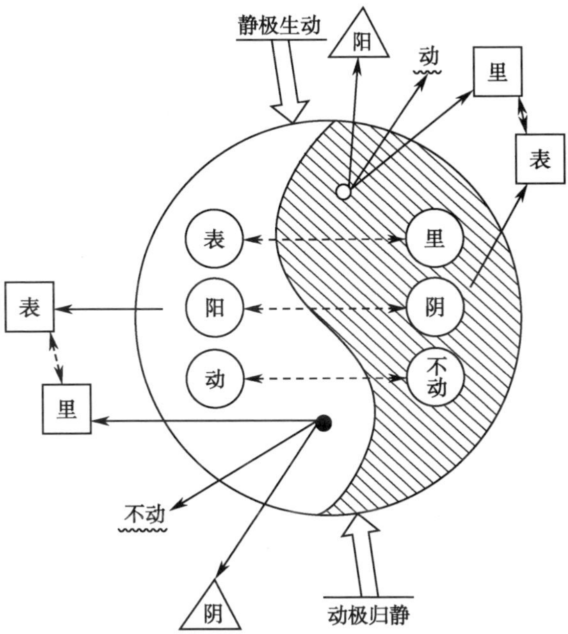


**图 13**

从用上观，反观以动静表里依缘为法，即可洞知动静表里之本体与用上起用之分别，经云“不动动生”亦即生于无生也，盖阴阳本体，本属如如不动，二而一者也。然在用上以阴阳观之，阳是动是表，阴是静是里，彼此相感，似影随形，如响斯应，此观用之第一义也。

又观上图，太极生两仪，阴阳纽抱，雌雄相守，黑白相显，动静相因。再就阴上观之，了知阴性静守，本性不动，然以其中有一点真阳，故[1]能由静生动，此经所谓自为牝牡、自为表里、动静相循也，如阴中无此一点真阳则为孤阴矣。再就阳上观之，了知阳性主动，动极则灭，然因其中有一点真阴，故能由动归静，此经所谓自为牝牡、自为表里、动静相应也，如阳中无此一点真阴则为孤阳矣。此观用之第二义也，亦即就阴阳各别观之，而观其自孕阴阳、自为牝牡之道者也。

---

[1] 刻录本“故”字下多“乃”字，当为刻工之误，据潜公校本删减，下文同。

自阴阳之整体观之，阳多则阴少，真阴守伏于阳最旺之处。阴多则阳少，真阳归藏于阴最盛之所。如阳多而无此一点真阴，必归于消灭而不能起“复”卦之用；反观阴中无此一点真阳，必属于冥顽而不能起“姤”卦之用。例如冬至一阳生之前，火盆烧木炭，其黑炭必置于下，红炭置于上，火始能燃，盖此时阳当归藏之际，阳潜于阴，气机相恋，故未燃之炭即因之而燃也。苟在春分以后，则红炭须置于下，未燃之黑炭反置其上，虽星星之火亦得燎原，盖此时阳气上升，火性上炎，故未燃之炭因之而燃也。此就阴中真阳、阳中真阴以观其多少消长、表里动静之用者也。

动静相因中，其表里作用如分上下左右而观之，则阴阳气机上下之升降、左右之开合苟不得其平，遂发生偏盛而失中道，修炼家洞明内景偏盛之理，以内视功法深悉中道之所以失[1]，观得上下左右偏盛之情而寻求中道，借调伏龙虎婴姹之功法以导引五气归元，元气居于黄庭以宏其修命之用，推之于医药治疗，服饵饮食，亦力求补偏救弊，以中道为用也。

在阴本位上观之，则阴中一点真阳为里，余阴反而为表；反观阳之本位亦然，即阳中一点真阴为里，余阳反而为表矣。观其表里之用，显现之象，是为阳极则阴生，阴极则阳长，如此方可知阴极化阳、阳极化阴之理，例如百步之箭不足以穿素缟。又以抛物线观之，其“初速”平直上升之力量较大，然距离愈远，升至降弧则力消失而下降矣，此观物理之阳极化阴、由动归静也。又如一潭止水，投之以石，则波浪四起，起伏相循，及远不休，此观物理之阴极化阳，由静生动也。以上所论皆言顺正之道也，故丹家治病，凡治阳者必养阴，治阴者必扶阳，此立法之本也。

又观“阴阳相乘”亦即阴阳反逆之道也，因有多寡比量故能相乘，因有多寡故显其相因之理、顺正之道。例如阴多阳少，有如下图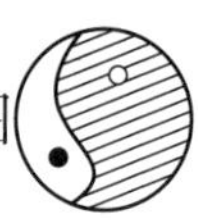；或阳多阴少，又如下图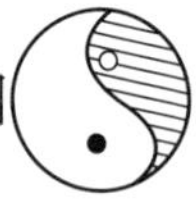。据图观相，即发生有余与不足之现量，而其作用则盈者愈盈、亏者愈亏，阴多则阳渐亏而渐消，阴则愈盈而愈长，

1　刻录本三三页结。

故显有余不足之症像也。依盈亏消长常道而言，则当阳开阴敛、阴启阳藏，如阳有余而阴不足者，在天道观之则成旱灾酷暑；如阴有余而阳不足者，在天道观之则成霪雨水潦；如阳有余而开于外者，在地道观之则为地裂山崩，若火山爆裂斯其最也；如阴有余而阳不足者，在地道观之则为包原沮濡，若陆沉沼泽乃其尤也。推之于人，在人色身上观之，如阳盛于阴，阳有余而阴不足者则内热外寒；如阴多阳少，阴有余而阳不足者则内寒外热。此种现象皆就动静表里观之，观其所发生之灾怪而知其所发之由也。

何谓人身体表里与动静，据上述观法有如下述诸大端。人之气分是动是表，血分是静是里，五臟为里为静，六腑为表为动，四肢头首是表是动，而五臟六腑为里为静，筋骨为里为静，腠理皮毛为表为动，此就人身色象观之而观其用上起用之差别也。

又从人身之病厄观之，疽为里为静，痈为表为动，伤风是表是动，伤寒是静是里。又自三因病理观之，外因是表是动，内因是里是静，不内不外因是半里半表、半静半动。按：三因之论丹经历历言之，医家则自陈无择，根据《内经》阐发三因之理，并谓风寒暑湿燥火为外因，喜怒哀乐忧思恐为内因，折伤饮食为不内不外因，以其非前二因所致既能入阴分又能入阳分。例如破伤风有二种症象：其一伤口受风中寒邪，入于阴分则发冷战；其二受风中热邪，入于阳分[1]则生烦热也。

从修炼气脉工夫以观动静表里。运气功夫是动是表，习静功夫是静是里；修外景是动是表，炼内景是静是里；大周天河车运行为动为表，五气归元是静是里；起火炼形与飞晶入脑是表是动，玉液还丹与金液还丹是静是里；炼津成精是表是动，炼精化气是静是里；炼气化神是表是动，炼神还虚是里是静。至于粉碎虚空、有无无碍则超乎动静二边，就佛门言之证大乘矣，丹家又不足以言此境界也。

丹道家在治疗方面观动静表里，就医药归纳之，凡属于热者为动，属于寒者为静。而热在经者为表，在腑者为里，热在臟者为里中之里；寒在经者为表，在腑者为里，寒在臟者亦为里中之里也。盖丹家从体性上以观

---

1 刻录本三四页结。

寒热，以寒热而观动静，以动静而拟臟腑经络，以臟腑经络而分表里也。列表如下以明之（图附下页)(图 14）。

**图 14**

基于知识产权保护及对周潜川医师和峨眉医学的尊重，本书部分配图做了防伪处理，替换为专属二维码。读者可通过扫描二维码访问人民卫生出版社图库，以查看正版图片。未经授权获取或传播图片内容均属侵权行为。

在风寒暑湿燥火六气统一观之皆是表是动，而动则指体性言之，表指用上言之。盖以六气为病，症状观之皆为外因，非寒即热耳。再从六气本位上观之，则风暑火三者为动，寒湿燥（燥因湿化故）三者为静。又从表里变道上观之，其不中于经，传变于腑，而系直伤于腑者则反为表，直中于臟者为里矣。夫六气之体性，既有动静，故其症候亦因之而有比量、性量、现量之分，凡本性动者多伤于阳，是为经症，与腑症统归类于表症而少伤于阴，外因六气者多属之，盖阴是里、是臟耳。又凡属于静者多伤于阴，统归类于里症，是为臟病而少伤于阳，内因七情者多属之，盖阳是腑、是表耳。又六气症候现像统属于寒热二者，而寒热二者又统属于风，故经云风为百邪之长者也。兹列表于左，以明六气症候之动静表里[1]（图 15）。

**图 15**

基于知识产权保护及对周潜川医师和峨眉医学的尊重，本书部分配图做了防伪处理，替换为专属二维码。读者可通过扫描二维码访问人民卫生出版社图库，以查看正版图片。未经授权获取或传播图片内容均属侵权行为。

---

1 刻录本三五页结。

喜怒哀乐忧思恐是曰七情，喜怒恐为动，哀乐忧思为静，故七情之为病，病腑者少，病臟者多也。若与六气相对观之，则六气为动，七情为静，盖以七情发乎阴而发为内因病，故静也。其症候现象概约有二：其发自本臟而又痼病于本臟者，是为里症；苟由里出表、由臟传腑者，则为表里皆病也。例如神经病之常笑者主心病也，其常哭泣者主肺病也，其常骂詈者主肝病也，其常恐惧者主肾病也，其常沉思者主脾病也。若殴人狂走、登高自噬、大小便失禁者，则外传出于阳腑而为并病矣。在治疗上有难易之别，大概出于表者易治，结于里者难医，表里皆病者尤难治也，虽属上工亦莫之为巧矣。至于外因六气由表传里，自三阳传入三阴，由动入静、由表传里而见七情之类似症者，亦为难治，而由里出表者则为可治也。盖由三阴出三阳，因得阳开之用，为顺道耳。若内因七情者，病结乎里，五阴之气相结拒阳于外，成为孤阴之局而为逆道，故谓之难治耳，兹列表（图16[1]）于后，以明其动静表里。又七情与五臟六腑及眼耳鼻舌口意（佛家“口”作“身”），互相因缘、表里为用而为六欲之门，又为根、苗、窍三才之用，观表可以知里，循里可以度表，相苗之茁形于外，知根之健运于内，察窍之通否，求根之化化，此望字诀之精义而为四诊之首也，故经云“望而知之谓之神”，要皆于事物有据、征验有由，岂玄说空论也哉[2]！

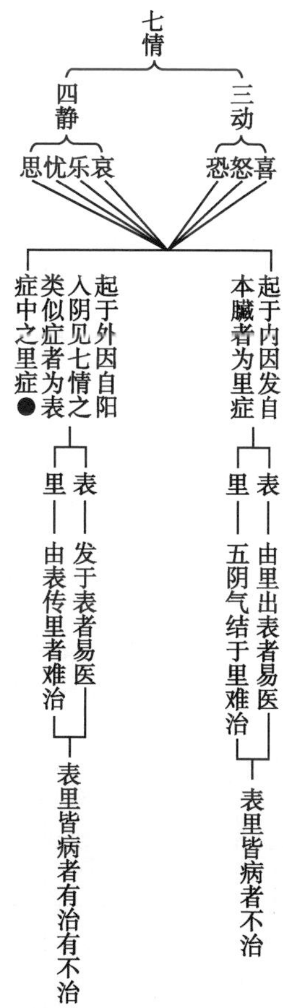


图16

1　图16：刻录本该图中“七情”下缺“之”字，当为刻工之误，据潜公校本加“之”字。

2　刻录本三六页结。

## 寅.

升降开合——此云四正四隅、五方五位、相因相显、九宫八卦、六合十方、来去迟速等等之为用也。

（图一）

四正图

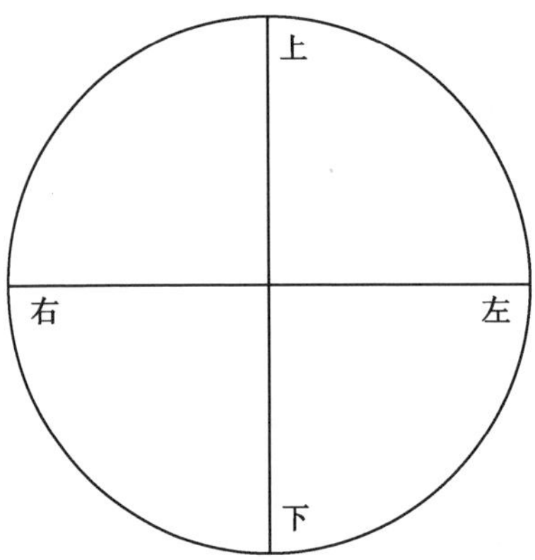


图 17

（图二）

四隅图

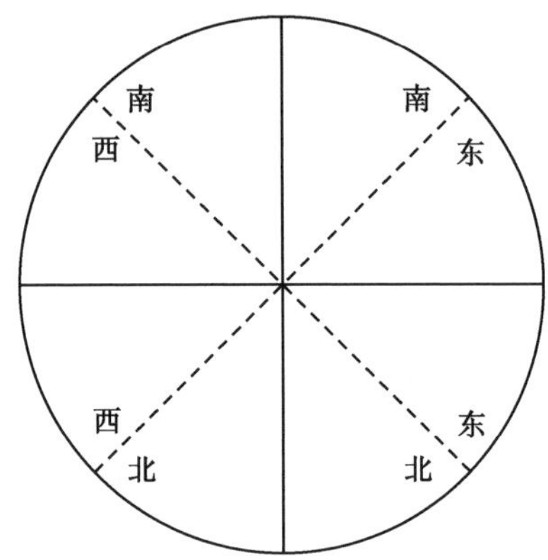


图 18

（图三）

五方五位图

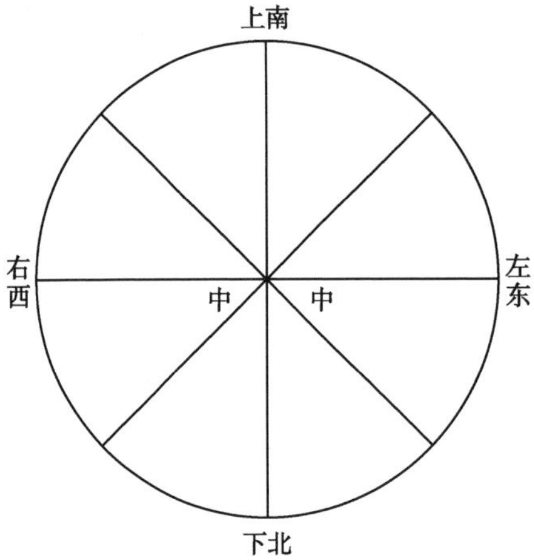


图 19

（图四）

升降开合图

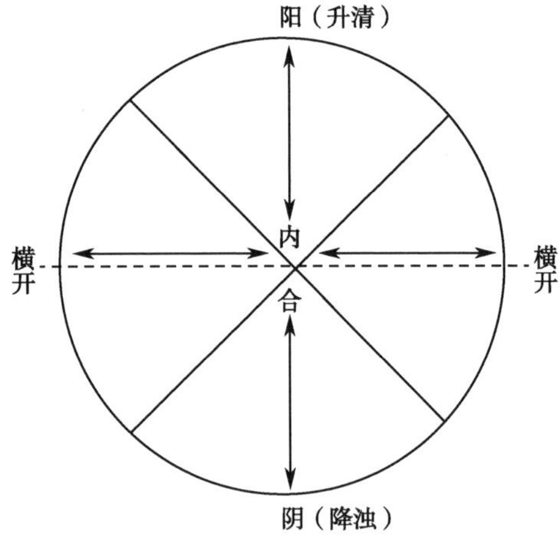


内合指四正四隅
相交之点

图 20

天地之阴阳与人身之阴阳相同，天地之升降开合与万物之升降开合亦无二无别。升降开合用于四正（见图一）（图 17）而示阴阳体相之妙有，用于四隅（见图二）（图 18）而显现缠行之有度，此观阴阳正隅之体用一如也。阴阳气机之体用本乎太极，而太极则生于“空”“无”，观夫未画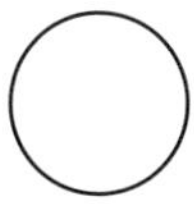之前本属空无一物，既画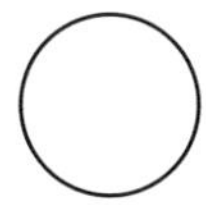之后遂有太极之像，又立有太极之名而更发生太极之用。试观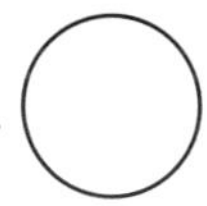中划分“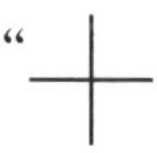”而不划分为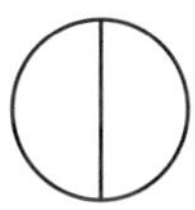或分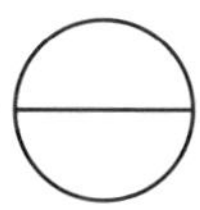者，盖以如此划[1]分则将太极剖分为二，互不联系，遂致阴阳分离，失去互相纽抱、循环无端之作用，故画“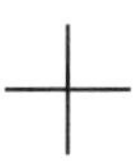”以使阴阳分明而观其化。所谓升降开合四者之作用也，即阳清上升，阴浊下降，阴居于左，阳居于右，上下左右四方分明，亦即东西南北因此而定位焉，而中央亦显现其不动之用也。四隅即东南、东北、西南、西北，不属于四正。若四正四隅之两个“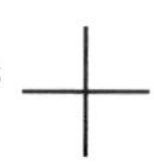”字重叠即显五方五位、八卦九宫、六合十方，以观阴阳合[2]离之全貌，可以概括无余，又观阴阳之大用亦可以无穷矣。若仅观四正四隅，则不能洞明阴阳开合升降之体用法象，故定五方五位，以上为南方而位离卦，下为北方而位坎卦，左为东方而位震卦，右为西方而位兑卦，“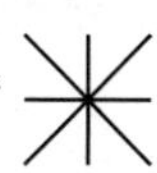”之交点则为中央，为先天坤位也，四正四隅之用皆从此出。在天地之法象言之名曰中道，在人之色身言之称为中宫，如左多右少，或右多左少，或上多下少，或上少下多，其用必变为盛衰矣，此就阴阳现量而为比

1 刻录本三七页结。

2 合：刻录本作“分”，当为刻工之误，据潜公校本改为“合”。

量之观也。是故定四正四隅及五方五位以求其“中道”，所谓“用上起用”“用上见体”者是也。换言之，观四正四隅方显现乎“中”之妙有，执“中”以求盛衰，始知乎“中”之妙用也，求中之法门如是而已，岂有他哉！

如何求中？中之大用何在乎？试观升降开合图，以图上之虚线为阴阳之半，观阴阳之升降，以此虚线为准，观阳之上升，超过此线则为有余，阳升不过此虚线则为阳不足。反观阴之下降，未逾此[1]虚线则为阴不足，逾此虚线则为阴有余也。盖阳之本性清轻而上升，经所谓“象天俯而在上也”；阴之本性重浊下降，经所谓“象地仰而在下也”。观此阴阳之有余不足，乃就阴阳多寡之比量以[2]观之也。

再从左右观之，阳从中央外发开出，适得中道，如偏向左或偏向右，遂发生偏盛。推之人身则左多为血分盛，右多为气分盛，均属病厄之征。故汗出者，有上下左右之分、有偏枯之别，中风瘫痪亦有上下左右之异也。合之作用与升降开三者相反，且有宾主之别。以左右横开为主，以上下升[3]降为宾，因上下升降只以合为关键也，而合与外开相对，以内合为主，以外开为宾，盖无合之体则无开之用耳。故开不能控制合，例如试以左手握成太极圈形，右手置笔管于其中，可以自由升降，如左手指圈内合，则笔管不能自由升降，故“合能控制升降”，为升降之锁钥，于此可见也。又如修持气功，升气太过欲令布满玉堂，则以回气六字真言收之，气降丹田欲令壮紧，则以送气六字真言壮之。按：人身带脉发开合之用而以之管制升降，然不能管开之用，盖开之气机发自黄庭也。从整个开合升降观之，开合作用统制升降，故纯粹升降[4]在合之控制下可以将先天后天之气分开，即真气下降或上升，后天之气仍可自由呼吸，经

[1] 刻录本“此”字下多“之”字，当为刻工之误，据潜公校本删减。

[2] 以：刻录本无“以”字，当为刻工之误，据潜公校本加“以”字。

[3] 升：刻录本作“开”，当为刻工之误，据潜公校本改为“升”。

[4] 刻录本三八页结。

云“天地其犹橐籥乎”，此之谓也。

再观内合作用，不仅左右，且及上下，盖四正四隅、五方五位、八卦九宫、六合十方均不离乎中央，天地之法象，如此可推而至于万物，由此可推九宫八卦、六合十方而观四正四隅化化之大用也。观人身之八卦位置，腹为坤，背为乾，头为离，足为坎，手为巽，胸为兑，中宫为艮，九窍为震。又有八脉，在坤腹者为任脉，在乾背者为督脉，在头者为二维（阳维、阴维），在脚者为二跷（阳跷、阴跷），在胸胁者为冲脉，在腰者为带脉，在九窍者八脉各有所主，为八脉吻合之处。在上者为手三阴、手三阳，在下者为足三阴、足三阳，而在手者统属于足，经所谓足经之别支也。又九窍为震雷用上之用，如八脉合而不开则雷不鸣，蛰不惊，九窍将闭而不通，或歪而又斜矣。又手为巽风，如与震雷分离则失其开开之用而风雷不应矣。例如人之跑路，其手必动，双手握固，其窍必张，身躯旋转，其手必舞也。

任督二脉为八脉中最重要之部，主管气机之升降，司河车大小周天之运行，医家仅知此二脉而不悉其他六脉之妙用，故医家滑伯仁氏竟以十二经合任督二脉称为十四经，此不知十二正[1]经与奇经八脉有所[2]差别也。

在炼气功夫言之，任督二脉之作用司主升降，一般初机炼气士皆言气机吐纳直升直降，有如“↕”形者，所谓子午之用以上下升降而言也，得调气吐纳之诀，失修脉气合一之传，故流弊滋多而不知气脉之升降有如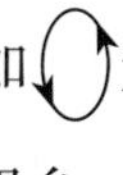形者，更不足以言大小周天、河车运行与五气归元之个中幽微境界矣。兹将人身八卦八脉之方位及气机升降运行之内景，绘图表以明之，有如左之图表[3]（表3）。

[1] 正：刻录本无“正”字，当为刻工之误，据潜公校本加“正”字。

[2] 刻录本“所”字下多“有”字，当为刻工之误，据潜公校本删减。

[3] 刻录本三九页结。

表 3

| 八脉 | 八卦 | 人身 |
| --- | --- | --- |
| 任脉 | 坤 | 腹 |
| 督脉 | 乾 | 背 |
| 二维（阳维阴维） | 离 | 头 |
| 二跷（阳跷阴跷） | 坎 | 脚 |
| 冲脉 | 兑 | 胸 |
| 八脉之吻合各有所主 | 震 | 九窍 |
| 任督二脉之外应 | 巽 | 手 |
| 带脉 | 艮 | 腰 |

内景大周天河车搬运示意图（气始于灵空一窍亦终归于此，图 21[1]），又在炼动功吐纳功[2]夫上观之，降气扣少商井，升气提耳根劲并扣涌泉井，使气升至泥丸降至涌泉，此亦调治任督二脉升降之用也。冲脉出入于下日月（即气街），其行经经道与乾背太阳经相对，男身仅能上行不能下走，而女身则能上至乳根又能下走胞中。男身于十六岁、女身于十四

图 21



[1] 图 21：刻录本该图中“永浆”“中肱”，当为刻工之误，据潜公校本改为“承浆”“肱中”。

[2] 刻录本“功”字下多“工”字，当为刻工之误，据潜公校本删减。

岁发身之际，皆必见乳根结核。又男子冲任二脉荣于唇口，故能生须，女身冲任二脉仅荣于乳，故无须而能哺乳。又妇人分娩后始有乳汁而月信无期，但于月经来潮之后乳汁即逐渐减少，此皆冲任之为用也。冲任二脉图如左[1]（图 22）。

坤腹正面平视图

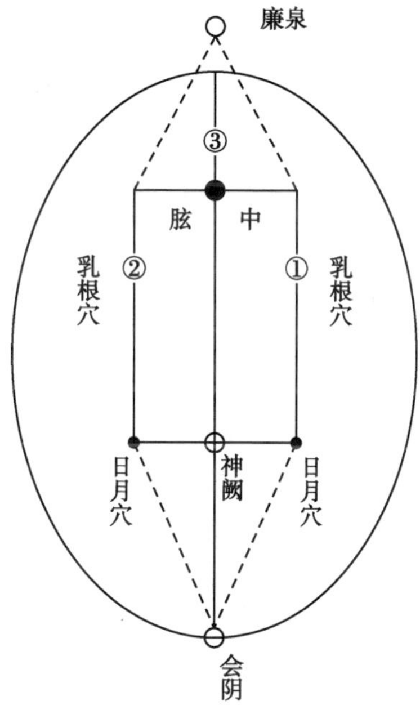


图 22

背为三阳所主，腹为三阴所主，脐之周围为腹，下为少腹。腹部为太阴所主，少腹为少阴所主，两胁为厥阴所主。心肾二者为手足少阴经，肺脾二者为手足太阴经，肝经及心包络为手足厥阴经，又肝属木而生风，故肝经经道能上至巅顶，而其他阴经均不上头也。凡坤卦所主者为足三阴，所谓足少阴肾、足太阴[2]脾、足厥阴肝也。巽卦所主者为手三阴，然三者皆统属于坤也，所谓手少阴心、手太阴[3]肺、手厥阴心包络也。兹将手足三阴所主列图表于后（图 23）。

在人身病厄观之，例如患者称其少腹痛，为足少阴病，其病在肾，当治其下，真武汤主之；如在脐周围疼，为足太阴病，其病在脾，当治其中，理中汤主之；又如在腹之上两胁胀疼，为足厥阴病，其病在肝，并为少阳胆气不舒，当和半表半里，小柴胡汤主之（图 24）。

---

1 刻录本四〇页结。

2 阴：刻录本作“阳”，当为刻工之误，据潜公校本改为“阴”。

3 阴：刻录本作“阳”，当为刻工之误，据潜公校本改为“阴”。

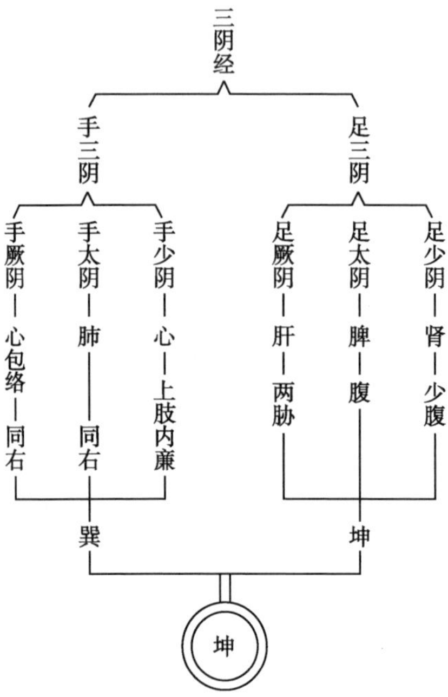


图 23

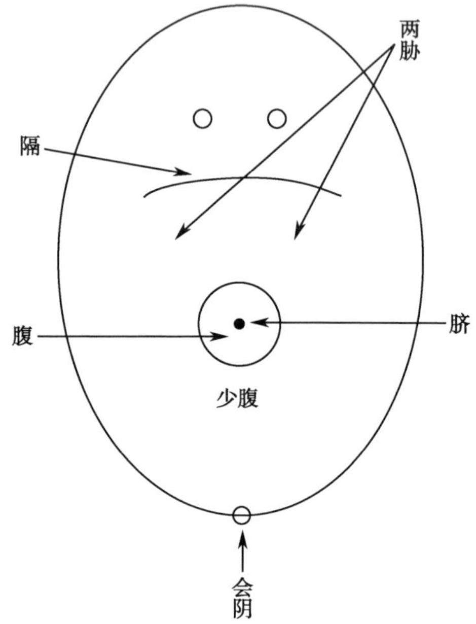


图 24

三阳之足太阳经循背挟脊，由头下走之足，足少阳经行身之两侧，足阳明经行身之前，与太少二阳经适为三角相位，经所谓二阳相会谓之阳明。又阳性清轻而居于上，故三阳经均自上下行，由头至脚也。阴性浊重而居于下，故自足上行入腹，贯膈上至舌本也。除厥阴肝经因得巽风之化，故能上升巅顶，余皆不能上头顶也。如头痛在后脑，即病在太阳经；如头两侧痛，其病在少阳经；如头痛在前额眉骨，其病在阳明经也。三阳经图如左[1]（图 25）。

二维脉之作用，即阴阳相交处为维脉，其根窍在足，所谓阴阳相交之处，即太极图内阴阳相会之点，如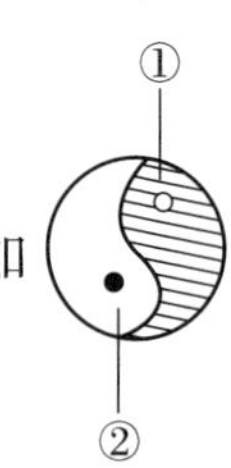

图中之①与②两点。又在

1　刻录本四一页结。

阴阳缠行度数上观之，整个周天为三百六十五度，所余之三点一四一六数即维脉之作用，其用纤微精细不可思议。又阴阳二维在三阴三阳亦各有相交之处，错纵复杂，亦有各个之维脉，用针法或导引术疗治之时，必须寻找两维之处，因阴阳气机有余不足均在维脉发生气结或气暴横，以致气机阻遏通塞为灾。例如怔忡症而言，因心为神明之宫，不可稍犯，又因心之子为土，故法当母病治子，单取阳明或兼取太阴也。

三阳经图

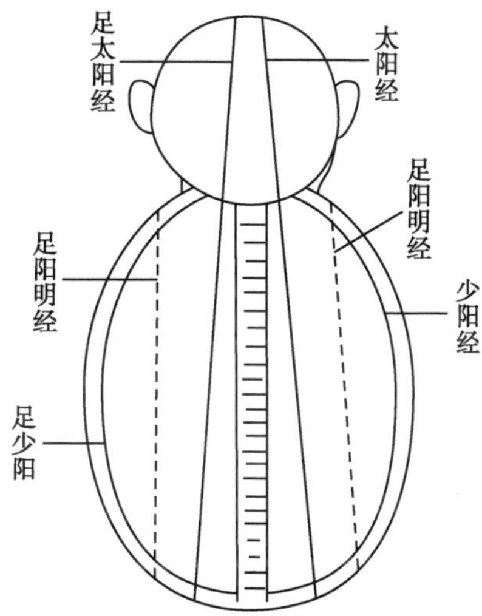


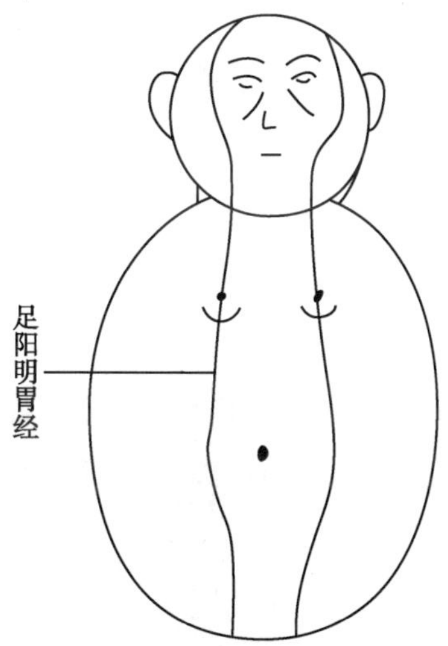


图 25

阳维脉起金门（足[1]太[2]阳），在足外踝之前微下循脚背外，肩胛[3]项侧上颈后，至入缺盆，复上肩井，上肩，上历阳白[4]、临泣，结风池，止于哑门，与督脉会交。

阴维起内踝之上筑宾穴，入腹，会期门，交任脉之天突，上廉泉。

二跷之根在足，阳跷在足中部之外缘，阴跷在足中部之内缘。足部少气少血，惟骨最多，为至阴之所。阴性主静，故足不及手灵活；又阴主骨力，故足较手力为大[5]。跷脉为阴中见

[1] 足：刻录本作“是”，当为刻工之误，据潜公校本改为“足”。
[2] 太：刻录本作“少”，当为刻工之误，综校诸稿改。
[3] 胛：刻录本作“脾”，当为刻工之误，据潜公校本改为“胛”。
[4] 白：刻录本无“白”字，当为刻工之误，据潜公校本加“白”字。
[5] 足较手力为大：刻录本作“足较手为力大”，当为刻工之误，据潜公校本改。

阳、阳中见阴之象，故起阴中见阳、阳中见阴之用。如跷脉不起，则涌泉穴不得上开而气仅能下降。例如在跏趺座中，脚转筋或麻木，可将一枝笔管插于跷脉之根，二三分钟即可恢复，或以踊动劲导引之，更神效矣。

跷脉在人身之作用名之为“阴中起阳”“阳中奠阴”，犹如桌椅具有四足，其中之一比其他三足短矮则必以等高之木块垫之，使其端稳，此木块之用名之曰跷，惟于阴阳之用上观之各有差别耳，跷脉之意义亦于此可见矣。

跷脉者，少阴[1]之别也，起于然谷之前，上内踝，直上循阴股，入阴器，再上循胸里，入缺盆，出人迎[2]之前，入頄[3]中，合太阳而上行。气并相还则为濡目，目气不荣则目不合。

阳跷起于外踝跟中，在然谷之前（误传为后）合三阳之脉，从胁循肩入颈项，属頄，属目内眦，合太阳[4]经，终于睛明。

阴跷起于跟中，亦少阴之别，自内踝行，上循阴股入阴器，上循胸里，上咽喉，交贯冲脉，上出人迎之前，入頄中，至目内眦睛明穴以会于太阳。

带脉与肾会自十四椎，起季胁一寸八分，经五枢，过章门、维道，共左右六穴。

冲脉起横骨气冲，夹脐左右各五分上行，共十一穴，男女不同。

冲脉性不下行仅能上行，如反而下行，男身病属走丹，女身病为崩症或为带下。如水虚则火炎于上，阳盛阴衰冲上头部则中大风。又如阴虚火旺，致水不滋木而木生火以自焚，更克乎脾土，遂变土崩山拆为死症矣。又观水虚则因金不生水，因水为金之子，故金之长生在申，而水中之金乃为真金也。此就后天五行子母生化及先天阴阳孕化言之耳，故

---

[1] 阴：刻录本作“阳”，当为刻工之误，据潜公校本改为“阴”。

[2] 刻录本四二页结。

[3] 頄（qiú）：颧骨。下文同。

[4] 阳：刻录本作“阴”，当为刻工之误，据潜公校本改为“阳”。

金失去子母之用，则因冲脉上冲阳明化火燥刑于金，金图自救，不遑生水，且招[1]子以趋援，遂令水更虚于下矣，故凡冲脉之病，在病征上是阳为病，而其源实属阴有病也。

冲脉与带脉相连，盖二者统出入于上、中、下三日月穴以此为总汇也。带主开合，冲主上升，为水中之金。以后天生化言之，兑金右行得离火之用而化水以归坎；以先天生化言之，则坎中一阳化乾阳之用，左行而化金以居于兑。又冲脉以带脉为锁钥，冲脉之为病又以带脉为关键，带脉失调，合多开少则阴多阳少，开多合少则阴少阳多。在修炼功夫言之，为失去河车搬运之轨律。在医道上言之，为肺有病，又因肺与大[2]肠庚金为表里，故见便血、咯血、喘哮、带下诸症，如变症及于脾胃，为子病及母，谓之土崩，如阴多水泛则反浮木而使肝受病，如阳多火炎则令心主受扰。如是变症反正观之，三反推之，可无余蕴也。

九窍为八脉吻合之处，如阳多阴少，九窍则病，其症为小便黄赤短少、头晕目花、耳鸣、齿浮、口干舌燥、五味不调；如阴多阳少，其症为目不明、耳闭、腹胀、鸡鸣泄、鼻闭、不思饮食、痞满、尿床、身重、短息等等症状。

六合源于四正四隅，以上下解剖观之也。从中央向左右引伸一平行线解剖观之，得四正的上下正位，四隅亦得上下正位。中线之上有三阳，曰少阳，曰太阳，曰阳明。中线之下有三阴，曰少阴，曰太阴，曰厥阴。由少阳化太阳，二阳相会方化为阳明。在数上为三之小用，厥阴生少阴[3]，少阴生太阴，观下图可解此意。苟从地天“泰卦”观之，则又为三阴在上、三阳在下，而为“厥”“少”“太”“少”“阳”“太”矣，厥阴则反在巽宫位上也。六气司天在泉之诀，即以此起用者也。如下图（图26）。

---

[1] 招：刻录本作“拓”，当为刻工之误，据潜公校本改为“招”。

[2] 大：刻录本作“太”，当为刻工之误，据潜公校本改为“大”。

[3] 刻录本四三页结。

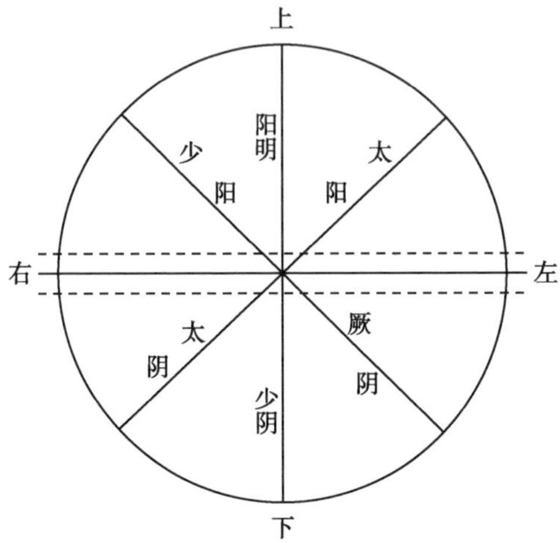


图 26

阴阳自为牝牡生化之象，即为六合之作用，从少阳化太阳，再化阳明，从厥阴化少阴，再化太阴，观天地阴阳多寡之变化，推诸于人之色身，其六合之用亦复如是也。观夫人感受外因之病，三阳之传变先起自太阳者，盖以太阳开于极表，故易中六气之邪而为外因之病。又太阳传于少阳，少阳者，三阳之祖气也，二阳相会传于阳明，此经所谓三阳自为牝牡生化之作用与传变之顺道也。三阳如此，三阴亦复如是，即太阴先受病而传少阴，再传于厥阴。从六合观之，三阴自为牝牡与传变次第亦顺道也。按：医家所宗之《内经》及《伤寒论》皆曰“一日太阳受之，二日阳明受之，三日少阳受之”，此误于三阳生化之本而讹其传变次第也，亦因年代湮远，经文错简[1]，有以致之，此不可不知，而当据内景功法之传，予以订政者也。又按：三阴传变之文曰“四日太阴受之，五日少阴受之，六日厥阴受之”，其经文尚未讹误。又试检读《素问》及《伤寒论》经文，亦有抵触，例如太阳受之之下，《素问》无“背”字；又少阳受之之下，《素问》作“少阳主胆”，而《甲乙经》则作“主骨”；又如“三阳皆受病而未入于腑”，《素问》则为“三阳经络皆受病而未入于臟”，

[1] 错简：刻录本作“简错”，当为刻工之误，据潜公校本改为“错简”。

皆互有讹误者也。诸如此类，不胜枚举，苟能执经义以求之，不难辨之矣。其顺道之观有如左图（图 27）。

顺道统以六合观之，总名之为常，与此相对者，则为逆道，名曰非常。例如太阳受病，迳传于厥阴或少阴，抑或太阴者，此种现症为不循阴阳传变之经常，故称之为非常也，可以下图解之（图 28）。

**人身六合**
**常道图**

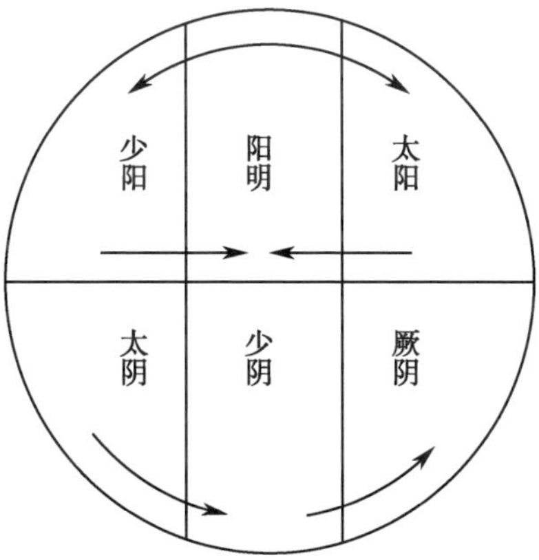


**图 27**

**人身六合**
**非常道图**

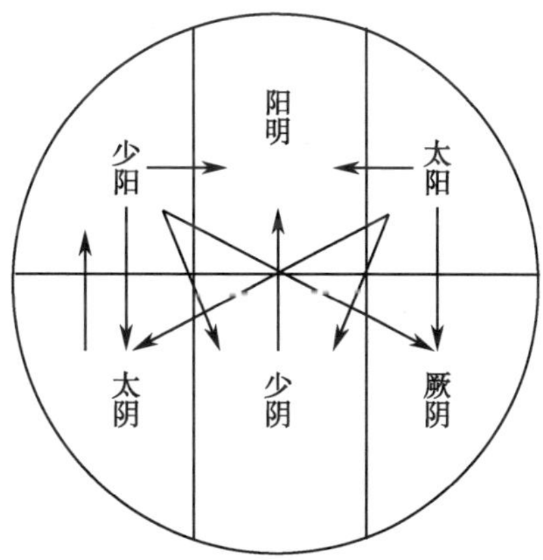


**图 28**

三阳得病可直接传于三阴，三阴得病亦可直接传于三阳，唯由三阴经七日来复[1]，再传于阳明者则不再传。亦有经十四日者，因阳明为阳之极，阳旺则阴衰，三阴皆受其病而皆化阳，阳之极则独盛于阳明，而南明离火之宫变为亢阳，火焦之下无余类矣。故仲景《伤寒论》谓“七日再传阳明则不再传”是为险症也，故立承气汤急下之法，所以“驱阳救阴”耳。又阳开于表，易受六气外因之病；阴静守于里，易得七情内因之症。是故由六气[2]内传者，以三阳为本、三阴为标，而由七情外溢者，以三阴为本、三阳为标，此就内外因而言其本标之常也。苟能知其常，

[1] 刻录本四四页结。

[2] 由六气：刻录本无“由六气”字样，参考戊、庚两分样式补录。

则能知其非常，而明内外之因缘、本标之变易，以为重轻先后缓急取舍之诀矣，可以左图表之（附下页）(图 29)：

六气七情

上下内外相感图

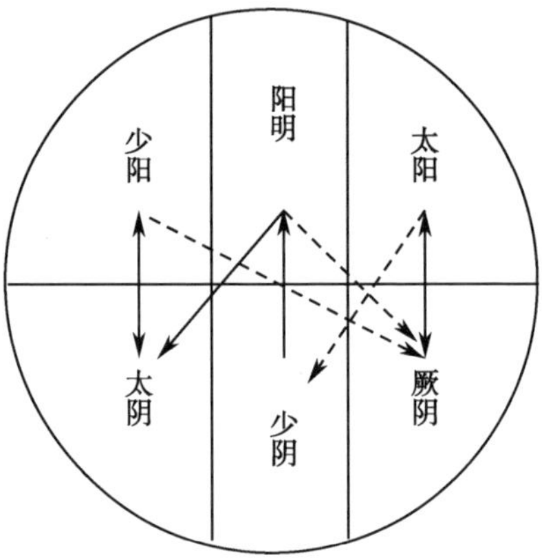


图 29

例如疟疾本为手少阳胰腑与足太阴病，其根在脾，故能食而无味，胃纳而不化，然观其寒热往来现少阳病征者，以太阴与少[1]阳之气动静相循、表里相因，两手少阳统属于足少阳，故并病于胰胆二经也。又阴阳相争，胜负进退，故阳胜则现热，阴胜则现寒耳。洞明此理，则于治法当以脾为本，而以少阳为标也，医者常云"无食不成疟"，故疟疾善后必须健脾，亦得经旨者也。

又如三阴三阳均病，再传阳明则舌苔黑而生芒刺，口干、身热、谵语、神昏、烦满、耳聋、囊缩而厥、水浆不入、循衣摸床，此为难治之症。盖阳明者，十二经之长，后天生化之母也，其气血两盛，病亦俱盛，而阳盛于阴，阴则竭绝矣，故立三承气汤急下之诀，所以驱阳救阴也。

又如外因症一日太阳受之，厥阴或少阴亦可同受之，而致心烦者，

[1] 少：刻录本作"太"，当为刻工之误，据潜公校本改为"少"。

则法又当以太阳症为本，以厥、少为标，而酌加栀子、黄芩[1]、黄连以治之也。

复次八卦定位本乎四正四隅，又取子午卯酉四时之正，以配坎离震兑，以显四正之大用也[2]。又八卦因中之作用，可变为九宫及十二宫辰，与化三百六十五周天缠行之度数，以显阴阳钮[3]抱、循环无端之妙用而括妙有之全。

九宫以中为用，亦即以五数而涵一九三七与二四六八为用也，经云"一为数之始，九为数之终"，故一五九为一体也，又三五七亦为一体也[4]。故经又云"冠九履一，左三右七，二四为肩，六八为足"也，皆以为用神而宏[5]两仪化四象、四象化八卦、八卦化九宫、九宫化十二宫辰，以显数之为用也，而无论数之如何变动，皆不能离一五九与三五七之为用。见下图（图30[6]）:

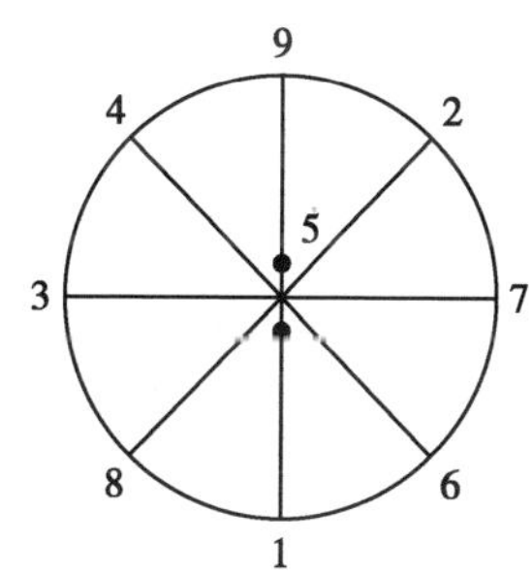

图30

由奇数之小用而化化为偶数以孕阳生，以显二四为肩，六八为足，则四隅四正反正之妙臻诸万有矣。

又十方之义在数学上有"零"而无"十"，仅有零一二三四五六七八九，亦即〇 〡 〢 〣 〤 〥 〦 〧 〨 〩[7]（即0123456789），我国数学以"十"为满数，无所不包、无所弗容[8]，经云"十方法界"，所以显数之大用，变

---

1 芩：刻录本作"芹"，当为刻工之误，据潜公校本改为"芩"。

2 刻录本四五页结。

3 钮：同"纽"。

4 刻录本"也"字后多"两仪化四象，四象化八卦，八卦化九宫，九宫化十二宫辰，以显数之为用也，而"，当为刻工之误，据潜公校本删减。

5 刻录本"宏"字后缺"两仪化四象、四象化八卦、八卦化九宫、九宫化十二宫辰，以显数之为用也，而"，当为刻工之误，据潜公校本增加。

6 图30：刻录本该图中"2、6、8"书写位置有误，当为刻工之误，据潜公校本校正。

7 〇 〡 〢 〣 〤 〥 〦 〧 〨 〩：苏州码子，诞生于南宋，兴盛于明清，是与苏州的工商业中心地位相伴兴起的一套记账系统。这套记账系统的应用并不局限于江南，而是随着经贸活动传播全国，因而其名称除了最早的"苏州码子"，还有草码、花码、番仔码、商码、柴爿字等十余种叫法。苏州码子创制的灵感来自于古代中国计数工具算筹。

8 容：刻录本作"客"，当为刻工之误，据潜公校本改。

易无穷之义也。

从阴阳用上观升降开合，有四正四隅、五方五位、六合、八卦、九宫、十方、十二宫之用，而其用上起用则以“五”为中，盖“五”既能包括一二三四，又能化生六七八九也，故为中央，得和合之道，是以主开主合，显升显降，能宏表里之用而生四正四隅，以至化化八卦九宫十方十二宫，凡得其偏者则各化为五行之精。

“五”为数之中，包括一二三四，例如“五”以“”“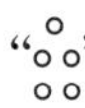”“”表之，即“一”与“四”或“二”与“三”为“五”。又“一”与“五”为“六”(即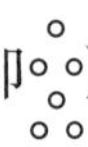)，或“二”与“五”为“七”(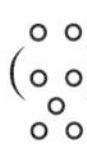)，或“三”与“五”为“八”(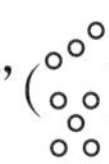)，或“四”与“五”为“九”(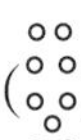)。如此类推，以至百千万亿，观其所由皆莫离乎“五”，是故丹经炼气修脉皆云三五归一，用药炮制与升炼修治膏丹丸散，皆云一三五七九次第以示大还小还，而以五为和合中道也。

## 卯.

周天缠度运行——此云来去、上下、迟速、有余不足、盈亏消长、春生夏荣秋收冬藏也。凡天地阴阳法象皆属之，人身五臟六腑与十二经、奇经八脉亦属之。

### 一、阴阳周天缠度运行之体用观[1]

下图总括阴阳体用观之理论，从阴阳体上观之“正中不动”，无二无三等数，然此非观“空空”之义，乃观“一”之真正也，又从用上观之，则又有百千之变矣。“正中不动”是真[2]一之体用观，正中者阴阳之体位，不动者阴阳之大用也。因观其正中，故知有偏倚，因观其不动，故知有大动。正中偏倚，静止大动，息息相因，反正相对，是以“中而正正，

[1] 刻录本无此小节标题，综校诸本并参后文内容，为方便阅读，于此添加小节标题，拟为“阴阳周天缠度之体用观”。

[2] 刻录本四六页结。

虽偏不偏”“中而动动，虽动不动”，此之谓一其道也。苟失其道，则因偏倚故有盛衰。苟大动而失静守，则天地为灾怪，人身为疾病矣。观夫炼气之士岔气走火入魔，所生一切动触，虽有手舞足蹈、大翻跟斗种种分别，而其规律则皆一致，据吾人亲眼经历所及可为印证也。兹以下图表解释之[1]（图 31）。

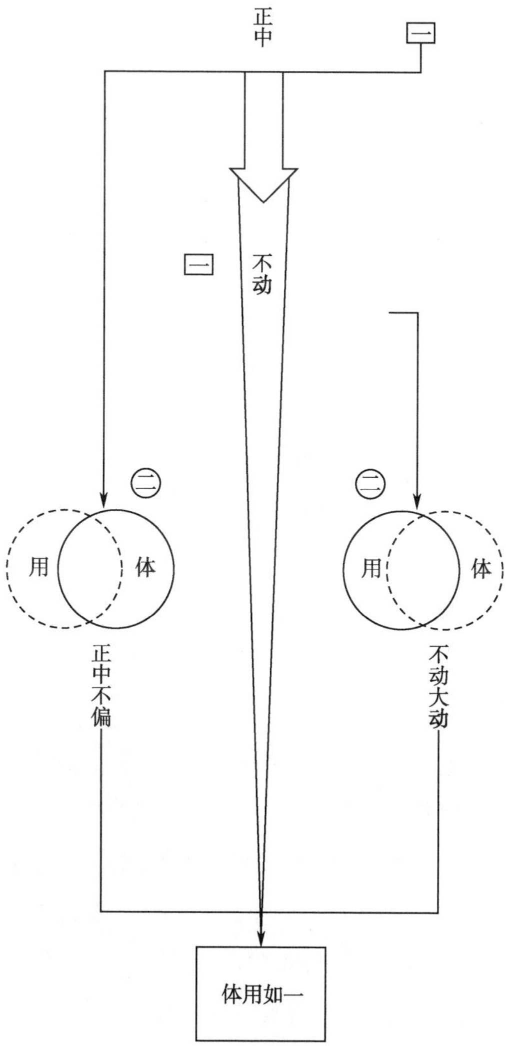


**图 31**

[1] 刻录本四七页结。

坎（☵）中之“—”上升，自左而右行，超过中线卯酉正位，从阳观之则为来，是为少阳；从阴观之则为去，是为老阴；从子午正位观之则为负阴而上之缠行；在坎离上观之则为以水济火，越过子卯午三宫，上左正位而进入午酉子三宫，右下正位则为抱阳而下之缠行，为阳潜于阴，此言阳之本性右循而之左也。反之阴之本性自左循而之右，亦复如是也（图上虚线表示过去，实线表示实来）。又来去之作用在四正上观之，均以阴阳本位而论观，盖各以其本位而有差别耳。来去相对，降极则升，升极则降，上下左右（即子午卯酉）皆以正中为标准而定来去者也。再从如环无端之升降观之，自阳极化阴而论，则阳以为去，而阴则反观之为来，反之阴极化阳亦复如是也。又来去缠行必须循乎正中，以正中定其宾主本位，而以本位为观之起点也。炼气修脉，经论所谓之上下升降、左右来去、吐纳开合，又候诊色脉、明晦、浮沉、修治药物、水火炉鼎等等法理，皆源乎此也（图 32）。

**图 32**



阴阳来去在四正上所由之径路称之为缠道，其来去之迟速则依四隅而定其度数，名之曰缠度。按：周天缠度共三百六十五度而有奇，故观迟速必须以四隅为标准，所以数纪其度也。在四正之缠道上仅足以观阴阳之升降开合，所以定来去之正位也。例如从阴极化阳言之，由降到升在四正缠道上以观其来去之常轨，在四隅缠道上则定其迟速之常度。如是观之，则可见阳之上升为先迟后速，亦即阳于初升之时阴多阳微，故在缠道上之行度迟，是为少阳与太阴之用，经所谓阳初之气，阴则末之气[1]也；越过

[1] 之气：刻录本作“克”，当为刻工之误，据潜公校本改为“之气”。

子卯二间正隅之线，则阳多而阴少，故阳在缠道上行度速，是为太阳与厥阴之用，经所谓阳中之气，阴则行经尽也。盖此时阳性清轻上升而又阳多阴少，故在阳分则发生速之作用也。又观越过子午卯酉四正线中，而循行于丑寅辰巳未申戌亥宫位时，则又变化四隅之用，具阴阳、先后天八卦、九宫、反正奇偶爻变之妙用矣。从阳观之，阴之速即阳之迟，故迟速之观，各因其主宾而有反正顺逆之分别也。例如行到巳午，阳已到阳明火候，阴则成为厥阴，阳极盛而阴极少，故以阴观阳在缠道上之进行也速，反之以阳观阴则其行也迟，而此阳之行度则又为真速也。以上所述，均为阴阳反正之观、顺逆之道，阳极化阴、阴极化阳之度与此相同，所不同者，惟阴左出而右入，阳则右出左入耳。丹家求证于内景修脉炼气，调苍龙白虎之气脉，治病用药立左肝右肺之大法，咸出于此也。凡会内景功夫者，皆能心领神会而知此说非玄玄之谈，李时珍之《奇经八脉考[1]》赞叹丹家气脉经络优胜于医家，盛颂张紫阳之言不谬，良有以也[2]。

阴阳之本性，阳清轻上升，阴浊重下降，升降之道既非直升又非直降，乃循缠道而行，盖以四正为体、四隅为用耳，兹以下图表示其升降之轨道迹象（图 33）。

**图 33**

基于知识产权保护及对周潜川医师和峨眉医学的尊重，本书部分配图做了防伪处理，替换为专属二维码。读者可通过扫描二维码访问人民卫生出版社图库，以查看正版图片。未经授权获取或传播图片内容均属侵权行为。

因依乎四隅宫位之度数，则发生性量、现量迟速之用，亦即升降来去有迟速之分也。又因依乎四正宫位之固定，则发生性量、比量盛衰多寡之

[1] 考：刻录本作“者”，当为刻工之误，据潜公校本改为“考”。

[2] 刻录本四八页结。

用也。又此盛衰多寡、来去迟速、升降开合，皆相因相缘而起相对之用者也，是故四正四隅之用当作如是观。

天地阴阳依乎中正，中正则无偏倚，无偏倚则阴阳得其平，得其平则能如如不动，故中正之道即不动之道也。又因其不动，故能大动，盖因其本性言其本位不动，而言其能则化生所能。阳动而阴静，以动激静，以静制动，动静相因，水火相推，故生能所大用也。又因其不动即无消长生灭，而因其大动故反能显生长消灭也。又不动之迹象是阴阳归一之境界，然又是二，切勿执着为一以看之，更莫作真空参悟也。盖观阴阳先天之性体为一，观阴阳后天之启用为二耳，故由体生用，为一生二，变化万有也。又观阴阳互孕，阳“⚊”生二四六八，阴“⚋”含三五七九，易变无穷也。又在用上观阴阳各有宾主，例如同为一个运行，在阳之主位上观之，则与在阴之主位上观之不同，拟譬之于人事亦然。例如某甲为某乙之父，而某乙之子丙则称之为祖父，因此某甲对某乙则为父，对某乙之子丙则为祖父，虽为一人而因其用之所在，名之安立遂有不同，盖在主宾上以观其异同耳。是故观乎天地阴阳，苟不得中道，偏阳则生动，偏阴则死静，阴阳各有偏盛动静，即失平衡，阴盛则阳衰，阳盛则阴虚，遂不能起回环纽抱之用，更不能有周而复始之运行，故在天地法象言之，必须求中道也。依缘气象候之，则以二分二至为其中正也。人身气脉亦须依乎中正，整个升降开合，带脉为之关键，经云“其犹橐籥乎”，即指灵空一窍而外发于带脉言之者也。人身之气机所以能发生阴阳之作用者，以在两肾之间、神阙之内、小肠之下[1]、膀胱之上[2]有灵空一窍，又名之曰黄庭，是为人之正中，乃先天真气发源之处所也。炼气家观黄庭之体用，下手功法先以吐纳导引之术，以导气归元而观玄牝之妙，洞悉阴阳气机之启闭开合，证得阳开则阴合，阴启则阳闭，从阳之性以升，利阴之性以降，如此参修循乎九次第，可以祛病延[3]年，可以长生久视，可以入道

1 下：刻录本作“上”，当为刻工之误，据潜公校本改为“下”。

2 上：刻录本作“下”，当为刻工之误，据潜公校本改为“上”。

3 刻录本四九页结。

登仙矣。又能如是参修，功力深厚，在色身上实际证得阴阳臟腑之用，推之于医道，始谓之神工，此丹家医法之所由立，而有别乎常医者也。

观阴阳之升降来去迟速，以比量法门而量定其多少，多为有余，少为不足。因观阴多阳少则知阴之本性，必现迟之作用；观阳多阴少则知阳之本性，必生速之作用。二者皆失中道，故发生有余及不足之现象，谓之非常，如在经常缠度上循轨运行而无太多太少之偏，始有盈亏消长正经常道之作用，有如左图（图 34）。

**图 34**



了知上义，如不得正中常道，阴阳必发生灾怪，在天地法象上观之，则有飞孛走彗[1]、旱潦冰雹、玄霜虹霓等的灾怪，如天地阴阳相疑则战，必发生地震、非时寒暑等等灾怪也。推之于人身，如阴阳有余抑或不足，亦发生阴阳相战、退进往来，必致寒热往来之症，其寒盛者即阴胜阳而为寒战，其热甚者即阳胜阴而为谵语，概括言之约有五种病征：一曰寒多热少，为阴盛阳虚；二曰热多寒少，为阳盛阴虚；三曰寒热兼半，为阴阳两盛；四曰单寒不热，为阴太过而阳不足，盛之极则为阳厥矣；五曰单热不寒，为阳太过而阴不足，盛之极则为阴厥矣。此五种病症各个不同，变易多端，其轻重传变之情随昼夜十二时辰，因缘阳六时、阴六时而有盛衰，例如单寒不热为阴太盛而阳太虚，自寅至巳午最觉清宁，午未之间次之，由未至申酉则转变而为寒初生，至戌亥则寒极矣。既过

[1] 飞孛走彗：刻录本作“飞素走慧”，当为刻工之误，据潜公校本改为“飞孛走彗”。

子时，则寒冷稍舒，盖阳生于子正而阴衰于子末也。又如阳旺阴虚者，从卯至巳午之间最感不适，以其人阳气盛而适当阳时故也。然自午至未，渐觉舒服，一临戌亥最为安泰，盖阴生于午正而阳衰于午末也。以上所论皆观人身病厄阴阳之盛衰，因缘于天地阴阳而为盛衰消长者也。五臟六腑、三阴三阳盛衰之变，准此推之，不难三反得之矣。

## 二、阴阳升降度数[1]

沉水入火，自取灭亡，自然之道静，故天地万物生，天地之道浸，故阴阳胜，阴阳相推而变化顺，此《阴符经》论顺道之旨谛也。水宜升、火宜降，此《黄庭内景经》与《内景元宗经》论逆道之密义也。自然之道静属诸先天，天地之道浸属诸后天，此丹经言动静相对之大用，皆循自然规律以反正观其发展也。性命之道以自然得之，身静而得药谓之炼阴也，心静而养火谓之炼阳也，身心交会则有无相应，阴阳定一，坎离相合，水火既济，炼精化气，与神合一，谓之性命双修也，此丹家修炼功夫小乘之初阶也。苟能水火既济、上下适中、盈亏消长皆循缠度，则能与[2]天地合其德、日月合其明，故人之色身虽顺天地阴阳之盈虚以为盈虚，然得其中正，得遂其长生久视之用也。医药之用，悉依此而立补偏救弊之法诀，故医药之为功只及十之半，而内养之功则居十之半，此丹家于药饵服食与内景功法二者为连锁之观也。

观天地阴阳之用，知阴阳之气化于天地，地中阳而天中阴，地为嘘而天为吸则为春夏，阴为嘘而阳为吸则为秋冬，以其阴阳相推而变化顺。相推者，以阴投阳，以精合神而气相通，则天地定位，山泽通气，雷风相搏，水火不相射而变化都顺。

顺也者，“地天泰”而水火既济也。不相顺者，沉水入火不相推也，其性各极其极，是为“天地否”矣，此经论春生夏荣秋收冬藏、四象生灭、天地人灾怪之所由也[3]。

---

[1] 刻录本五〇页结。

[2] 与：刻录本无“与”字，当为刻工之误，据潜公校本加“与”字。

[3] 刻录本五一页结。

阴阳升降度数图（图 35[1]）

**图 35**

基于知识产权保护及对周潜川医师和峨眉医学的尊重，本书部分配图做了防伪处理，替换为专属二维码。读者可通过扫描二维码访问人民卫生出版社图库，以查看正版图片。未经授权获取或传播图片内容均属侵权行为。

在阴阳用上观周天缠度共有六图，已讲其五：一、四正图；二、四隅图；三、五方五位图；四、升降开合图；五、阴阳来去缠行图。兹论阴阳升降度数图（图 35）。前四图尚易了解，惟后二图包括《阴阳大论》体用之全，为丹家修炼内景、气机吐纳、脉道止观，与乎施用药物、审辨虚实、定夺表里，皆以此为标准，以后从学诸子读阅诸家著述，均可本此两图理论以辨其说之邪正也。凡上所讲，皆余依止上师传授与多年阅藏所得，再加融会，授予诸子，希详加参悟，期得此中三昧，成就“上工”，宏扬丹家法脉，而作个真实为人民服务之标准医生也，亦即丹家自利利他、大悲大愿、笃实行持者，特为嘱咐，勿负我望，并为诸子跂而祝之。

（1）观阴阳本性——阳之初“复”，从子位子时向右而上升，负阴而上，是为阴从于阳也，为阴中之阳发动也，为阳之顺道，而为阴之逆道也。阴之成“姤”，从午时午位向左而下降，抱阳而下，是为阳从于阴也，为阳中[2]之阴发动也，为阳之逆道，而为阴之顺道也。阴阳顺逆之道依其体用而观其不同，从左观阳为逆道，从右观阳则反为顺道；从左观阴为顺道，从右观阴则反为逆道。从阳观阳为动为升，从阴观阴为静为降，是故顺逆之分，依乎阳能负阴，阴能抱阳，而为“体用”“能所”之

[1] 图 35：刻录本该图中“天吸”“地嘘”“阴嘘”“阳吸”书写位置有误，据潜公校本校正。午时对应“阴中之阳”，当为刻工之误，据图义改为“阳中之阴”。

[2] 中：刻录本无“中”字，当为刻工之误，据潜公校本加“中”字。

二面观，观其异同而已，同而非异，异而非同，不同中同，不异中异[1]，异其所以异，同其所以同，同即是同，异即是异，异无定异，异即是同，同无定同，同即是异，知同不同，知异不异，名曰玄同，天地之根，如是观法，始达妙音。苟能观此妙徼，则顺逆百变洞若观火矣。试观先天真阳孕于阴中，即坎“☵”中之“⚊”也；先天真阴孕于阳中，即离“☲”中之“⚋”也。因后天壬水与先天丁火和合而化气，气化则升，谓之取坎填离，惟丁火不能克化先天癸水，俟阳升极则衰之时，于是先天癸水发真阴之用，抱阳而下降，与后天之壬水汇合，谓之潜阳于阴，此经所谓坎离相交、水火既济也。然癸水亦不能克化丁火，是故火虽居于水，潜而勿用，而顺应天地阴阳之升降，与之相应，故于子正则阳渐生而一阳初动，寅卯之交则阳大开而负阴上升，如此循环，动静相因，周而复始，莫知其纪，谓之周天河车运行也。

阳以升开为用，故有两个“升极则开”，阴以降为用，占亥子丑三位三时，在九宫言之，仅子位为生门，盖以阴性本静，静者生之机耳。是以阴多阳少，而阴主姤孕，故地嘘天吸则为春生夏荣也；阳多阴少，阳主长灭，故阴嘘阳吸则为秋收冬藏也。

（2）观天道及地道——天为阳，主动主灭，无形无象，清轻上浮，变而无穷；地为阴，主静主生，有形有质，重浊下降，变而无变。天地之道秉乎自然之规律，刹那变易，生化发展，妙有而无穷尽，妙无而非边际，然皆统摄于阴阳也。天虽为阳而涵于阴，地虽为阴而孕有阳，阴阳相求，正负相因，如环无端，周而复始，莫知其纪，亘劫无穷也。又地嘘天吸者，地启而天闭也，因地中之阳成气化之用，化质为气，气则为阳，故上应于天，天遂吸之，又阳性上而开于外，故能吸而感于阴，阴性下而静守于内，故能嘘而感于阳也。试观地气上升，在天为云，下降为雨，然后又化气上升，互相嘘吸而成天地之法象，施云雨之用化，显春夏之生荣也。又春主生发，夏主荣茂者，以[2]阴极而天嘘，是时阳少

---

1　刻录本五二页结。

2　以：以刻录本无“以”字，当为刻工之误，据潜公校本加“以”字。

而阴多，一嘘一吸乃见多寡之情状、有余不足之比量也。又反观阳极而天吸，则阴少而阳多，阳主灭阴主生，故为秋收冬藏也，亦观乎天中阴、地中阳，阴嘘阳吸之用也。

阴中有阳谓之真火，此阳能化后天有形有质之阴而成初中末之气，惟此气又非纯阳也。天为纯阳，同性相斥，异性相求，故起风云雪雨冰雹，此天地阴阳相斥相求之作用也。又因阴阳有不足及有余之多寡比量，故有盈亏消长之法象，盈亏消长谓之四象，循环生变于阴阳两仪者也。盈与亏相对，消与长相对，不足与有余相对，名曰常道。故在天地法象而以四时观之，有二分二至，春生夏荣秋收冬藏也，如是循环不已，盈亏相应，生灭不息，乃自然之道，经所谓[1]“道法自然”者是也。

与常道相对者名曰非常，乃天地之灾怪，人身之疾厄也。在天道观之，为彗星孛星星陨、日蚀月蚀、狂风暴雨、虹霓霰雹。在地道观之，为海啸山崩、井竭河枯、地震旱潦。在人则为四百四病，疾苦丛生，有可治与不可治之分。在修炼家则为走火入魔，形神俱灭也。凡此种种灾怪，皆以非常观之，常与非常当作如是观，以推万变，义无余蕴矣。

复次盈亏消长四象在人身观之为生老病死，亦即人身之四象也。因人之色身乃形生之一，故各有金木水火土五行之作用，与春夏秋冬长夏二十四候互为因缘果，经所谓“用上起用，分而不分，合而不合”，皆统摄于生灭法门者也。丹道家之无上清静境界，佛陀之究竟寂灭境界，乃超出三界，不生不灭，名为真空，亦即观自然之道，以证真空妙有者也。若观天地之道，则为阴阳两有，是为后天，乃天地之名象也。据教理观之，自然之道假名之曰性，天地之道假名之曰命，性命二者在体用上分而不分，如影之随形也。兹以水与波喻之，性如止水，投之以石则起波浪，大投则大动，小投则小动，此能动与所起波浪者，为先天自然之静道，亦即水性之能与所[2]也。

---

1 刻录本五三页结。

2 能：刻录本多“能”字，当为刻工之误，据潜公校本删减。

又例如风视之不见、捕之弗着，为虚空之象，但因缘之则显动。观舟帆之用，障风则帆舟两动，因有帆之相缘，故风始得发其能所之用也。在虚空中本无动象，因物之性而动，此先天之观也，亦阴阳之本性也。若在后天观之，天地之道则属有部矣。例如桌上之“大前门牌香烟”，若无此六字，则吾人不名其为“大前门牌香烟”，此经所谓“心随境转”也。从先天本体观之，则属无部；从后天阴阳法象观之，则属有部；在大乘观之，此“有”此“无”皆在有部，仍属生灭法中非真空无生上谛也。

丹家修持根据此理，谓之性命双修，从自然上证道，从后天返先天，从有为入无为，从动返静，身心相合。在性功上则能静定得以归真矣，在命功上色身则成大药，能采大药则因进阳火退阴符而得纯阳矣。此经所谓心肾相交、坎离相填、水火既济、降龙伏虎等等法门也，足令色身得长生住世，证得无上菩提，亦即性命双修，从小乘以跻大乘次第行持之义也。

（3）观人身之病厄——震宫“☳”起用在左，而气开于寅，始乎肺金，盖以金成木也。当春雷发动，化阴中之阳为少阳、太阳以至阳明，达于阳极之时，升至午时午位阴阳相交，则又阳极化阴，为少阴、太阴以至厥阴矣。雷动春到，春气属东方乙木而开于寅，寅为花果之木，故草木[1]萌芽，至夏则荣，至秋则收，至冬则藏，一年四季，暑往寒来，水火相推，循环不已，周而复始，故四时之病，亦因缘气化之常变，而有时行感染气机相应，经所谓三因病理，六经传变也。是故春宜治肝，夏宜治心，秋宜治肺，冬宜治肾，四时治脾，治法当分虚实、表里、子母、上下左右交叉。用药则分平泻补润，春当平肝，夏当泻火，秋当润金，冬当壮水，此四时病症治法之大纲与四时摄生服饵之常法也。又从五臟可观六腑，臟腑互为表里，治臟即所以理腑，治腑即所以护臟也。例如润肺即所以润大肠，盖肺与大肠互为表里耳，其余胜义可三反推之矣。

---

[1] 刻录本五四页结。

复次子午定位从左右以观人身疾厄。例如右臂寒痛，其病状虽现在手少阴之经，然病之源则属诸厥阴肝木，盖木为火之母，母病及子，法当治母，故治肝木也。又木气循左缠行，故法当右病而左治之也。了知上义，故不足之症，痛在右者易治，在左者难医也。又如阴有余阳不足是为阴症，其病征微痛而不肿红，治之不易；如为阳症，又红又肿又疼，则治之匪艰也。

又观中风与伤寒阴阳之别。按：中风为表症，阳分受病也；伤寒为里症，阴分受病也。如太阳症自汗、头痛、项强、恶风、发热均是表症，是以太阳病当用桂枝汤也。知阴阳者，治阳必兼治阴，故桂枝汤中佐以白芍，使和真阴分也。又伤寒病，症状无汗、头痛、项强、恶寒、发热、身强，阳邪由表入内也，于法当用麻黄汤，内有桂枝、杏仁、甘草及姜枣，盖以麻桂开散、解肌出表以治其阳，杏仁升降以解内传，枣草酸甘化阴以调中而治其阴耳。

阳之为病其来也速，其去也速，其治也易；阴之为病，其来也迟，其去也迟，其治也难。从上下以观之，阳病在上，其势虽危而安，苟阳病反及于下，虽安而危，何也？第以上为阳之宫位，阳动而易拔，下则为阴之宫位，阳乘于阴，阴静而难撼也。又反观阴病于下，其势虽危不危，苟阴病反及于上，虽安为绝，何也？盖阴犯阳于上，阴乘于阳也。例如中风者，苟源于阴亏，虽能食而口干舌燥，面如涂朱，或似被酒，夜不入眠，腿软而痿，先则手足发麻，次及唇面，最后必麻及舌根，则凶兆踵至矣。盖阳开于极表，故手足先麻。又阴虚于下，阳无所居之地，逆而不潜，火不能投[1]于水，炎上而不下，且因阳明之经荣于面，故面赤如朱。又因阴阳相求、不相舍离，交战于阴止之处、阳起之区，故唇面舌麻也。又舌本为厥少二经气脉所止之处，舌又为心之苗，因阴中之阳虚极，故舌本现麻。又观人之将死，舌根强硬，喑不能言，厥少之阳绝故也。

---

1 投：刻录本无“投”字，当为刻工之误，据潜公校本加“投”字。

复次从四时八节以观病症阴阳之象，有人于春夏两季精神爽快，盖春夏阳多阴少，对于阳少者，甚为合宜；秋冬两季阴多阳少，对于阴少者合宜，皆顺应天地阴阳气机之盈虚也。又一[1]日十二时中亦分阳六时与阴六时，炼气家从鼻孔息道之吐纳可以证之。右鼻孔为阳，子寅辰午申戌属之；左鼻孔为阴，丑卯巳未酉亥属之。阴阳六时与呼吸息息相关，常人呼吸，其鼻孔亦左右攸分，阴阳互用，互为通塞，由此以观其阴阳一日之用，感应于人身，有如是者，孰能精观至此乎？

再从五行以观阴阳之于病症。例如秋冬两季金水旺时，肺病患者在此时可有转机，春季属木，夏季属火，木能生火，火能克金，则最不利于肺病患者。故经云“肺金之为病，发于丙丁，死于庚辛”，即夏日病笃，至秋必死。又云“庚辛不死，持于壬癸，起于甲乙”，换言之，肺病者至秋不死，必能过冬，以水能克火，又能生金，又春气属木，金能制木，故病势可大减，然至夏又当复发，周而复始，否泰交循，故肺病患者可带病延年而不若其他本臓真病，命期促短也。

再次从一日以观阴阳，则以子午卯酉为四至，其阴阳气机比较平均中正，如阳有余者而患疟疾，必发于巳午，轻于未酉，亥子之交最为舒适。然阳生于子则热渐生，寅卯之交渐渐大作，至巳午则最甚矣。又如阴虚者而患疟疾，日间阳多阴少，巳午之时最为舒适，然至未申则寒冷大作，子时阳生则渐渐阳和，此逆道以观阴阳之虚实也。又观小孩阳少阴多，故多熟睡；老人阳多阴少，故反少睡。又观阳虚于肾臓者，其腰痛夜间尤甚，日则渐轻。又观肾脾两病，阴虚者每至鸡鸣必致泄泻。又观阴虚阳旺者，天明时虚阳上升而两颧发热。又观脾肺阳虚者，每于午后长作叹息。如是观法，可推其余，亦望闻问三诀之所由立也。

## 三、人身小五行之阴阳观

### （一）肺与大肠

肺在阴阳“形生”之中属小五行而为金部，又分先天辛金拟配属肺

[1] 刻录本五五页结。

臟，后天庚金拟配属大肠腑，故肺与大肠为表里之用也。以肺为阴为臟，又为阴中之阳臟，拟之于事物，形如华盖，拟之于人事，职为相傅之官，承君主之命，秉节制均衡之权，其色为白，其津为涕，其音为商，其臟神象白虎，其位居西方，设阙于兑宫，其真神名曰浩华，字虚沉（《黄庭内景经》作“虚成”），每受三尸毒虫（即三彭）之蛊惑，行气不循其经道缠度，遂失上下左右均衡之职。又其神秉白圭、张白麾盖、衣白衣而白裳、黄绦腰带、足履玄罗，其精气聚于白睛，碧眼黑睛者为调伏纯淳之象，其气幻化月轮，清净无尘，银光滟潋，修持内景外景功夫，名之曰水中真金，又曰金公，苟采得水中真金，大药得手者，为金来归性之始也，苟失其偏，则其气幻化如满天星动，大地[1]雾笼之象，以此观其有余不足，故内景功法立有伏虎调金之诀也。又在五味五气观之，肺属辛腥，故肺病有余治之以辛，肺病不足则投之以润。又在小五行生克制化观之，为土之子，为水之母，受克于火，相畏于咸，相成于火，相使于辛，相表里于庚金大肠。

大肠为庚金，又为阳腑，与肺为表里之用，其形象金之圆，其职守为传导之官，浊阴之滓出焉。肺气燥则大肠津液枯而大便秘结，秘为不足于阴津，结为有余于阳火，一实一虚不可混同也。肺气寒则大便骛溏，寒热之有余不足，反正求之，上下循之，故经论有“肺移热于大肠”之症，有“升提肺气”以治便溏便秘之诀也。其余肺与大肠诸论见后说《人体阴阳生化分》，并参考诸经所述可耳。

肺性属金，在后天八卦宫位为西方兑卦“☱”，在四正之右，故有右肺左肝之说，乃指根苗气化之用而言者也。古人既谓肺“形如华盖”，何以又言右肺耶？盖丹家以内视功夫观肺气之运行，从左出而入右，生子在左而苗气行右耳。又以肺金气化生子而为左肾，左肾居于坎卦“☵”，是为水宫，故肾司水而为肺金之子也。又水中真阳受右肾命门阳火之化，变少阳为老阳，至西方化为兑金，故性反静止也。又右肾命门司气机之

[1] 刻录本五六页结。

开，是为君火，又为真阳，左肾司闭，是为癸水，又为玄阴，此经所谓玄牝之门、天地之根也。惟两肾之间、脐中之内、小肠之下、膀胱之上，有灵空一窍如如不动者，此即性命之根，黄庭是也。经所谓“其犹橐籥乎”，盖言玄牝与黄庭之用耳。如水火启闭而有偏盛，则阴阳即有盛衰，而色身为病厄矣。如左二图[1]（图36、图37）：

图　一

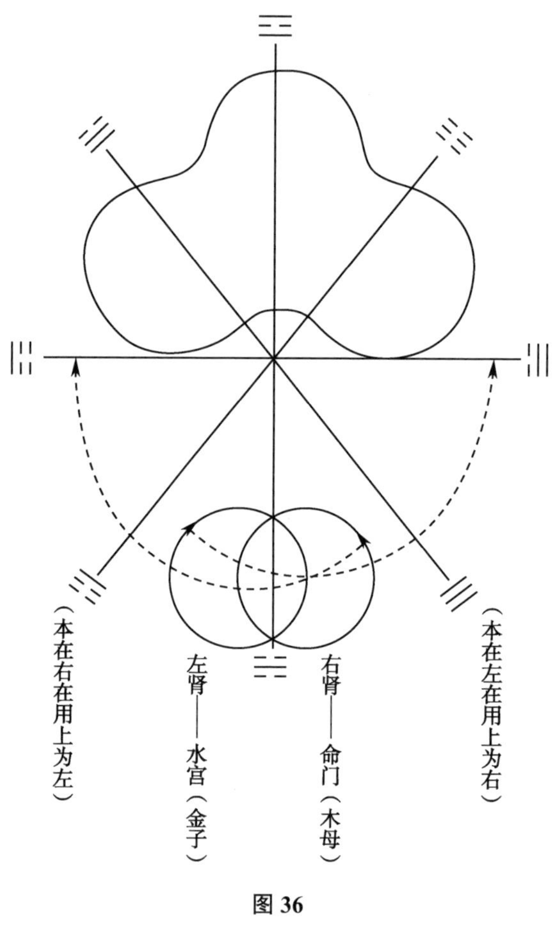


图 36

[1] 刻录本五七页结。

图 二

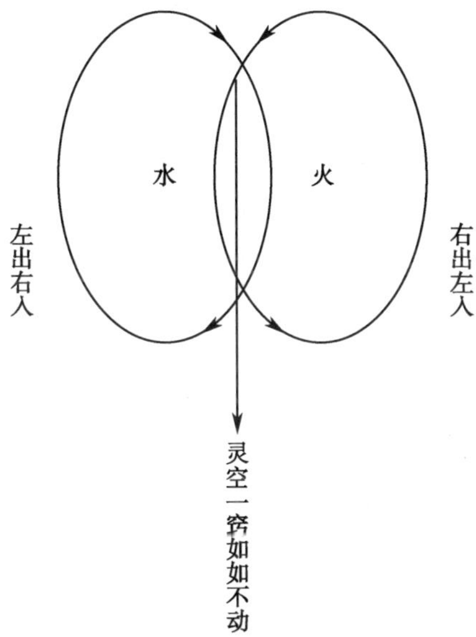


图 37

从阴阳以观肺脉候诊之道，苟不能即身证得内景之真谛，则昧于脉道周行之实况，而惑于诸家强立之假名，以左诊心肝肾，以右诊肺脾命，既不明以“寸”“关”“尺”分候臟腑之所以然，安得肺朝百脉、脉会太渊之妙义乎？溯自王叔和撰《脉经》以后，历代宗之，以盲导盲，去真愈远，后之医家造论说脉，各立臆说，愈出不经，若高阳生、李平湖辈固无足论，即丹家《太素脉经》伪本流传，失真亦远且久矣。仲景谓脉道难言，岂我欺哉！关于脉学当别为专品[1]论之，兹谨按“寸”“关”“尺”者为太渊之大会，受百脉来朝之所也。肺之神名浩华者，设府庭受会于此，经曰“肺朝[2]百脉会于太渊”是也。盖肺秉承君主之命，佐君主以宏节制均衡之用，主司升降、调济开合，君主元神得安定清静，而视

1 另详《镇健大师丹医语录·说脉诀精义品第七》。

2 朝：刻录本作“期”，当为刻工之误，综校诸稿改，下文同。

听于泥丸之宫，此肺为相傅之大用也。从脉道上观之，“关”前一寸为阳开之所，故名之曰“寸”；“关”后一尺为阴合之处，故名之曰“尺”；“关”犹关隘也，所以定尺寸之分野耳，其位正当手腕高骨之后。故“寸”“关”“尺”者，非左候心肝肾、右候肺脾命也，而经谓有左右之分者，候阴阳气脉出入缠行之义也。又谓候五臟者，审[1]阴阳气机之升降开合也，是皆就肺朝百脉、脉会太渊而言之，故丹家《太素脉经》秘旨名之曰太渊脉也。夫肺脉候于太渊之府者，乃十二正经与奇经八脉之一部耳，焉足以知廿部脉道之全哉？观仲景《伤寒论》诸经历言候趺阳脉也，候离经脉也，候人迎气口诸脉也，其义可知矣。岂丹家独创之异说，或丹家私有之技乎？第以学人未深究之而未得其传耳。

心为阴中之阳，体阳而性阴。肺亦阴中之阳，惟体阴而性阳。脾在中宫，王于四时，无上下左右。肝为风木，居于震（☳），而以巽（☴[2]）风为用，当阳极化阴之时，则起风扬之用；阴极化阳之时，则起雷震之用。又肝为厥阴，厥阴者，阴行经已尽也，又阴之末也，故肝之用合于少阳而[3]介乎半阴半阳之间（即处于☳与☴之间），以起阴阳生化之用，从阴则阴先，从阳则阳先，经云“肝为五行生化之先”者，良以此也。

肾为阴中之至阴，为真水之源，居于坎宫（☵[4]），阴中有阳名曰真阳，两肾之作用亦因之不同。盖右肾为相火之源，化肝木而起风雷之用；左肾为真水之源，化金液而分败水之泾。又合两肾之用，火居于水，是为水中之真阳，名曰君火。盖阳潜于阴，火居于水，肾心相交，宏婴姹之用，显夫妇倡随顺正之道，得坎离相填、水火既济之正也，是故心火反为相火而与水中君火体性有别也。又普通发寒作热是为外邪，名曰邪火并相火。所谓君火者，水中真火也，亦即心肾相交之用，坎离既济之

---

[1] 审：刻录本作“諦”，“諦”为“谛”的异体字，“谛”古同“审”。下文同。

[2] 刻录本为兑卦图，当为刻工之误，据八卦图改为巽卦图。

[3] 刻录本五八页结。

[4] 刻录本为巽卦图，当为刻工之误，据八卦图改为坎卦图。

象也。丹家以为病者在入定时，从两肾中发玄关牝户启闭之用，运转河车所发生之火，其滋味美妙无匹者是也。惟常人之君火不可妄动，如其外越则君主失位，为出奔蒙尘之象，人命必危且绝矣。然[1]炼气家用修炼方法以炼津成精、炼精化气、炼气化神、炼神还虚，自为牝牡，自为炉鼎，以采炼自身之大药，如是等法皆以君火为用者也。法虽小乘，然自有为以造无为，无为而无不为，亦足以次第抵于大乘境界，噫，岂易易者哉！《黄庭经》云"役使六丁神女谒"经旨密义，谓真火运行能退尽六阴符，六阴符者六丁也，以六阴之阳言之也，又能役使神女来谒者，即降伏六阴也。以六阴之阴言之也，六阴又名之曰六根，亦即六贼，有内外六阴之别，所谓眼耳鼻舌身意、色声香味触法、内外表里之用也。若修炼者能进阳火以退六阴，则"我命由我不由天"而获祛病延年，长生久视，命性双修，证得道基矣。

肺脉诊太渊之府为十二经之一，若并奇经八脉观之，则又反为二十分之一矣。丹家评脉不局限于寸关尺，凡手足十二经与奇经八脉，在在处处皆有法诀，其法要依缘"性量"，观择"现量"，辨证"比量"，以此三者为"因"；以定臟腑阴阳之上下盛衰、表里虚实、左右出入、互相为缘而为候诊之"果"；以补偏救弊、执中之道而为"宗"；以望闻问切四法而为纲。此丹家脉法之真谛与大旨也，其中三昧"玄之又玄"，百千变化，神而明之，实非口笔可得而尽之者也。虽诸法万殊，然以类摄种，种归于类，则繁简一如也，统摄之道以"人与脉合"为法，是为"人见天，天见人"也，亦为丹家最上法门，因不局于诊病平脉一端也，内景修持功法亦有赖于二十部脉道之候诊也。

肺在臟腑为阴中之阳臟，仅就其本身自为阴阳，以观其表里根苗之用，则其本臟为里，皮毛为表。如观其人毛发枯槁而或焦黄，是为肺阳有余，金受大刑也。如其人面身皮肤出油太过[2]，是为肺阴外泄，失内守

---

1 刻录本"然"字下多"修"字，当为刻工之误，据潜公校本删减。

2 刻录本五九页结。

之用，二者皆属肺之病厄也。如观其人皮色白净，是为得金气之偏而生以化象金形，故用药宜辛润之品也。又修持内景功法，当利其性以炼肺金为下手功夫也。如其人皮色青，是为木形，故用药宜酸甘之品。前者肺主之，后者肝主之，肝肺两臟之不同，于形体色相观以别之，此“望”字诀之大旨也，余可类推之。

观肺臟之气脉，其经道为手太阴经，其气会于膻中之后，再出于“云门”，循臂臑之内廉，行心包络经之上，沿下入“曲池”，而终于手大指之“少商”，与大肠经别会于“合谷”之阳，成表里之用，其别支则出“中府”，下络大肠也。

依臟腑阴阳观之，肺则为里，大肠为表，肺属先天辛金，大肠为后天庚金。以气机观之，肺主升降为里，大肠主传导为表。再依色相观之，大肠为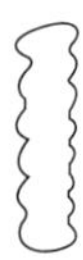形之环肌组织，为圆圈之象，此经所谓金圆之义，故大肠之象肖金形也。先天辛金升降开合，后天庚金与之相感，随之而动，其运动之情有如下图（图 38）。

近代生理学家称之为大肠蠕动与此同义，因此可知肺有病，则大肠亦与之俱病矣。如阳有余而阴不足，肺金受热于上者，则大便秘结于下，盖大肠阳明本性燥金，土金而与之俱病，则失其润下传导之能耳。如肺金阴多阳少，失其阳开升提之用（则大便溏泄，盖以大肠失去蠕动之源，下焦失气化之用）而阴湿下注耳。

在息道上观之，肺气升降，先后天气机相混不易分开，惟收闭关窍始可自由吐纳，而先后天气机可以因之分开。按：后阴为大肠之窍，为肺经之外应，自中府穴入胸，贯膈，而下络大肠者也，故后阴于息道吐纳息息相关也。炼气功夫有提肛倒气之诀，所谓闭地户、收合阴[1]跷库等法[2]

[1] 阴：刻录本无“阴”字，当为刻工之误，据潜公校本加“阴”字。

[2] 刻录本六〇页结。

诀，皆以后阴配合前阴以为用，此丹家内景功法之秘音也，详动功天字庄口诀讲授。

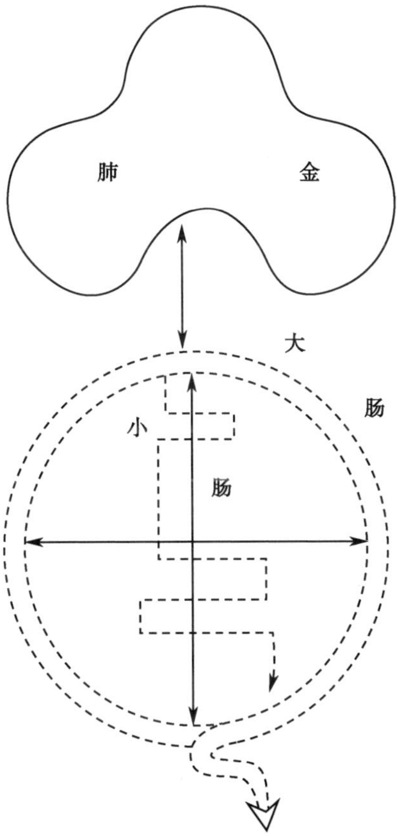


图 38

**（二）心与小肠**

心属火臓，为阴为里，亦为阴中之阳臓，体阳而性阴者也，为君主之官，神明出[1]焉，其神名曰元丹，字守灵，丹锦飞裙，系玄青之带，法象姹女，形长九寸，居位泥丸之宫。心居位南方，离卦火宫，故为赤帝，其臓神象朱雀，其臓象如倒悬莲萏[2]，其性志喜，其气反降，其声为

---

[1] 出：刻录本作“云”，当为刻工之误，据潜公校本改为“出”。

[2] 萏：莲花花苞。

徵，发而为哈哈[1]，在十二经为手少阴心经与手厥阴心包络，其味为苦，其气为焦，在表里观之为里，而以手太阳小肠为腑，宏表之用，以足阳明胃为心包络之腑而配表里之用。丹家以心臟分为心经及心包络，二者与医家解释章句大有差别，盖以心为火宫，火性炎散，故其气脉独出而分为二歧，合于劳宫，别走小肠之经也。又以心为主君，不可稍犯，所谓心经者，言心行之轨道，亦言其外也。所谓心包络者，言心之本臟，有如宫禁，亦言其内也。以脉观之，心脉如钩，以四时观之，其气王于夏。

观心包络经气脉之经道，出"腋下"行臑之内廉，下入"曲泽"，入掌中"劳宫"，止于中指之"中冲"。又心经之气脉出"腋下"，起"极泉"，循臑内后廉，下肘尖，入"少海"，止于小指之"少冲"。

小肠为受盛之官，与大肠庚金为分而不分、用上起用，故与心经为表里之用，盖亦犹心包络与心经之分而不分耳，在十二经为手太阳经，以显火金之相成也。在气机观之，与心经互为阴阳虚实之症，其义另见朱批之经论中，兹篇不重出之也。又五臟惟心分为二部：一曰心经，乃心之经道；二曰心包络，乃心之本臟。心臟为君主之官，不可犯也，如稍犯之，轻则朝发夕死，重则立死矣。一般所谓心病者，乃心经之病，如西医所谓心房扩大或心瓣闭锁不全等等，皆本臟已病，为难治之症也。唯药饵服食、气脉双修，二者兼施可以见功，然舍丹家之正传，孰能生死人而肉白骨乎？

丹经与内景所论，皆云心为南方离火之宫，赤帝居之，神为朱雀，形如倒莲，重十二两有毛三根，上智者七孔，中智者五孔，下智者无孔，所谓有孔无孔者，非谓心房之孔窍有多少也，乃指智慧之利钝，与五官

---

[1] 刻录本原作"其神名曰元丹，字守灵，丹锦飞裙，形长九寸，居位泥丸之宫。心居位南方，离卦火宫，故为赤帝，其脏神象朱雀，其脏象如倒悬莲萏，其真神着红衣而红裳，系玄青之带，法象姹女，其性志喜，其气反降，其声为徵，发而为哈哈"。当为刻工之误，据潜公校本改为"其神名曰元丹，字守灵，丹锦飞裙，系玄青之带，法象姹女，形长九寸，居位泥丸之宫。心居位南方，离卦火宫，故为赤帝，其臟神象朱雀，其臟象如倒悬莲萏，其性志喜，其气反降，其声为徵，发而为哈哈"。出自《黄庭经授业笔记》。

七窍之孔道、内外之门，根苗相应而言也。所谓目睹十行，耳听八方，舌奏八音，鼻吸九气之清，口呼九气之浊，手握足蹑，身触意妄，如是等等皆以心为用，此内景之密义也[1]。

依五行生化观之，心为肝之子，盖肝属木，木生火耳。又为脾之母，盖脾属土，火生土耳。舌为心之苗，而通窍于目，其气机又旁通[2]左右耳中，丁火通乎右耳，丙火通乎左耳，耳中有所闻二穴，乃九大奇穴之一，为丹家大导引术之密传，乃制龙雷之火之要穴，此不可不知者也。又汗为心之液，苦为心之味，焦为心之气，徵为心之声。又心经以小肠为腑，显火金相成之妙。心包络以胃土为腑，显火土母子之化。苟心神不守于舍，则神游上中下三丹田，为外物所惑，劳于视听，梦寐与之，为七情六欲所苦而不得潜居藏密于黄庭之阙，则病死之危机伏[3]于不觉矣。

观心经有病，现水火相克之象，以心肾不相交，不得相济也。心受邪而血壅者，为怔忡也；善悲苦者，心气伤也。心气乱者，不觉而重语也；心气不足者，嗜苦味也；面赤如朱者，心气有余也；面青黑者，心冰也；多忘者，神离心也。

观心经阳盛者，往往口舌生疮。又中风者舌不能言，以舌为心之苗，其经道止于舌本也。又梦焚房屋，梦见血光等，皆属心阳为病。如梦中见红衣红裳，小儿来往者，是心阳太盛也。苟白日寤时，张目亦见之者，是为真神外出，则为死症，其人为行尸走肉矣。小肠与膀胱二腑为手足太阳之经，其病有小便短赤、癃闭、蓄血、蓄热、蓄尿、赤痢、白痢及七疝诸症。

丹家用哈字诀以治心气，又于四季摄生，心王于夏，宜食辛辣，减少苦咸，四月宜食莼菜鲫鱼汤，又宜食杏仁、大麦，夏至后不可食羊脚、獐肉。

---

1 刻录本六一页结。

2 通：刻录本作“道”，当为刻工之误，据潜公校本改为“通”。下文同。

3 机伏：刻录本作“伏机”，当为刻工之误，据潜公校本改为“机伏”。

内景功法于心臓法象之说，《四季摄生图论》与《黄庭内景经》互有详略，当并究之，唯《内景元宗经》谓心神上游于泥丸宫，即上丹田也。盖以泥丸宫乃为太乙老君明堂之所，故元神以之为外府，而反失黄庭金阙之宫，此凡夫之所以为迷也。又心形如莲花倒植于火中，莲花上坐[1]一个真人，此言元神本性出现也，亦即佛门之花开见佛也。

又观心与脾胃母子之用，脾为先天之土，居五臓之中，是为卑土，又为湿土。丹家炼神修脉下手功夫，皆以炼先天脾土、三家归一为用也。又胃居于五臓六腑之中，为后天土母，是为阜土，又为燥土。炼气换[2]形则炼后天胃土，炼津成精为用也。此云气脉功法着手之大旨，丹家炼精化气、炼气化神、炼神还虚根源之所肇起，经论之密义也。又脾胃二土虽分先天后天，皆为火之所化。心为火宫，土为火之子，故脾胃二土皆为心之子也。又二土同宫则忤，以阴阳相斥、燥湿相反，故丹经不以脾胃为表里之用，而以胃腑配心包、脾配胰腑，手足颠倒相配以为表里之用，独异于他臓，盖以顺逆为用耳。按：其余诸经皆手配手、足配足，而以手统于足，盖顺道也[3]。

脾受病与胃受病治法不同，能吃而不想吃者，脾病也；想吃而不受或食而哕吐者，胃病也。脾阳不足，治用“温中”；阴实中满，治以“理中”；胃气不足者为虚，当用“温”法；胃阴不足则用“润”法；胃伤饮食，法用“消导”。李东垣造《脾胃论》，深明丹家内景之妙，知脾胃为生化之母，故无论何项疾病，均以调补脾胃为主，以培其生化之源，竟成名家，非偶然也。常人所谓心口痛者，非真心痛也，是属胃痛。盖心臓在用上分为二部，一为心经，开气于外，行经之常道有病尚可施治；二为心包络，为心之本臓，若真心疼则朝发夕死矣，犹贼来犯城，集众城外尚可捕治，若已破郭[4]入城，则君主必殉社稷，不得幸活矣。如热邪

---

[1] 坐：刻录本作“座”，当为刻工之误，据潜公校本改为“坐”。

[2] 换：刻录本作“焕”，当为刻工之误，据潜公校本改为“换”。

[3] 刻录本六二页结。

[4] 郭：刻录本作“廓”，当为刻工之误，据潜公校本改为“郭”。

浅入心包尚可以[1]牛黄栀子等药，图万一之施救也。如心包内因七情之病，可用九节菖[2]蒲、远志、郁金等药，惟菖蒲用法，阴虚、气[3]虚人皆大忌之，不可妄用也。

**（三）肾**

肾臟位在北方壬癸水宫，为黑帝之所居，其臟神如鹿而两首，其臟形生椭圆如石，主分水气灌注一身，如树之有根也。右为命门，左为肾宫[4]，内有真火密潜水中，乃生气之府、死气之庐，守之则存，用之则竭也。其重一斤一两，对脐附腰脊而生，在五行生化为肺金之子、肝木之母，其真神名玄冥，号曰育婴，衣苍锦之衣，形长三寸六分，其气为腐，其津为唾，在五志为智，故曰“作强之官[5]（《内景元宗经》作‘制作之官’），技巧出焉”。在形为骨，故经云“久立伤骨而又伤肾也”。其声为羽，其味为咸，其脉为尺，象石之沉，其窍在耳，其苗为齿，此观肾名象而官之也。又观人身之病齿疼者，肾受病也；耳聋者，肾虚也；齿多龃者，肾寒也；齿齘[6]者，肾风也；耳心痛者，肾气壅也；多欠者，肾气还也；腰不伸者，肾冰也；面色黄黑者，肾丧也；多呻吟者，肾邪自入也。腰膝膀胱冷痛、小便余沥、面色黑而齿焦、体重、咳嗽、盗汗、耳鸣、隔[7]气而食不下，梦入黑处及见妇女、龟鳖、泛舟走马等等皆为肾病之兆。其四时摄生之道，冬宜省咸而增苦，勿食葵及牛肉。

多欠者即心阳入肾也，肾冰者，肾阳不足也，肾邪多为内因病，如梦中或清醒时常见穿黑衣人或黑胖人者是肾绝也。经云“冬不藏精，春必病瘟”，故冬令必须炼肾气归藏，从天地阴阳之气以温养中和也。

肾在八卦为坎“☵”，主司水气，左主水而右主气，为生死之府庐，开则为生，闭则为死，肾水受阳火之化升而填离，循环不息，谓之水火

---

1 以：刻录本无“以”字，当为刻工之误，据潜公校本加“以”字。

2 菖：刻录本作“苍”，当为刻工之误，据潜公校本改为“菖”。下文同。

3 气：刻录本无“气”字，当为刻工之误，据潜公校本加“气”字。

4 宫：刻录本作“俞”，当为刻工之误，据潜公校本改为“宫”。

5 官：刻录本作“宫”，当为刻工之误，据潜公校本改为“官”。

6 齘（qiè）：《说文解字》：“齿差也。从齿，屑声。读若切。千结切。”下文同。

7 隔：通“膈”。

既济、地天泰卦之用。

黄庭灵空一窍，在两肾之中，神阙之内，小肠之下，膀胱之上，丹家元婴炼就元神定于黄庭，如[1]其外游则五气不能朝元，三花不能聚顶，终败道基矣。

损咸者，以咸能入肾，其味渗透而伤肾气也。冬水当静，而不宜动，故冬必须归藏。冬水有余，心阳不足，须增吃苦味以壮心气。心为姹女，肾为婴儿，两小无猜谓之心肾相交，省食咸味，节其渗透分离之用，以助“两小”好合也。牛肉补土，土旺于四时，土本克水，补土则土旺，更能克水，故忌食牛肉。葵花子专走太阳膀胱、小肠，为滑泻之药，又为催生之品，大伤津液，故亦忌食之。

观肾臟气脉之经道为足少阴经，起自“涌泉”，受膀胱之交，于足小趾之下循股之内廉，入腹贯膈，出于“腧府”，上喉咙，并人迎，挟舌本而终。

龟性静而龙性动，故冬日当如灵龟以自守。按：玄龟善服气，以神气归于意土，故龟能长寿，但阴中有真阳，外虽静而内仍动，强静之而弥盛，故龟性淫而反享修龄也，其能得长生者，盖擅长操运静中之动，动静相因，深体不动动生之旨，而于行深静定之中，又兼能用动动之命功也，以故外道旁门以此妙要惑人欺世，曲解房中御女等经密旨，罪之魁也。

丹经显义，谓肾臟真神法象白鹿，盖以肾为金之子，以水中金为丹头，故其色白，两头乃象两肾，一源而歧出，一体而二用也，在形主骨，在脉为督脉。按：鹿角在三伏中脱角，在秋分前生角，一昼一夜能长一叉[2]，名之曰马鞍桥，至三天而三叉，成至七日来复则角老矣。盖鹿之督脉最旺，故补督脉之药首推鹿茸，一般药店出卖之鹿茸多属伪品，难得其真，又猎鹿者不可以枪击之，免伤其角，角伤血出则力薄微，当用套绳以活擒之。又辨别活时取下之鹿茸名曰血茸，反吹其毛而毛立回者始属真品。如死后取下者，反吹其毛而毛不复也。又观鹿角尖顶凸出，是

---

[1] 刻录本六三页结。

[2] 叉：刻录本作“乂”，疑为“叉”之讹字，据上下文义校，下文同。

其茸精血未被盗去；如角尖凹入，是精血已被盗去矣。此言鹿茸辨识之概要也。知丹医者，当知药品之全，不特明药理之用，且当深辨药材之形象、产地之差别，深山采药，道地无差，始堪入药，此丹家开炉立鼎、水火炼宝之基本学识也。

用药应取当年之鹿茸，隔年陈货服之，头上生疮或背上痈肿，又鹿茸不可见火，法当切成薄片以绢囊盛之，置于童男腹上三天取下，研碎如粉，盖利于水者不利于火，利于火者不利于水也，血肉之品，丹道律令如是修治之。又不可用酒酿服鹿茸，易使阳精走泄，盖酒酿生湿而又燥气耳（按：即醪糟也）。

鹿全身皆药，列为壮阳上品，鹿茸补督脉，鹿腮（又名鹿鞭）专治阳痿，为五十种阳药之一[1]。鹿心血专补男女心气不足，怔忡惊悸，确具殊功，为丹家珍重之品。鹿肉无横顺纤维纹理如太极，制为鹿脯大补脾土。鹿筋壮肝，鹿尾强阳御寒。鹿毛能除湿通气，故用作马鞍垫，如配以獐毛尤佳，多用之为防湿卧具。鹿角胶系水鼎炼成，较鹿茸性缓而力能持久，佳品之上选也；鹿角霜治冻疮有神功。

又丹道家观鹿之生活，见一群鹿中仅有一雄，春秋之际一雄鹿一日能交百牝，完毕之后雄鹿倦卧，食鹿含珠草而得复其精力。按：鹿含草形如车前草，李时珍谓之能除湿利水而不能补益肾阳，盖医家不明此草之用于补剂在珠而不在叶梗也。鹿含草珠形如樱桃，朱红如火，甜如饴蜜，微有苦味，能补督脉，壮水中之火，诚草本中之上品也。又肾主骨，齿为骨之余，故齿通于肾为根苗之用，其为病也，非火有余，即阴不足。如牙齿浮动而不红肿，怕尝酸味，是肾阳不潜，当服引火归源之药；若牙痛而口舌烂，阳火上浮，是肾肺之阳有余，当服辛凉之药；又若齿牙冷痛，喜食热恶冷，是肾家阴中之阳不足，须服甘温之剂；又如牙床红痛，喜尝冰冷，是胃脾肾三家之阳有余，系属热症，当服苦寒之品。此以症之虚实而言治法之概要也，其中又有风疼、寒痛、虫疼之别，另详

---

1　刻录本六四页结。

《杂病品》[1]，兹篇不与也。

齿与牙有别，小者为牙，大者为齿，六个臼齿俗称大牙，是为肾齿。上门牙属心，下门牙属小肠，虎上牙属胃，虎下牙属脾，左盘上牙属胆，左盘下牙属肝，右盘上牙属大肠，右盘下牙属肺。

耳为肾之窍，耳聋耳鸣乃是肾虚气逆，耳痛亦是肾病，龃齿咬牙、梦中咬牙皆是肾病，牙龋者为肾家有风也。

腰痛而不能俯者，是内因七情肾家病湿也，法宜温补下元，入肾去湿。又腰痛而不能仰者，是外因六气风寒入肾也，法宜温肾开解。又腰痛而不止者，虽肾经之病，乃脾湿之源也，法宜温利脾肾。又面黄起油，是土有余而肾衰。又面黄如败土，是土太盛而肾水绝，水不济火，成土崩之色，乃绝症也。又经云“肾邪自入”者，即肾中之阴或肾中之阳，因盈虚之势自为相乘，阴阳相战，遂成呻吟之象。阳不足则呻气内吸也，阴不足则吟气外吐也。呻吟之音虽以羽音为本，仍以十三灰韵定律以判其上下虚实，不特能知病之所在，即智愚老幼之分，意念动向之所指，亦可以闻声知之，此闻字诀修法之要旨也。

**（四）膀胱**

膀胱为肾之腑，与肾为表里之用，足太阳是其经也，为州都之官，主浊水之败出，其神名曰水[2]曹椽，字号玉海，总汇五臟之津液气化而通三焦，故三焦之病，经谓其根在膀胱也。凡治腹水蛊胀，肺水逆上，不离乎此。又膀胱为病，据经论言之，约有四证：曰癃闭、曰蓄热、曰蓄尿、曰蓄血。苟膀胱闭胀、闷重、小便不下，因而痛绝者，三日死，惟其死时当在鸡鸣寅卯之交，盖阳气不能顺应阴阳生化而开外也。又按：膀胱经穴双行各六十四穴，共一百二十八穴，其委中穴是三阳之大会，非阳毒之症不可以棱针刺之出血，刺则必逆。惟点穴导引法门推其不足，开其阳气，则反为要穴也。膀胱主浊水之败出，肾主水火之潜藏，肾本

---

[1] 另详《镇健大师丹医语录·说阴阳证治专论品第二·杂病概要分》。

[2] 刻录本六五页结。

臟与膀胱均主乎水，互为表里，但肾为臟为里，膀胱为腑为表耳。

足太阳经甚为重要，委中穴虽为出血之穴，唯限于发痧、霍乱等阳毒之症，始可以棱针刺之出血，其症重而急者，血可衄出一二寸高。若刺之而血不出者，为危绝之症也。水属㾏[1]痹症，可以本门卅六手天罡点穴法导引之，切不可妄施针灸，以其为三阳总汇，如妄灸之，则三阳之气愈聚，以致阳火之毒愈盛而变为坏症，抑或使三阳之气独聚于足太阳一经而失其巨阳宏开之用，以致寒邪不解。

上中下三焦全依气化，借膀胱之用而显示上焦如雾、中焦如沤、下焦如渎之用，故膀胱受病，或内因相乘，或外因传变，使膀胱气化不化，则三焦不行而水道不通，变为逆症矣。

**（五）肝臟**

肝为将军之官，号令出焉，禀[2]东方太乙真木之气，故号尊青帝，为五行生化之先[3]。在六经为足厥阴经，在气脉为升，法飞龙之用，其性喜风摇善动而又能静，体阴而用阳者也。在卦为震，在方向为东，在五位居右而出左，故经曰“左肝”，又曰“左苍龙”也。其真神名龙烟，字含明，青衣青裳，形长六寸，其臟神法象苍龙，其声为角，其志为怒，其津液为泪，其色为青，其味为酸，其精为胆汁，其官为将军，司掌号令，统属宗筋，其华在爪甲，其子为心火，其母为肾水，其能主藏血以应君命灌溉全身，其宫在震而化于巽风，其生在寅，王气在春，而经行尽期则在丑，其先天为乙木，后天为甲木，其腑为足少阳胆经而显表里之用，其循行经道与少阳胆经并行于身之两侧，其经穴共十四双穴，起“大敦”止“期门”。按:《甲乙》[4]《铜人》[5]等经，只十三穴而无“急脉”一穴，此穴在足阳明胃经“气冲”之旁五分，为与阳明之会合处。又肝之为病，男女虽同而为女科之主，故治妇女诸病，莫离乎肝也。又在修持工夫上

---

1　㾏（qún）:《字汇》:“手足麻痹也。”

2　禀：刻录本作“廪”，当为刻工之误，据潜公校本改为“禀”。下文同。

3　先：刻录本作“光”，当为刻工之误，据潜公校本改为“先”。

4　《甲乙》:《针灸甲乙经》，晋 · 皇甫谧撰。

5　《铜人》:《铜人腧穴针灸图经》，宋 · 王惟一撰。

观之，用调伏龙虎之诀，故经曰“以龙寻虎，战于玄黄”。又与胆自为牝牡之用，故经曰“以蛇透龟，阳投于阴”也[1]。此不属于医药之部，乃习静法门。习静功者，当为别论之，另详佛门《安般守意经》及天台宗《小止观》、《摩诃止观》、峨眉临济宗《莲花宝笈》、丹家《黄庭内外景经》、《阴符经》、《缘身经》、《龙虎经》、《胎息经》以及《参同契》、《悟真篇》、《渔庄录》、《琴火重光》等等。

肝在六经为足厥阴，与少阳胆经为表里，肝经行人身之两侧，故人身之胁肋有痞满疼痛者，为肝胆病也。肝为臟为里，胆为腑为表，如人口苦者属胆腑为病，口酸者属肝臟为病，此言其概与常也。男女之肝胆病相同，惟妇科诸病，其立法为治，终不离肝，故无论不足抑或有余，虚虚实实，法统乎此也。如得瘟疫病，用大承气汤或小承气汤急下之后，其善后调理，皆应以柴胡白芍之类以养营清燥而条达肝木为根本之药也。如不注意治肝，服药之后必致饮食劳复，难期痊可也。

肝在九宫八卦为震（☳），与兑（☱）金东西相对而相克相成。肝在震宫，经过巽风之化，得风木而化生，如果阴中之阳上行经过艮宫，阳极化阴，感于巽风则能化雷，故雷鸣惊蛰之候，木则茁芽含苞，得风雷之用，则为花果之木而宏其大用矣。肝之母为水，以水生木也，由坎（☵）水经过艮（☶）土，故肝木以土为假母，盖木无土不能生长，以木得土中之水气而生也。肝木在五色属青，象龙，故称之为苍龙。又在震位，故经谓之为“龙雷之火”，其性喜直，最忌郁遏，观夫微风吹木，动起微末，故肝木易受内因外因之所感伤，而最易招风也，其根在右而苗在左，故经谓[2]“左为青龙所居而龙出乎右，右为白虎所息而虎出乎左”也。

肝体阴而用阳，故配胆为少阳之腑，而其汁极凉也。又肝统属宗筋而生疼痛，故周身之痛悉生于肝，是以治诸疼痛必主治肝也。又肝木之气王于春，故治肝木以春气甲乙而定生死之机也。其经穴十四双，下起“大敦”（在大趾），上迄期门（在乳根穴下），考《铜人经》《甲乙经》仅载

---

[1] 刻录本六六页结。

[2] 刻录本“谓”字下多“之”字，当为刻工之误，据潜公校本删减。

十三穴而缺“急脉”一穴，为肝经与阳明经交会之所，是以当从丹家之传，订正为十四穴也。

厥阴肝经受病或少阳胆经受病，不可发汗或下或吐，必须用和法施治之。肝木不足之症，其人善忘晕眩；肝气结郁则两胁胀痛；肝虚则胆小；肝气逆发（不循经顺行）则耳聋鸣，面红有似被酒；肝气弱则两胁留饮，咳嗽失尿；肝气聚集，久则发生疟疾。肝有病者喜夜静而恶声喧，若头晕目眩眼花、肢腹肿胀、小便不通，乃肝之绝症也。又有一种难治之症，即发热发冷，四肢动转不得，而其脉象又不弦不急，是金克木之象，虽非为死症，而在可治不可治之间矣。胸[1]闷舌燥为肝阳不足，肝阴太盛则夜不能视。又所谓鸡盲眼者为肝冷也。妇女经期诸病治不离肝。

肝阳上冲，头痛头晕，可用针刺百会穴令之出血，痛晕可止，又可用天罡导引法以“鸭嘴劲”导引之。肝阳旺则眼红而胀，肝阳不足则眼无力睁开，皆可用天罡导引法以“蛹动劲”左右取之，以出金花为度。又可用针倒刺百会穴，深入三分，然后使之出血，法皆佳妙。

在医道上观肝臟，妇科无论内因外因、本病兼病，均以治肝为法，调理善后皆以肝是务。治肝胆二经皆忌发汗，多用和法。入胆肝专药为柴胡、白芍、龙胆草、鳖甲之类，凡医治肝胆病，无论如何，不可缺少白芍、柴胡。按：柴胡共有三种，竹叶柴胡、马尾柴胡、银柴胡，为治肝胆病之要药。竹叶柴胡川产者良，马尾柴胡浙产者佳，银柴胡产于河南，以竹叶柴胡为上品，马尾柴胡次之，唯银柴胡非专入肝胆之药，乃专治骨蒸发热，不可与前二者混用也。

竹叶柴胡之用法有二：（一）全用（头与叶全用），为和解肝胆之专药；（二）只用柴胡首（即用根部），能升发肝阳及升发土中之阳，为兼走阳明之用。此一般药典之所未言，仅见于《太清药要》与徐洄溪《本草百种录》[2]诠注章句而已，丹家之传，试之不诬，金玉之论也。

肝癌为阴毒之症，难治之绝症也，痈肿为阳毒之症，可治之症也。

---

[1] 刻录本六七页结。

[2] 《本草百种录》：《神农本草经百种录》，清·徐大椿撰。

肝癌在未成形之前尚可用“移山过海”法，使之外生于多气多血之经穴，此丹家之秘传、医术之神巧也。据“从阴化阳”“内托外消”之理，立治疗之诀，此气化论之卓越疗效也。又阴症如反现疼痛而不可忍受者，则成危绝，命期已促矣。又肝痈肿可专以青灵药治之。又胆为多气少血之经，故为阳腑，而其汁为阴，又胆之形生，只有去窍而无来窍，肝中之真阳真阴自为牝牡，化成胆汁渗入于胆囊之中，此经所谓“以蛇透龟，阳投于阴”之义而用于医道者也。

肝气痛在导引术中可用天罡指穴法“落雁劲”导引之，又小儿嬉戏，每头向下倒翻跟斗，往往肝叶因之折叠，疼在右胁，蜷卧不疼，伸则大痛，按之亦痛，在导引法中可将病者置于地版上轻轻使之仰卧，用“翻云劲”握其两足以推而送之，使其气向上下行，从其势而使肝叶复平，即可疼止，应手而愈。

肝阳有余常梦高飞，或闭眼欲眠之际，自觉魂欲离体，当服鹿角胶；肝阴不足，常梦游于园林及兵革之争，当服生珍珠母、生龙齿。又肝气横发，成为狂症，俗谓之武疯子；或终夜不眠，成为癫症，俗谓之文疯子。二者均可以食盐水润湿燕子巢泥，用桑皮纸包之，塞于耳内，自然安静[1]入眠。盖耳为肾之窍，肾[2]为肝之母，盐得水中之精阴能入肾窍，以子病治母，令子就母耳。燕得春来之气，燕子含泥制巢，取春王之气，借土以生甲乙木之意也。又癫狂之病治法各别，然皆不离开窍解郁、补气化痰、宁神清心之诀。五臟五志各有所受，症象亦异，法当消息而为治，未可概用铁落饮一类重镇之剂也。吐下和解诸方，皆当选用合宜，唯最忌只化痰开窍而不补气，否则愈治愈危也。

在修持上观之，肝胆之用为龟蛇相交，苟以肝木反调肺金，为以龙寻虎、战于玄黄。盖以两肾为玄牝二关，左曰玄关，右曰牝户。互为启闭，息息相循而为阴阳牝牡之用，升降开合之机，周天运行之大本也。玄关为真水而属血分，为肝之所出，肺之所入也；牝户为真火而属气分，

---

[1] 刻录本六八页结。

[2] 肾：刻录本无“肾”字，当为刻工之误，据潜公校本加“肾”字。

为肺之所出，肝之所入也。是以人身气脉子午流注周于全身，始于寅肺，终于丑肝，十二时中阴阳气脉之运行，谓之行经尽也，此丹经所谓“龙虎调伏，金公木母，始终之用”也。黄庭处于玄牝之中，即灵空一窍也，其于气血阴阳出入之缠道有如橐籥，循环无端，周而复始，莫知其纪，见左图一、二。

图见下页（图 39[1]）。

**图 39**

基于知识产权保护及对周潜川医师和峨眉医学的尊重，本书部分配图做了防伪处理，替换为专属二维码。读者可通过扫描二维码访问人民卫生出版社图库，以查看正版图片。未经授权获取或传播图片内容均属侵权行为。

**（六）胆腑**

胆者，金宫之精，水宫之气，得肝木之阳而化者也，为中清之腑，与肝为表里之用，为谋虑之官，又曰中正之官，决断出焉。按：胆不在五臟，虽归于六腑，然又不可专以六腑为用也。盖胆亦下受水气，受坎宫之化道也，故别立胆臟为半表半里、可阴可阳故也。《黄庭内景经》与《四季摄生论》别立胆为一臟，在六经为足少阳经，其神名曰龙耀，行号威明，其臟神之象如龟蛇相交，其真神长三寸六分，着九色锦衣、绿花之裙，其形生如悬瓠，其色为青，重三两三钱，中盛木精二合，《黄庭经》云“主诸气力摄虎兵，外应眼瞳鼻柱间，脑发相扶与俱鲜”，盖胆与五臟相类也。其经穴为四十二穴，左右共八十四穴，起于瞳子窌[2]，止于足窍阴穴。按：《铜人经》《甲乙经》等为四十三穴，皆讹误也，应将

1 刻录本六九页结。

2 窌：《广韵》注为“深空之貌。”引申为孔穴之义，有肩窌、肘窌等穴位名。髎，骨节空隙处，李时珍《奇经八脉考·释音》：“髎音寥，骨空处也。”后时移世易，“窌”渐不常用，多以“髎”字代之。

“上关穴”移入足阳明胃经，故为四十二穴也。又“听会”双穴应移入手少阳胰经，而手少阳之“丝竹空”双穴则又应移入于胆经，证之坐功气脉运行流注之情，信不诬也。又胆之性主勇杀之气，又使人慕善和邪、绝奸止佞、欲行直道，故曰“中清之府”“谋虑之官”“断决出焉”也。凡玄水发病，其根在胆，故法当治胆也。胆虚者则伤于寒，寒则无故恐畏，头眩晕转，每惧独卧也。胆实则伤于热，热则惊怖，精神不守，起卧不宁也。又胆邪传胃则呕清汁也。胆胀则口苦，舌下痛，太息，心中澹澹似被人捕逐也。胆热者，多睡也。胆虚者，无故泪出也。胆亏者，爪甲干也。胆不足者，好食苦味也。胆受风热者，毛燋[1]发燥也。胆衰者，梦与人斗争及与鬼交也。胆脉与肝脉合诊在太渊之部，肝则候左关上，胆则浮上候之，然肝在十二经则又当专取青龙脉左[2]右之窍及出入之门，又当兼候人迎气口脉也。胆经则独取日月双穴，候其明晦之情也。又观胆之宫位，缠行之度则属巽（☴）宫，而其化化则下受水气于坎（☵）宫也。丹经又谓胆为“中正之官”与“谋虑之官”，名之安立虽二，其义相通，二而一者也。在十二经中唯胆独具半表半里、半阴半阳之用，虽列入六腑而又不专以六腑为用，故丹经以胆别立一臓。又按：以五臓配六腑，医家无论如何拟配之，皆不得其宜，如除去胆则六腑又缺其一矣，此盖未洞明内景体用之精义与气脉运行之实际证得也。虽知其为半表半里，而不知其究竟者耳。

肝木下得艮中“土”“水”之气而生化，而胆则下得艮中金水之气而生化，故经曰皆同道于坎宫也。胆为半阴半阳者，以其精汁阴寒，其形质则阳热也。盖胆得癸水之精化为玄水，亦所以养木制木，故曰木之精汁也（医经称之为悬水者，误解经义也）。其象以蛇入龟，蛇[3]体苍龙，胆体玄龟。又胆仅有一出口而无入口，自为阴阳牝牡，苟失其和，阴阳相战则阳盛从阳、阴盛从阴，故显阴阳相胜、寒热往来之象，为少阳症之

1 燋：通“焦”。
2 左：刻录本作“右”，当为刻工之误，据潜公校本改为“左”。
3 刻录本七〇页结。

特征也。在修炼上如龟蛇不相交，则少阳祖气遏郁，苍龙将失其云行雨施之正而妄乱无度，息道难调，不可入定矣，在医道上则肝胆不能起表里之用而为病变矣。

舌下痛者，以厥阴经止于舌下也。肝本臟胀，则眼胀眼肿，唯水臟胀及泄青色水者，则病根在胆，是曰玄水症。胆有水者，从头肿至脚，与脾水肿有别，脾水肿从脚肿至头。老医有云“男怕穿靴”，即从脚肿至头，肿至鸠尾膻中者必死；又云“女怕戴帽”，即从头肿至脚，肿至神阙，下及涌泉者必死，盖妇人以肝致病，胆绝则肝亦绝耳，亦经验之谈也。

用望字诀观肝与心子母之用，候其人指甲下之血还与不还及还之迟速。例如扣其指甲，当压下时色白，放开时色红，赤白两际分明耳，放开立即还原，其色红活明润，是为子母具旺。如放开手良久始还，是为肝血与心阳不旺。又如十指甲色现乌黑，是肝血已败，心阳已竭，为不治之症，此症多属于中毒之症。

胆热症极难治，胆寒症虽危不危，寒之极发黄者为阴黄症，则生胆石，其疼甚苦；胆热极发黄者为阳黄症，黄之极亦生胆石，其疼尤苦。凡此二者，经名之曰黄家。所谓阳黄者色如金桔，阴黄者色如败土，难治之症也。

我门中有传方二法可以消黄：(一）以五星草为君药，三角风为臣药，以治阳黄，另配以栀子茵陈蒿汤或配五苓散，或四苓散消息治之；(二）以三角风为君，五星草为臣，配附子理中汤以治阴黄，二方皆入二明丹冲服之。凡此二法，百发百中，救人多多矣。又有外用药一方，专消阳黄，借以补内服药之不足，缩短退黄疗程，用伏黄散主之。

伏黄散为专取阳黄外用药，贴于左右手关脉上，男贴左女贴右，经时一昼夜则起大水泡，用银针破之，去净毒水，经二三日则黄退净矣。

**（七）脾臟**

脾为足太阴经，与手少阳胰经为表里之用，而胰为之腑也，助胃土，旺于四季，正王于长夏，宏先后天土母之大用也。又脾为谏议之官，智周出焉，在方位为中央，在色为正黄，故曰黄帝。在生五行生化，为心火之子，肺金之母，在五志所生为意，其臟神象凤，其真神名常在，字魂庭，长七寸三分，衣裳皆黄谷，白履朱冠，在卦为坤，得坤土之气，为土之精，先天已土也，与后天艮土[1]皆主生化，显厚生之博大也。其津为涎，其声为宫，在五气为香，在五味为甘，土生万物，万物亦归于土，故甘入五味皆和，又甘为五味之正，故曰“稼穑作甘”也。其脉象为缓，分经候诊法取包原，察其沮[2]湿周荣之情也。其形生如复盆，在心下三寸，重一斤三两，阔三寸，长五寸，口为之窍，鼻为之苗，外通于眉，能制意辩，其神多妒，又以脾无定形而以燥湿为用，盖主阴土也。妒亦无定准，故女身多妒，乃受阴气也。

观内景功法以脾掩于太仓，为中部老君，治乎明堂，三尸神彭质据之，故主饕餮而为形质之灾，伏死之机也。又宫声为五音之长，律应黄钟，故脾闻乐则磨，丹家有梵音音符调脾乐磨、除伏三尸之诀也。又脾为元气之本，助胃气以王于四时而荣周身，故脾伤则质伤，质伤则神损矣。又脾为先天已土，居五臟之中央，为先天五行真气生化之母，调配婴姹、降伏龙虎、既济水火，皆以脾土为黄婆媒妁之用，得归一之真，定于黄庭，始谓之“五气朝元，性命双修”也。

在经穴观之，脾足太阴经，凡二十一穴，左右共四十二双穴，下起足大趾之端内侧“隐白穴”，止于“周荣穴”，穴在肺经中府穴下一寸六分陷中，仰而取之。

脾为先天已土，又为卑土、湿土，位居五臟之中，与后天戊土胃腑有别，盖胃则居人身之中央，故曰中土，曰中宫，又曰阜土、燥土也。脾居五臟之中央，乃以先天湿土助胃燥土，宏生化后天之用而旺于四时，荣于长夏。又脾之本臟，其气亦王于长夏而旺于四时，盖二土合其德耳。又后天胃土为水谷之海，宗气之源，灌溉全身，周荣百脉。先天脾土则专主意志，上则散精于肺，下则流湿于肾，故在五行生化上观之，胃为后天五臟六腑生化之母，脾为五臟先天生化之母也。

---

1　刻录本七一页结。

2　沮：刻录本作“阻”，当为刻工之误，据潜公校本改为“沮”。

按:《黄庭内景经》秘义谓气脉工夫于脾之所能，能将全身真气引归黄庭，惟有极大缺点，即脾为三尸虫彭质所据，故反多妬，而其本性在五志[1]主意，极难驯伏，故喻之曰意马难拴也，盖以其意神为祟，发而为妄念，如烈马之狂奔耳。

丹道家用药专治嫉妬，所谓伏三尸虫也，用鹈鹕鸟火鼎煅炼，为治妬专药，若以此鸟羽毛置于枕下，可以无梦。又用鸡矢藤入水鼎内，以白蔹浆炮治，摄取太阳真火，月魄寒精，阴阳交媾，涵孕于中，配白龙丹服之，亦丹家除伏三尸虫普遍之药，盖以[2]鹈鹕鸟为稀世之品耳。

五味辛甘酸苦咸各有所用，惟甘味大补脾胃，甘与甜有别，直接刺激舌者为甜，由淡而生者始为甘。例如啖饭久嚼而味甘是也，甜反能塞脾胃，故患饱胀痞满或酒客为病者，皆不可投[3]以甜，当以甘淡为用也。

例如甘草性味甘平，因制法之不同而有三种用途之别:（1）炙甘草为行药，其制法应用水润湿生甘草，然后入火鼎密封炒之，始为炙甘草，此因化甘味为苦焦，故反能消导脾胃，近世一般药店用蜜糖炒制以为炙甘草，则反更增甜味，失炮治之义远矣，故服之反致腹胀，益增痞满也；（2）生甘草梢通利膀胱及泄心经阴火，皆以通泻为用也；（3）生甘草则大补脾胃，能引心火下行，使心肾相交，仲景所立甘草泻心汤及炙甘草汤引火入水，心肾相交，皆以甘草为君药，而为甘草之大用也。

木得土中之酸，火得土中之焦，甘乃土中之淡，亦土本宫[4]之正味也，故五谷食之初淡而终甘也。又黄为土之正色，凡色黄而甘淡者，皆具补性，盖得土母色味之正也。例如黄芪、人参、黄精悉为黄色，皆上品也。

脾为先天，在志主意，凡属内因病皆意所主，故内因病法当兼脾，用芳香醒脾之品主之。外因病则须兼胃，法用健胃消导之品主之，皆审其虚实阴阳消息治之。然总其善后之治，皆不离脾胃也。

---

1 志：刻录本无“志”字，当为刻工之误，据潜公校本加“志”字。

2 刻录本重复出现“盖以”，当为刻工之误，据潜公校本删减。

3 刻录本七二页结。

4 宫：刻录本作“官”，当为刻工之误，据潜公校本改为“宫”。

脾与胰为表里，丹道家称脾土为“中部老君”，或称为意神，又名意马，又名黄婆，又名意土，各具喻意者也。又三尸虫主饕餮，故好食某种品味，皆三尸虫为之灾也。人在弥留前突然思食，名曰“除中”，或久病而思食腥臊怪味，亦是三尸虫之为祟，死机踵至矣。丹家与佛门皆过午不食，名之曰斋戒，佛家谓饮食饥渴为业报，故曰食为“地狱五条根”之一也。按：“财”“色”“食”“名”“睡”五者，地狱五条根也。

脾在五音为宫，宫音为五声之长，故人之[1]好音乐者，为脾土意神之用，故丹家以细乐为驯伏意马之诀，立各种梵音音符之秘密法门，大小炼形，气功与性功炼魔，咸以此法门为无上大法也。观夫母亲对小儿浅唱催眠曲能令小儿入睡安眠。按：小儿无知，乃其意神默化于歌声也。由是观证音符之用，神而又妙，岂虚语哉？惟此绝学流传于丹家者，已不可多闻，妙音几成绝响矣。

患中风者，脾阴先虚，阳旺于上；患中痰者，脾阳先虚，阴凝于中。二者脾均出血，尚有可治之机，如急性中风则脑溢血而为绝症矣。中痰虽不易死，然为难治之症，盖以阴有余而阳尚不致绝耳。又阳明之经急而中风则为口眼歪斜也。又脾胃阴不足而中风则为脱症，故大小便失[2]禁，法须竣补气血也。又脾胃阳不足而中痰，则为闭症，法须补气开窍化痰，不可混治，常须识此也。

脾脉以“缓”为其正常脉象，所谓一呼一吸或一吐一纳，脉来五至，浮中沉均见缓脉，以其得中土之正也。又脾病观其色象有多种分别，例如嘴唇青黑，面皮黄而焦枯，有若败土者，是为脾绝，不可治也。脾胀蛊及脐外翻花者，亦脾绝之象也。鼻为脾之苗，如病者，鼻准经常发红，是为酒病或脾太燥也。如偶而发赤是脾燥而大便秘也。红赤之分，燥有微盛，赤色在皮之外，赤点如星，红色在皮之内、肉之间，如云如菌，此形色处所之分别，失之毫厘，谬以千里矣。如久病者不能言语而无故鼻现笑容者，必死之兆也。如鼻上疾厄宫现青黑色者，五臟有阴毒之症，

---

[1] 之：刻录本无“之”字，当为刻工之误，据潜公校本加“之”字。

[2] 刻录本七三页结。

其症之来渐而不觉，及觉为病则为绝症矣。唯鼻准独现灰黯者，则为水泻或鹜溏之病也，此望字诀之概旨也。

脾足太阴经左右共四十二穴，医家以本经止于大包穴，而不知止于周荣穴，此经文之误传也。证之坐功气脉之运行，内视之观察，皆止于周荣，而与胃经之乳根穴适成包原之用，丹家之言不诬也。

**（八）胰腑**

胰号太仓之吏，为脾之腑也，与脾为表里之用，为手少阳经，其经穴凡二十三穴，左右共四十六穴，《甲乙》《千金》诸经以"丝竹空"双穴讹误入于三焦经，该穴应移入足少阳胆经，而足少阳经之"听会"双穴则应移入于胰经，此从经穴立论以观之也。

次由经论考据观之，胰腑一经，自晋王叔和以后经论皆遗此不论，而误以三焦为手少阳经，更误以胃阳明经配脾之腑，更为表里，此大误也。按：三焦之义，经论明示，谓其系有名有用而无象者，又谓其统三阳之化运，为中清之宫，主上中下三焦水道，而以膀胱司州都之用者也。故曰上焦如雾，中焦如沤，下焦如渎。盖言其气化有上中下分野界别，而又状其气化之情，皆以内景立论也。医经竟误会至此，更舍有名有象有用之胰而不论，讹立三焦为一经，尤不知胰为太仓之[1]官，为脾臟凤神所居之府也。在经穴二十三穴亦误讹为三焦经，而不知三焦系人身阴阳气化之大用，不可以一经论之，故丹家评之为舍有言无、自语相违也。

胰腑生于脾之下，连脾之大络而生，亦犹胆之与肝也。在医籍所称之中土脾病，各症除内因病之癫痫二症外，皆非脾之本臟受病，而系胰腑受病，如疟疾之因乎饮食者，乃胰病也，胰亦[2]喜燥而恶湿，与脾同宫，故用药多主芳香也。又因恶湿而反为湿所遏者，则反化燥化热而为温病或为阴黄症，亦即所谓之湿瘟或湿热症，为难治之症也。盖燥湿当用温化药，则热愈增，平热当投清凉品，则湿愈积耳。按：《内经》明示三焦为有名有用而无象，既无象矣，安得有物可循，又安得实无其物而立为一经

---

1 之：刻录本无"之"字，当为刻工之误，据潜公校本加"之"字。

2 刻录本七四页结。

乎。是故立三焦一经配以心包络者，实以讹传讹也。自王叔和后一千三百年来沿袭此误，非内景功法，谁为之政误者耶？询之屠夫尚知有胰，而医籍忽之，是尽信书不如无书也。近世科学昌明，解剖精晰，益足证内景之言不诬，丹家评此臆说谓之舍有言无、自语相违者，不亦宜乎！

阳明胃经为后天戊土，脾为先天己土，二土有别，同宫则忤犯，则冲破一般星相业及粗知五行论者均详知之，而学者既昧于内景功法，又习而不察，统称之曰脾胃，不明其用，故治法拢统，惟李东垣知此妙音耳。

脾胰与肝胆生化之义同，惟受气有别，凡六腑皆属乎阳，胆兼得木中之火性，受坎宫之水气而生；胰得土中之火气而生；膀胱得水中之火气而生；胃得火中之火性而生（故为心之子）；大小肠得金中之火气而生。又阳明胃土消纳五味五谷，为宗气之海，脾胃伦属弟兄，不能互相生化，关于此论，邹衍之后唯汉儒知之，而后世则忽之矣，尤误解邹衍大小五行之说，竟流为玄玄之论，亦可慨也。

所谓脾病是属胰病，凡神经病为脾本臟受病，食疟腹泄等等均是胰病也，以胰得土中之火而生，与坤卦（☷）同宫，腹为坤位，以表为用，故腹病多属胰腑也。

五臟病在本臟难医，胰本身为卑土之腑，恶湿而喜燥，阴极而化阳化热，故湿温症为难治之病也。盖以湿多化热，若用热药以燥湿则热反高，用凉药以平热则湿反增，施治难得中道而莫得其平矣。按：湿温症治法首当审定湿之与热孰多孰少，然后分别宾主，厘定重轻，酌别先后，度量缓急，消息治之。如热多者则当平热为主，利湿次之；如湿多者则当先燥湿利湿，平热次之，最后再用醒脾疏达之药，采用甘淡之品，消息调之，如莲子、芡实、薏苡仁等。凡生于水中者，均能平热去湿，且其味甘淡，大可平燥利湿而补脾。如欲燥湿，当用香焦雄烈之品，如砂仁、柏子仁、豆蔻、苍术之类。如气滞者，酌用藿香、沉香、木香之类。如调达脾气，则当用兰花或佩兰叶或腊梅花之类。

据内景密义，胰经之听会双穴与手太阳经之听宫双穴会于耳心中，此穴主辨五音，为意神[1]持戈甲士之所守，是穴为九大奇穴之一，丹经又名之曰“所闻穴”，不可以针，用之于导引术中，以通天劲取之，可以制伏手足少阳、手足厥阴之气脉，所谓雷龙之火，凡坐中头摇肩动不能自止者，以通天劲制之，应手安静，神效立彰。另详动功口诀与导引术讲授，兹不重出也。

**脾臟胰腑补记**

脾臟胃腑生化之差别：

脾在五行生化属先天己土，为卑土、为湿土，归类于五臟，其经为足太阴也。胃属后天戊土，为阜土、为燥土，归类于六腑，其经为足阳明也。胃得脾助，入纳五味，腐化水谷，为仓廪之用，宗气之源，而为色身后天生化之母也。脾则谏[2]议升斗上散津于脾，下流湿于肾，唯显生金制水之用，是以先天助后天，而完生化之大用也。先天脾臟在五志主意，故人之智识，脾为之主，《黄庭内景》诸经谓其神象凤，又谓之曰意马，盖喻其体之大法而用之难一耳。是故气脉双修皆以黄婆为媒妁也，后天胃土则专主色身，一切生化备诸妙有。至于两者之方位，脾居五臟之中，而胃则居五臟六腑四肢人身之中，故称胃曰中土，曰中宫，曰水谷之海，而主生化五行，是二者之差别也。

脾臟在修炼上之作用：

坎离相交、婴姹相配、龙虎相调均以黄婆为媒妁，故水火既济、阴阳交媾、金木相成，非脾土不为功也。脾为意神之宫，其能所之用，将全身真气循阴阳经道、周天转运导引之，还入下丹田，而归元于黄庭。黄庭者，丹经所谓灵空一窍也，其左之玄关，右之牝户，启闭出入，犹如橐籥，能起升降开合之大用，而脾为之导引，意神为之主宰也。然脾为三尸神彭质所据，其神赋性嫉妒，有如野马不易驯伏，凡修炼气脉功法，三尸虫随人之意，为人之大患，经所谓害莫大于有身，良以此也。夫气脉功法属于命功，依缘色身而起修，是以归诸有部，执着诸

---

1 刻录本七五页结。

2 谏：刻录本作“建”，当为刻工之误，据潜公校本改为“谏”。

有，难期活泼自在，遑论还虚破空，此气脉功法之所以为小乘也。又以诸法之用各具专功，用之于正则见瑜，用之于偏则显疵，是故气脉口诀三千六百门、八万四千法，皆重师传秘授，此密意之所以密，非私利之所独私也。凡此皆以杜绝脾土意神为患，经义不我欺也。了知上义，故丹家立“色”“受”“心”兼治之诀，所谓炼气化神、炼神还虚，亦所以驯意马耳。

附记：专治嫉妒病之专药，丹家将鹈鹕鸟火鼎煅炼成炭，疗治男女嫉妒之病，所谓伏三尸之丹药也，将其毛置放枕下，能安眠无梦，又鸡矢藤散配白龙丹亦主之[1]。

甘与甜之辨：

甘在五味属脾，亦五味中之正味也，凡甘味而色黄者，均补益脾胃，民生赖之。盖甘生于淡，淡者，无五味之偏，咀而久之回甜生津者曰甘，是故由淡而生者始为甘之本味也。若入口即感腻舌，而久留于舌根者曰甜。甜能滞塞脾胃，乃甘之太过，非甘之本味也。了知上义，故炙甘草能消导宣通，而生甘草则补滞脾胃，故酒客与痞家皆忌之。而生草梢则因近土得土中渗利之性，甜而不腻，故能泻心利水也。经云“稼穑作甘”，而不曰土味甘者，盖万物皆生于土，唯五谷独得土之正味也[2]，其色正黄，其味淡而生甘。吾人经常服食者，若谷麦之属皆淡而甘者也。归纳药性言之，凡黄色而味甘淡者，皆补药也，如黄精、人参、黄芪、玉竹等等，内外皆黄，得黄之正色者是也。他如水之精为[3]咸、木之精为酸、火之精为苦、金之精为辛，均得土中一气一味之偏，不若甘得土中之正味也。

医药于甘味之用法：

脾胃有余者，宜宣通消导而忌补益，尤不宜甘味也。心经心包络有热，则非生甘草梢不可（按：甘草以近土者为梢，此不可不知也）。盖心

---

1　刻录本七六页结。

2　刻录本重复出现“得土之正味也”，当为刻工之误，据潜公校本删减。

3　为：刻录本作“于”，当为刻工之误，据潜公校本改为“为”。

经有热，为水不滋木，水不济火而心肾不相交，又非黄婆为媒不可，故以生甘草梢上引心阳，下潜肾水，皆以脾土为用，以期婴姹得配，水火既济。是故长沙以甘草泻心汤宣泻相火，治心阳有余之症；以炙甘草汤治心阳不足之症，疏导脾阳以出其脉。二者皆用甘草为君，药有生炙之别，治有子母之分，然皆以脾为用，以先天脾土助后天胃土，则后天胃土能起大用耳。脾又主意，故意神为病属诸内因，应以理中、温中、和中诸法重治脾臟，而外因病七日转变以至于阳明，致成胃家实症者，应以急下法诀治后天胃土，是故内因不离乎治脾，外因不离乎治胃也。

甘草制用法：

炙甘草之作用为消导宣通，能宣发脾胃之阳，盖经炮制之后变其甘而为焦苦，以宏消导开发之功，修治之法，用水浸湿入火鼎，密封以炒字诀炼黑存性，火候老嫩以鼎内沙沙作响为度，则化甘味为焦苦也。坊间所用炙甘草则以蜂蜜或红糖炙之，是则不但[1]不能化甘为苦焦之用，反更增其甜，不但不能得消导宣通之效，反而滞塞脾胃，成中焦胀满之患，误人大且多矣。又生甘草能补能泻，误用之反能补塞脾胃，唯生甘草梢者，甘草之近土之部也，专用以通利心经相火、膀胱水道。盖梢近土，得土中之水气，甘而不腻[2]，故能泻少阴心经与太[3]阳膀胱之相火也。

脾与胰之表里作用：

据内景密义言之，经云“脾掩太仓”，太仓者，胰腑也，故经名胰为太仓吏也。丹家称脾土意神为中部老君，而神游居于胰府，因三尸神“彭质”窃据于太仓之府，故饕餮饮食肥甘之所积，百病从口入，酿成人身灾怪。观夫人于临命终时，多有反常，喜食厚味腥味者，谓之“除中”，即三尸虫为祟也。至于五味各有刑克，经所谓辛多伤肺，酸多伤肝，咸多伤肾，苦多伤心，甘多伤脾也。苟胰脾已病，则五臟各受其害，是皆贪饮嗜食，自伏死机也。故佛道二家以食喝为饥渴宿业，而过午不

1 但：刻录本作“转”，当为刻工之误，据潜公校本改为“但”。
2 刻录本“甘而不腻”下多“涅而不锱”，当为刻工之误，据潜公校本删减。
3 刻录本七七页结。

食者，以伏三尸虫食业之灾害也。丹家五遁缘身法诀有慎饮食之戒与宜忌之文，亦以此也，其论甚精且详，修持医药，咸应信受行之。

脾与音乐之关系：

脾在五声为宫，宫为五音之长，律应黄钟，式依芦管而定以灰音，良以此耳。意神好音乐，以脾闻乐则磨，故人于食时宜闻音乐也。又丹家有仙官八乐，佛家有禅唱梵音，不特可以伏意神，且足以伏天魔。盖魔闻乐，性情陶醉，昏昏欲睡，故丹家以音乐为降魔之无上大法也，立有大小炼形、伏魔炼性廿四种音符大法，皆秘密之部也，用之于祛病延年。其炼形廿部音符，实属神妙，不可思议，惜此妙音，几成绝响矣！试观孩提小儿闻慈母催眠歌声则睡且酣矣。以此习常之事证之，经论之言足资深信，要皆因意神好乐，使脾臟之气磨而运转，导引五气归元耳。

脾之症候：

脾在五行生化观之，为先天五行生化之母，胃属后天五行生化之母，故七情六欲均为脾土所生之病，中风中痰脾均出血，法皆治脾。按：中风为脾阴虚于下，阳旺于上，是为脱症，法宜补气救脱；中痰为脾阳太虚，水凝于中，是为闭症，法主行气开窍，佐以化痰。中风中痰二症，其人脑出血者均为不治之症，惟中痰者，不致即死耳。又因脾阴虚而影响足阳明胃土及手阳明大肠，致令阳明之经急，故有嘴脸歪斜之症，此可治之候也。

脾脉：

缓为脾脉之正象，一呼一吸脉来五至，候之于太渊者，当上中下浮沉取之，均见缓长，无多寡偏盛，得其中道，为无病之脾脉也。苟分经诊候法，当据《太素脉经》之秘传，不可从王叔和、高阳生之谬论，另详丹家《脉法品》[1][2]。

脾病望字诀：

观之嘴唇枯焦青黑者，为脾绝不治之症也。蛊胀病，脐眼外反者，

---

[1] 刻录本七八页结。

[2] 另详《镇健大师丹医语录 · 说脉诀精义品第七》。

亦为脾绝也。鼻准发红发赤者，为脾燥或酒病也。偶然红燥者，大便秘结也。准上煤黑或现灰色者，脾湿水泻或鹜溏也。疾厄宫上青黑者，臓腑有阴毒痈疽内伏也。久病不语而其鼻似笑者，将死之兆也。

针法：

刺足太阴经隐白穴，须用经道子午刺法，刺入三分，不得弹针尾。刺周荣穴，须用针身小周天法，肥人取三分，瘦人取二分，应停针三、五呼，此律令之文，常须识此。

胰腑：

胰为脾之腑，与脾为表里之用，为手少阳经，其经穴凡二十三穴，左右共四十六穴，《甲乙》《千金》诸经以“丝竹空”双穴讹误列为三焦，该穴应移入足少阳胆经，而足少阳之“听会”双穴，则应移入于胰经。又胰腑一经，自晋王叔和以后，医籍遗亡胰之实有，而误以三焦气化无形为经，更误以阳明胃经配为脾之腑，而为之表里，此大误也。按：三焦云云者，经论明示有名有用而无象，又谓统三阳之化运，为中清之宫。又谓上焦如雾、中焦如沤、下焦如渎，皆言气化用上之分野，非言其实相，是以主上中下三焦水道，而以膀胱司州都之用者也，医籍大误至此。更舍有名有象有用之胰而不论，尤不知内景之妙。胰为太仓之吏，为脾臓风神外居之府也。夫三焦既无实象，非形生之物，可知乃气化之用甚明，是故三焦不可以立为一经也。胰腑附生于脾胃之下，连脾之大络而生，亦犹胆之与肝也。诸家所称之脾病各症，除内因之癫痫与意神所主者外，皆非脾之本臓受病，如疟疾之因乎饮食者，乃胰腑病也。胰亦喜燥恶湿，与脾同宫，故用药多用芳香也。又因恶湿而反为湿所遏者，则反化燥化热而为温病，此医家之所谓湿温症为难治症也。盖燥湿则热愈增，平热则湿愈积耳。

三焦经之考政：

晋王叔和、唐王冰皆诠注《内经》，而胰腑一章仍付阙如，医家宗之，以致误将三焦列为一经，以补胰经之缺文，不知三焦有名有用而无象，别无形生色象之可循，是故不能成为一经也。胰则有名有象有用而附生于脾，与脾相配成表里之用。千三百年来，历宋元明清诸家造论，皆习而不察，仍沿王叔和、王冰之讹误，而忽于胰腑之用，且以阳明胃经与脾臟相配表里之用。按：胃为阜土，苟与脾土相配，则二土同宫皆为土母，混同先后天之体用，故二土同宫则见姤[1]忤之情，致失五行生化之本，则将何以起子母生化之用乎？按：阳明胃土得火中之火而生，为心之子，为金之母，阳明为宗气之海，故以心火配胃土为表里之用，犹肝木之与胆火为表里也（胆禀[2]木中之火而生）。脾土配胰火为表里之用（胰禀土中之火而生），方能得其先后天生化之妙用也。是以十二经中唯心包与胃脾之与胰，独为手足颠倒之配合，有异于他经，盖以先天后天之用而为用，又有顺逆之别耳。

医药：

胰居卑湿之位，与脾同性而异用，故亦喜燥而恶湿也，得土中之火而生，为阳为腑，故宜用芳香之药也。又与脾土同气于坤艮二宫，而为阴阳表里之用。一般所称之脾病，除癫痫及意神所主者外，多为胰病。胰腑阴极化阳，则湿多反热，致脾土中之火郁而不宣，是故因湿化热而成湿温病者，湿热相因互为消长，难得中和之道，故为难治也。丹家则比量法门观其湿热之多寡，分宾主而施治。若热多于湿，平热为先，燥湿为次；反之则以燥湿为主，清热为宾。此经所谓“急其所当急，缓其所当缓”也。然后用醒脾疏达之药以善其后，无不中的矣。用药如莲子、芡实、苡仁等甘淡之品以补中州，神曲、砂仁、蔻仁等以宣通消导，如阳不足而气滞者则用木香、藿香之类，如仅须调达脾气者，则投以兰花、佩兰叶、腊梅花、玳玳花等清轻芳香之品。

胰穴正误：

《千金》《甲乙》等经误以三焦代胰经，致胰经之穴亦有错误，具见胰腑讲录，如“听会”双穴应属胰经，又“丝竹空”双穴应移入于足少阳胆经。

---

1　刻录本七九页结。

2　禀：刻录本为“廪”，当为刻工之误，据潜公校本改为“禀”。下文同。

附嘱：

按：本文为诸生笔记，此虽重出，亦所以补前篇之不足也。盖此讲关系甚大，多集一记为详实之文，俾多闻记耳。其义虽同，而其文体则异，从学诸子细味之，则当另有所悟也，希勿以重复之文轻忽视之。

丙申正月十五日戌时初稿阅竟[1]

五臟六腑十二经及奇经八脉，在用上观之已如上述，兹再列一表（表4）统摄之，以示其手足相统臟腑表里之关系，并将其用上所主之异同，生化所起之顺逆，作由博返约之说明。

**表4**

| 五臟 | 六腑 | 十二经道顺逆相统 | 奇经八脉 | 起用 |
|---|---|---|---|---|
| 心包络 | 胃 | 手厥阴 × 足阳明 | 督脉 | 主周天河车升降，行身之背 |
| 肝 | 胆 | 足厥阴 = 足少阳 | 任脉 | 主周天河车升降，行身之前 |
| 脾 | 胰 | 足太阴 × 手少阳 | 冲脉 | 主升而无降上行于身之前（男身至于唇口，女身至于乳根） |
| 肺 | 大肠 | 手太阴 = 手阳明 | 带脉 | 主开合，为升降之关键锁钥，行腰之周围 |
| 肾 | 膀胱 | 足少阴 = 足太阳 | 阳跷阴跷 | 阳面为阳跷，阴面为阴跷，阴中见阳，阳中见阴，在足两侧 |
| 心经 | 小肠 | 手少阴 = 手太阳 | 阳维阴维 | 阳与阳交接为阳维，阴与阴交接为阴维，阳根在头上，阴根在四池 |

上中下三焦之用，清浊别焉，为中清之宫，不成一经也。

手足十二经之用，手三阴三阳统于足三阴三阳，而手足上下表里之用，唯心包络与脾则配胃、胰，独异他经，为手足逆道之用，而显先后天子母生化之本，其余则皆顺道也，盖以先后天而观其用耳。

[1] 刻录本八〇页结。

丹家《内景元宗经》《黄庭内景经》以及《内经》《中藏经》等均有三焦之论，惟上中下三焦之定名，为显现十二经道、奇经八脉妙运之用，言其用上之事，非三焦实有其物，另有一经道也。溯自晋王叔和、唐王冰诠注《内经》时已遗失胰腑一章，故医家经论无胰腑一经，而于臟腑表里之配合无法完整，各立臆说，强而齐之，莫衷一是，故医家以三焦之论强立之为一经，与心包络经为表里，铸成大误，见前讲诸分。

医家以胆为肝之腑，而丹道家据于《黄庭内景经》与《四气摄生图》诸经论，则别立胆臟一章，盖在用上起用观之，胆为半表半里，可阴可阳，可以为腑，又可为臟也。胆附肝而生，为少阳祖气，故丹经专列胆臟者，良以此也。而又以胆为腑者，以其附生于肝，化于肝木也。医经只言以腑为用，而不言用上起用，盖不明半表半里，于内景气机可阳可阴之实际印证耳。《黄庭内景经·中池章》显密二义，皆言之详实，炼气之士当能深会之。

医经将脾胃配为表里之用，殊不知脾为先天之土，胃为后天之土，二者同为土母，一主先天气化，一主后天形生，可资互为提携而不能互为生化，况二土同宫则相忤相抗，何可混拟表里，故丹家将胃配心包络，以先天丁火生后天阜土，心有所使，胃尽其用，以显现子母之妙用[1]也。脾胰之用亦复如是，惟脾主意，与身俱生，其先后天之用倒逆为用而已。修性功者，自能证得之。故此四经，手足颠倒逆而相配，独异诸经以手配手、以足配足也，亦表里之用显于四象者也。

心包络体虽属阳，为大臟，为先天丁火，然以阴为用，故曰体阳而性阴也。又为元神所主，故其动止不能随意也。在十二经为手厥阴，若无少阳之发动，则真阴静守于内不能起生化之用，是故心包络由阴化阳，必始于少阳祖气而化阳明胃土也。胰腑在十二经为手少阳，为三阳祖气之一环，又手经统于足经，故心包络亦与胰胆二腑相呼应，是以三者皆为相火也。相火动极，则因水火相克、顺逆相推而恩害相承，故每感君

[1] 刻录本八一页结。

火亦动也。水中之火、坎中之阳，始谓之君火，君火为病，天地之根浮动飘摇，则难为计矣。

奇经八脉不属于十二经，然无奇经八脉则不能显十二常经之正用，故奇经八脉实为十二经道运行之统帅，河车之锁钥，以主持升降开合，上下左右，动静相因，流注磅礴，灌溉全身，备诸妙用者也。故八者，虽用上有差别，然不可分离而各别观之。医经皆以奇经八脉犹江河之于湖津，为流注溢满之用，此管窥其一二，而未见全牛也，非精通内景功法，谁足为之证明？非个中人难与语此矣！任督两脉分行身之前后，主周天之运行。冲脉主上行于身前，出入于日月，女身止于乳根，男身止于唇口。带脉主司开合，行于腰之周围。阳跷、阴跷为阳中见阴、阴中见阳，其根在脚之阴阳两侧。阴维、阳维为阴与阴交、阳与阳交，阳之根在头上，阴之根在四池[1]。跷维阴阳之用，皆假诸经之道以为用，分而不分，不分而分，不可分别而观也[2]。

附记：井荥[3]俞经合浅释

井：通也，由上通下、由下通上之义，能于阴阳二经以相通。如外邪自三阳传变而之三阴为有余之症者，宜针之。针三阴之井穴，所以由下通上，和其荣卫也。盖三阴在里，使邪由里出表耳。

荥：细流也，凡诸经诸脉所起灌溉营卫全身之作用，犹路途之于驿站，大川之汇细流耳。

俞：舟也，载负之义，如舟运由甲地到乙地，载负进出、来往输送之义也。在经道上有如江河之于湖泽，可容水，亦可放水。

经：十二经道、奇经八脉所经行之路径而不可变更，故经曰“经者，常也；经者，道也”。

合：汇也，阳与阳汇，阴与阴汇，或阴阳大汇之义也。犹四通大路

---

[1] 四池：经外奇穴，有内外四池，又名阴阳四池。《峨眉经穴秘验》：“内池位于内踝尖直下 0.5 寸，前后计二凹处；外池位于外踝尖直下 0.5 寸，前后计二凹处。总称内外四池穴。左右计 8 穴。主治足痹、足胫不随、足冷、足心热、脚气、转筋、足麻、足红胫肿、足痿、足疼。”

[2] 刻录本八二页结。

[3] 荥：刻录本作“营”，当为刻工之误，依上下文例校作“荥”。

之相合、百川之相汇也。如肺与大肠汇在合谷穴，此二经之相合义也。又如足三里为胃经之合土穴，此言本经之合义，以五行生化自为牝牡而言也。医家诸经论解释稍有差别，以《灵枢》为正。

井荥俞经合统括三百六十五穴，统属于此五字诀之作用，由此可观人身头手四肢百脉循回周于全身，因此针灸大法依据人身用上观之，而立定三百六十五穴，法周天之数也。其最[1]主要者，前身卅六穴法天罡之数，后身七十二穴法地煞之数，以及三阳五会、三阴七会、十二原、十五络为其主要之穴，而诸穴之生化作用则又统属于井荥俞经合五要穴。子午流注针灸大法，完全以此五行主穴，按日逐时取治，于此惟三阳经多一“原”穴，三阴经虽无原穴，而以俞穴为原，盖阴性内守、阳性外开故也。因此子午流注针法总共六十六穴，即因三阳经多一原穴故也。此中胜义，另详《针灸品》[2]另立专论论之。

### 附：取痨虫法[3]

三尸虫为化生嬴虫也，俗称痨虫，其面如人，其身有翅，生于男身者须短，女身者须长，附生于督脉，吸脊骨之髓。又痨虫共分六种形态，上言者为最厉者耳。取法用烧酒调雄黄，将一指阔之黄表纸条，入雄黄酒浸透之，贴于脊骨上，自大椎骨起循脊柱，下至尾闾骨止，视其先干之处即是痨虫潜据之所，以墨点志之，用羊肝一片置于大蒜片上，贴于墨点处，再置艾绒于羊肝上灸之，痨虫即咬破是处外出，如孵鸡之出壳，经灸一小时后，虫头先出，须候其头翅已半出于外，即以钳急夹其头，利其势而取出，放于预置之大火盆中烧灭之。若虫头出而翅未出其半者钳之，则头断而身缩入还归脊中，仍可生头为害。若候其翅全出而不及钳着时，则痨虫飞入他人鼻孔中，亦为传尸痨症也。故必须俟其翅出半而钳之，在[4]

---

1 刻录本八三页结。

2 另详《镇健大师丹医语录·说针灸大法品第四》。

3 文依当时年代、社会情况及内景修为、外景观察而成。

4 在：刻录本作“俟”，当为刻工之误，据潜公校本改为“在”。

虫破口出处，敷以拔毒药外，再如法施治，以内服药调理之。

患者受灸时疼痒难忍，必须坚定忍受，又不可使灸之羊肝片移动部位，此医者所当注意者。亦可以外用神龟散贴于墨点处三日三夜，则痨虫即死于脊内，在此三日夜间期内，患者亦必觉奇痒难忍，若不坚定忍受而去其药，则无效而功败垂成矣。此法虽可收效一时，终身戒食腥臭及戒女身色，否则于三五年后重发则为不治，亦不得已而为权宜之计也。

又验其有无痨虫之方法，用乳香、没药等分拌匀，燃薰炉中，仰掌受薰，以薰手背之外劳宫穴，薰之距离约为五寸，又于手上复以白绸巾笼罩全部薰烟，经一小时后取去绸巾，病者手心内劳宫穴有毛（如豆腐上霉状）者为有痨虫，无毛者则无虫，白毛为可治，红毛为难治，黑毛则为不可治矣，此观而定其治与不治之诀也。

又丹家另有伏三尸虫法，其法见诸《枕中经》，然其法为秘密藏之一，重在师传，非照经行法即有感应者也，此又系晋而言之，属宗教家事，于医药无关者矣，其服食之鸡矢藤散，当配白龙丹，又鹔鹴丹则为上品矣[1]。

## 戊. 人体阴阳别论分

人体阴阳溯其源有先后之分，未成色[2]相时谓之先天，既成色相后属诸后天，先天之根，其本体亦构自阴阳，所谓父精母血也。父精母血各秉先天阴阳真一之气，因父精母血之真阴真阳，因缘和合而成象，是象浑圆如水泡，故强名之曰沤，其未太易和合之先乃沤之母，既和合缘生之后乃沤之始，亦人生太素形生之始也。丹经于此有太初、太始、太素、太极之论，为气化论立论之基础也。当父母交媾，阴阳二气与人生先天真如之性天相感，《内景元宗经》名此曰灵根，于是人之本真与沤

1 刻录本八四页结。

2 色：刻录本无“色”字，当为刻工之误，据潜公校本加“色”字。

相感相合之后，因缘和合结为一体，但受假乐而忘诸苦。又因人之性天本体具藏识“第八识”之用，此用更因种子之强弱，其发于用也，有先后次第。由是知人之转世，乃由人多生多劫淫业之种子最厚，初感于父母交媾之念，再感于父母精血和合之沤，与沤和合一体之后，则淫念暂时归藏，于是乎第六、五、四、三、二、一各识种子，因第七识“传送识”之用不断发生。此八种识中各因其感受之不同，及因环境因缘之各异而受发，遂有次第先后。因之于沤体中最先感受者即为鼻根，鼻根主嗅，于母体中受血分灌溉而感腥气，乃母体血分阴中之阳不断薰灼，其腥燥之气特浓，性天中嗅根与之相感，遂先成鼻象，其位居中，为土母之宫，故人称始祖曰鼻祖者，取此义也。次则生耳，十四日而成。再次生颅额，十六日而成。再次生眉，四日而成。再次生眼，六日而成。此三十日之中，据太阴数度推算，适得盈亏气机之半，应乎天地之象，眉目别焉。眉清象天，为清阳之象，如穹窿而无穷，为肾水坎宫真阳之华位，于人面最高之处；眼浊象地，为浊阴之象，五阴之精华萃会于此，故有漏有窍。于此时天地之象虽剖判清浊，而阴阳先天之气未得和合后天之气，仅母体以为用，以通血分灌溉全身，而气分并不呼吸，唯口衔红铅先天真炁，自为牝牡而已，故眼闭合，须待降生后，得后天之气与先天之气交泰，三日而眼微开，五日而开[1]其半，七日来复而开其全，九日而后始开启自在也。再次生颧，颧通鼻窍，得木土之用，十日而气化始成。再次口成形，十日而成。惟齿出生后，真阴得阳火之化，化骨有余，始先生门牙，次生犬牙，再次臼齿，皆阴阳对生，每出为二，不独出也。至于耳、额次第生化之道，与鼻同理，再十六日腮、颐、颚、颊始成，共七十六日。又五官为五臟之苗窍，当是时也。五官与臟腑表里为用，苗秀而根亦实矣。涵养二十四日象二十四候，共足百日而成。人体再经周天气运十数满足而降生，降生之期超十月者为先天气足，不及者为气不足，苟得纯阴之气，孕七月者能生，孕八月者得孤阳之气太过，

[1] 开：刻录本无“开”字，当为刻工之误，据潜公校本加“开”字。

生必夭折，九为数极，十为数[1]满，皆常人也。至若孕期不足七阴之数者，其气化之元始运与周天运皆为不及，人体虽成，生而曰流产矣。又阴数七，于人身为女，七之初变为十四，故女身十四岁而天癸至，七之阴极为四十九而天癸干也。阳数八，于人为男，八之初变为十六，故男十六而元精通，八之阳极为六十四而元精竭也。于是天地阴阳肇造，夫妇人伦立焉，此言人身之阴阳而悉言其常也。反之谓之变，谓之非常，如女身天癸有早迟通竭，男身元精亦有早迟通竭，女身真阴月信之潮汐，男身虚阳寅卯之兴盛，凡上所例，非时而至不得其期者，是谓之变，又名之曰非常也，变也者，病厄之根，医道之所由立也。

## 人体阴阳别论分补订记录

丹家据《黄庭内景经》之密义，于人之色身依缘有部剖述人体之生化，观其生化之由，察其偏盛之理，为立内景气脉修持法诀，与医药服饵法门皆属密藏之部而不显言之，故曰别论也。人体之整个阴阳从其源而观之，有先后天之分，先天属诸无部，后天属诸有部，先天者为人未有色象以前之性天作用，后天者为人在母体时已有色相之作用，从无化有为人之生，从有化无为人之死，从常而变为人之苦业，从非常而变为人之病厄也，故无也者，即为人转生之先天，经所谓本性也、藏识也。识有八种，即眼耳鼻舌身意及传送识、藏识也。八识之能，依性天发用以成后天，亦即先天本性之所能也，因先天识根种子有强弱之差别，故其发用遂有先后次第之分。先天以色根为最强，故悦男女之交，父精母血二五媾精遂成沤象，识根与沤因缘和合，而后次第发生其他各识种子之作用。因先天之本能所发为后天之色象，遂成人身，悦男者为女，悦女者为男，皆因淫色之业识而为生死轮回也。

鼻耳：母体中血分腥燥之气特浓，故先发嗅根而成鼻，腥为金之气，耳为金之苗，故第二生耳，经后天之气化十四日而耳化成。按：先天之

[1] 刻录本八五页结。

气一日为后天一年之用，丹家望字诀候诊口诀分别耳，主十四年行运周天谓之年灾，十四天行气流注谓之月，将以之推断人之疾厄何时发病、何时死生、可治与不可治，如是等法皆据此理而立法焉。仲景治王仲宣病案有云，公四十岁后当落眉，一百廿日死，服五石汤可免。王氏受其方而不服其药，后果如仲景候诊之言，其诀法亦沿于此也，故经曰“望而知之[1]谓之圣”，岂易言者哉？

额颅：位居于离午之宫，属丙丁火，母胎内水火轮转互为感应，受阳火之化，以坎填离而成额，阳之初变为十六，故十六日而额成[2]。

眉：轻清上浮，象天之变化无穷，主天吸地嘘之象，故人之情欲外征于眉也。因阳火之化，其形如穹窿，覆盖五官之上，清阳浊阴上升下降之运行，以四象为妙化，故四日而眉成。

眼：六日而成，五臟六腑皆通气于目，象地之厚博，与眉为天地之征，其五气六运之数为六，地六成之，故六日而成眼，于是清浊判而天地分也。由鼻至眼，次第发用生化共为卅天，得太阴朔望盈亏度数之全，眉眼分而天地位矣。惟在胎中尚未与后天之气交泰，故须于降生后历经九日，得后天阴阳气机之大用而眼始大开也。

颧：阴阳判，天地分，于是土木发用而始生颧。

口：本体是阴，阴极化阳，故最后生。又因水宫作用得阳之初变，以四为用而为四象之征，故腮、颐、颚、颊次第以成。

五官五臟互为根苗表里之用，依苗以观根，观表以知里，察其五官推知臟腑，依此观法为诊断疾病之应用，望字法诀于焉以立，为四诊法门之首，经云“望而知之谓之圣”，其源皆出乎此要，亦观法之入乎精微者耳。

形生依于环境处所及大小五行相缘而成，不外先天后天，唯气与质之能所作用也。从阴阳用上体上反正观之，即可推知其形生色象之偏正，以及一切种类之盈亏盛衰消长生灭之所由，若子母之相生、五行之相克、

---

1 之：刻录本无“之”字，当为刻工之误，据潜公校本加“之”字。

2 刻录本八六页结。

上下之相通、左右之相入、不足有余之相因、表里荣卫之相传、五味之相和、五色之相显、五气之相反、五志之相使、五声之相调、五运之相推、虚虚实实之相应、生生化化之相循，如是万法，胥统乎此，皆可观而得之。是故丹家于四诊法门首重望字诀法，依缘形生色象而望其根苗之用，足以断其人水火之状，推其人死生之期，明其人嗜好之性，计其人寿夭之数，量其人智愚之差，度其人穷通之运，察气色而探五臟之生克，观格局以索一身之畸形。至若按人神韵，他心可通，循彼动止，意向能知，此又望法之神化者也。凡是观法，丹家立法二百四十诀，历祖相承，师徒密授，试之于事实，皆验而不爽，有足取者，良以诸法之立，全属有部，依缘色象经验之积累、种类之统计，实唯物而辩证之学，非玄谈妖论也，亦祖宗遗产之最宝贵者也。

## 己. 人体阴阳别论续讲分

“鼻”：后天以土主事，鼻为土之苗、金之窍而主乎嗅，与脾臟为根苗，与肺臟为表里之用，故鼻孔通气发阴阳黄中达理之用，而左右二孔各主阴六时、阳六时也。于母体中因血[1]分灌溉感受腥气，因禀母体中血分阴中之阳薰灼所发，故性天中嗅根种子与之相感而成鼻象。夫土者，万物之母，故土象先成而后其他各官生焉。

“耳”：鼻成后十四日而耳生成，耳属金之苗水之窍，为土之子，与肺金为根苗，与肾水为气窍之用。金性寒，能杀而主声，故能听能嚎，阴中之阳也。凡人嚎泣则酸鼻者，以土金母子感通也。阴数居七，二七初变，故十四日继鼻而耳生。又阴中有真阳，少阳祖气遂以先生，金能生水，坎以填离，故续生颅额。颅额属离火之宫，火也者，土之母，元阳也。火性炎上，故临高位，又火为阳，阳数居八，二八初变，故十六

[1] 刻录本八七页结。

日而成相。盖坎为阴水，水中之阳升发而为亢离，故额不冻冽。又额颅为离火之宫，故大汗亡阳者，见生死之机于额也。于此三十日之中，依太阴数度计之，得盈亏之半，而真一之气，行阴二十五度，行阳二十五度，合为大衍之数五十。其用四十有九而生于一，故为数五十也；其生化之数基于五行，阴阳各行二十五度，加五行母数，是为三十，以故盈亏消长以三十为朔望，此太阴生化历数缠度之本也。又阳外开而阴内敛，人体法象一小天地，得阴阳之大用，亦成天地之法象，于是眉目生焉。

“眉”：眉禀清阳之气，位于五官最高之处，形如半环穹窿无窍，乾天之象也，四日而化成。盖数一生二，二生三，三起小用而生四，四象成而天地位定，故生眉之后清浊始分，喜怒藏焉。

“目”：目禀浊阴之精，坤地之所化也，故为精神之窟宅，心阳之窍道，肾阴之所寄，肝木之所通也。继天而成地，天一生水，地六成之，故六日而成相也。眉目之象共十日而化成，于此十日中，天地之象剖判焉，然仅属先天阴阳之气，故眼窍闭而未开，待降生之后得后天之气，与先天之气交泰，经阳九之化，历九日而后眼大开也。

“颧”：颧禀木性，为肝之苗，得水土之气乃生而通窍于目，得土木之用，十日满数而气化始成，盖天地分而万物生，东方寅木受太乙祖气化花萼之象，故木先万物以生，而颧亦先之也。凡人相火炎上者，其颧必见燥赤，其有实火者，其颧鼻亦复如是。

“口”：口为至阴之地，水库也，脾之窍也。水土本性相克，亦能相逆而相生，所谓反正之用、阴阳环抱之理也。十日而成者，以十为满数，全水土广博之用也。至此则诸阳之用，显苗秀于首面；诸阴之用，伏根藏于胸腹矣。余则咸涵养于十数之中，腮颐颚颊邻于水库至阴之地，得阴阳之半，阴中有阳，阳数八一变为十六，各得其平，各为四日齐而涵育之，故十六日而[1]四廓成也，是为两仪四象生化咸备，而五臟五官根苗之气并秀，体用之妙，臻诸妙有矣。

[1] 刻录本八八页结。

“齿”：齿于人身出生之后始得生长，盖齿者，骨之余也，真阴也，得后天之气交泰而生，故孕于母体潜而弗露，既生之后，于一岁周天运气中静而不用，六至十二岁，应大周天月令之数，得阳之化，乃脱颖而双出。既至骨阴渐老，故尽头齿[1]壮年始生也。以上共七十六日而成相，凡是生化之道莫不本乎阴阳也，至于五官与臟腑根苗相通相感表里之用，据阴阳生化五行生克之理，不难三反以推知其余矣。

## 人体阴阳别论续讲分补订记录[2]

**面部五官望字诀之诊断：**

面左小而右大者，为先天受气真阴不足，反之则真阳不足也。盖血以左为苗，气以右为苗。故察其面之大小，即知其阴阳气血之有余不足也。

鼻为脾之苗、肺之窍，高大者脾土必强，食不喜素而嗜肉食。又鼻大者主脾大，鼻小者主脾小。山根半断者为先天不足，正中显青黑气色于皮之内[3]、肉之外[4]、表里之间者，为内臟有阴毒之征。又鼻准旦夕间忽现红色在皮表者，主大便秘燥。经年发赤者，则主酒病或脾燥之症。鼻准青者为大便水泻；黑如煤烟者主内臟阴毒，绝于旦夕；又鼻之色黄而明润为大吉[5]。久病而鼻现笑容者，死期促也。

内景经义以脾居五臟之中，喻为黄婆媒妁之用，能使心肾相交、水火相济，与鼻为根苗影响，与口为气窍出入，发黄中达理之用。在息道功法，定鼻吸鼻呼、鼻呼口吸、口呼鼻吸三种调息吐纳之诀，而统摄于九气之用。

**鼻衄救急简便法门：**

一、独蒜捣烂如泥，炒热，左衄贴右涌泉穴，右衄贴左涌泉穴，左右皆衄者，左右涌泉穴皆贴之，血止则即除去，不可久贴。

---

1 尽头齿：指第三大臼齿，俗称智齿。

2 补订记录：所有校稿皆无“补订记录”字样，据上下文义并参考戊、庚两分样式，于此补录。

3 内：刻录本作“外”，当为刻工之误，据潜公校本改为“内”。

4 外：刻录本作“内”，当为刻工之误，据潜公校本改为“外”。

5 吉：刻录本作“苦”，当为刻工之误，据潜公校本改为“吉”。

二、金龟莲或旱莲草生用捣烂如泥，贴印堂穴。又旱莲草散治金针伤口出血，针灸家宜常备之。

耳属兑宫，为肾水之窍，肺金之苗，与肺肾为根苗窍道，起相应作用，故击耳如受雷震也。又金生水，耳为肾窍，故天寒易冻，以其性相感故也。耳轮属先天，耳廓属后天，故有天城[1]地郭[2]二穴，为导引术之要穴也。少阳祖气（胆经）围绕耳之四周，耳孔中心为所闻穴[3]，乃九大奇穴之[4]一，针不能及，唯用于导引术，则以离经指通天劲取之，能伏龙雷之气，坐中摇摆震踔者，用之神效，应手立止也。又耳大者，听觉较差，是为浑金之体也。凡糖耳者必生狐臭，听觉甚敏而性欲特强。又耳枯而黑者为死症。又已久病者，耳白如玉，虽危不危。又耳如因外伤脱落，速即接复原状，外用关门散，易于痊可；如无医师在旁，则将脱落之耳患者自行衔于口内，以保持温度，速至医处再吐出接续之。又耳之外廓黑色而晕者，肺金病也；兼及两哦呀[5]黑而晕者，母子皆病，肺肾皆伤，为难治；苟再黑晕上泛离宫，危而将绝矣。又耳赤者，肺有热逆也；又相语而耳忽赤者，其人内愧也。又耳见寒光有似临波者耳鸣，其甚者有似青石，则为耳聋也。又耳黄色如败土者，脾病及母，尚属可治；苟面颊皆如蒙尘，黄如败土者，轻则为阴黄症，重则为脾绝矣。耳见紫气氤氲者，上吉之征，病者兆愈，鳏寡兆嫁娶，贫穷兆富贵也。

颃额属离宫，为纯阳之所萃，赖坎中之水以成既济之用。如见大汗如油如珠滚滚而下者，为亡阳之兆，例属不治；若汗出而如珠如豆，附

---

1 城：刻录本作“成”，当为刻工之误，据潜公校本改为“城”。《峨眉经穴秘验》：“天城，又名耳尖、耳涌，属经外奇穴，位于耳廓尖端，卷耳取尖即穴。左右计二穴。主治沙眼、目翳、患眼偏正头痛、耳聋、耳塞、耳鸣。”

2 郭：刻录本作“廓”，当为刻工之误，据潜公校本改为“郭”。《峨眉经穴秘验》：“地郭，又名耳垂，属经外奇穴，位于耳垂下尖处。左右计 2 穴。主治耳聋、耳塞、耳鸣、锁口疔。”

3 所闻穴：《峨眉经穴秘验》：“所闻又名耳孔，位于耳心中，左右计 2 穴，所闻穴为丹道九大奇穴之一。可以芦管灸之或施灵磁、铁钉疗法。禁针。主治耳如蝉鸣、耳聋、头昏眩晕、卒中风口㖞。”

4 刻录本八九页结。

5 哦呀：经外奇穴。《峨眉经穴秘验》：“哦呀，位于口唇吻角旁 1.3 ～ 1.5 寸处，发‘哦呀’二音之凹陷处。左右计 2 穴。主治牙关紧闭、口噤失音、口常流涎、面神经麻痹、阳明经汗症，牙痛善欠。”下文同。

额而不下者，则尚在可治不可治之间，法当急救其阳，挽回生脉。如离宫现一片乌黑之色，其气滞黯者，为肾水上泛，真阳已绝，而其人自谓无病者，名曰行尸走肉；若离宫如姜黄，色黄如败土，而鼻与额皆冷如冰者，为脾阳已绝，十死之症也；青气上行，循少阳、厥阴经道者，肝木受郁，为可治之症；若现横纹贯穿三阳者，为绝症也；白如猪脂者，肺与大肠受病，为亡血之征；红如赤火者，为阴阳两热之实症，亦为阳明传经热症，法当急下之，以驱阳救阴（见《瘟疫论讲义》）。

四时八节、二分二至皆以十五日为朔，以十五日为望。又行阴与行阳各廿五度者，大小五行之所化也。如大五行以五为用之基数，适为卅数，此太阴数理也。如阳生之时，阴病得阳而解，据此类推，可推之于六气司天与断生死之诀。朔望者，彼盈此亏、此盈彼亏，阴阳互为消长之像，暑往寒来水火相推之源也。

眼之瞳人，为心阳之神，黑珠为肾水之精，其黄睛为胃土之英，眼白为肺，大眼角为大肠，小眼角为小肠，上眼睑属肝，下眼睑属脾，泪堂又曰龙宫属胰，眼形生之大小属胆，肉眦属膀胱，五臟六腑之炁皆通于目。据上所述，可观臟腑之盛衰与情欲之所发，心性之所寄，病厄之所在，要皆三焦气化主之。经云“肝通窍于目”者，谓其气通于目，故以为肝之窍也。观人之怒，其气上冲，见于两眼，名之曰怒目，益可知矣；又观瞳人坏者为不治；若人亡神为元神已失，距死不远矣；又露水灌瞳者不治；内障眼，治以金针拨瞳术；外障眼，治以消翳；水中金丹赤红肿疼，循[1]经施治之。又修持诸经论，皆不离乎止观法门，所谓“机在目”也，尤以《黄庭内景》《阴符》《参同契》诸经，皆明示及此，盖以目根最利，为外六门之先、六贼之首耳。

䕠得土中之水气而生，以土为假母，故䕠与鼻相通。肝为东方乙木，故肝之本臟，先万物以生，而䕠为其苗，则赖土旺而反后成也。观䕠显燥赤，面如涂朱者，为木生阴火，水不滋木，是为肝阳有余，肝阴不足，

[1] 刻录本九〇页结。

将见中风之征；色青者，肝气抑郁，为易怒、带下等症，是以妇科以治肝为主，盖女身禀坤阴之气而生也；色白者，金来克木，为衄血、便血、咯血之厄；色黑者，水盛浮木，为肝阳不足，主失眠、腹胀、痰多等症；色黄如败土者，为木克土，主脾病，土崩之征；色黄而明润者，得土木之用，是为正色。

治肝有“平”“伐”“疏”“和”“滋”五法，常施用于妇科。

平肝：阴阳略有偏盛，其气不见太过，平其有余济其不足也。

伐肝：肝阳太过，其气横发，因而损之，是为伐肝，与平肝之义有轻重缓急之别也，龙胆泻肝汤、芍药甘草汤、羚羊角散主之。又肝以泻为补，以损为益，盖阳之有余，源乎阴之不足耳。

疏肝：肝气抑郁而不条达，木喜风摇而忌曲喜直，故法当从其性以疏导之也。

和肝：阴阳相争、胜负相乘、寒热往来各不相让，法主和解，小柴胡汤主之。然当审其寒热之先后，以定用药之阴阳。先寒者为阴盛，当君阳药，宜用半夏为君；先热者为阳盛，当君阴药，宜以黄芩为君；寒热兼半者，半夏黄芩等分以治之，此小柴胡汤剂之用神也。

滋肝：肝阴不足者，当益其不足，法主壮水以滋木，此子病治母也，玄参、麦冬、熟地等药主之。此与伐肝为损益相对之法门也。

口：唇红如朱者，脾胃内热也；红似落霞，如露珠欲滴者，为正色也；黑色者，水逆于土，为脾土之阳虚，主腰疼腿酸、大便鹜溏；又唇内红中有白点者，为有虫之征，儿科最多；又唇发燥而裂者，为脾肺燥象；又青及于口之周围者，为肝气锁口，急惊风多见之，为不治之症，俗呼七天风者，尤多见此；又黄色现于上下周围者，为脾绝之症，或为大麻疯恶疾之预征；又生口疮为脾胃实热。此观口唇之大端也。

齿为骨之余，为真阴所化，真阴之中有真阳，阴得阳火之化，童子初齿必蜕而重生，乃[1]真阴充沛也。修炼家行持有得者，亦能齿落重生，

---

[1] 乃：刻录本作“如”，当为刻工之误，据潜公校本改为“乃”。

亦以此也。齿得至阴之气，为后天真阴，故肾病者，齿亦病也。虽然齿皆生根于肾，而辨其症候则与臟腑气脉之别支息息相通，故循经有如下之[1]分别也。上门牙属心，下门牙属肾，上虎牙属胃，下虎牙属脾，左盘上牙属胆，左盘下牙属肝，右盘上牙属大肠，右盘下牙属肺，此牙齿分经之详也。然治法均不离乎肾，次则以引经药达其所病之经，此治法之要旨也。

舌为心之苗，心为君主之官，臟腑诸病阴阳虚实皆必望诊之，诸家所记皆有可取。望色之复杂莫多乎！舌立有卅六种望诊法诀，然在色言之，不离乎五色之变化，而各有所主也。在象上言之，统摄于长短厚薄绻五种，各因气机升降开合平五者之用，而各异其形生也。丹家修持[2]气脉功法，无论动静功夫皆极重舌之用，所谓舌触上颚、舌绻重楼、舌封鹊桥关、搅[3]赤龙、漱咽玉液等等是也，另详《黄庭内景经·中池章》讲说。

## 庚. 五官、五臟、六腑、四肢、胡、须、髯、髭、筋、骨、齿甲、膜、络、肌肉、皮肤、毛、发、痣、纹之阴阳生化分

五官：

“在头在外为苗”，头为诸阳之首[4]，清轻而上浮，法象乎天，故位人体极高之处。

五臟：

“在腹在内为根”，阴质浊重，法象乎地，故内守而位下。

1 刻录本九一页结。
2 持：刻录本作“特”，当为刻工之误，据潜公校本改为“持”。
3 搅：刻录本作“扰”，当为刻工之误，据潜公校本改为“搅”。
4 刻录本作“头为诸之首阳”，当为刻工之误，据潜公校本改为“头为诸阳之首”。

五官与五臟显根苗之用，源阴阳五行而生生化化，成子母之用，化反正顺逆之妙，宾主、虚实、表里、营卫、风寒暑湿燥火、喜怒哀乐忧思恐、五色五味、升降开合中、汗吐下和补，如是一切炼气修脉口诀与医道法门皆自此出，亦《内》《难》诸经之最高原理，唯丹家《内景元宗经》阐发最详，推先天一气之理而印证后天色相与四业之情状，为补偏救弊之道，此医道之所来由，亦专言有部，非徒玄说空论者也。故《内经》首言至真之道有真人、圣人等等之分，次言人体针砭医药之术也。业医者司人生命，其权与天地同参，与君相同用，故人赞叹为精参造化，功同良相，非偶然也。明乎此，虽不能臻上工之妙，亦不远矣（按：治病愈十之八九者谓之上工，愈十之七八者谓之中工，愈十之五六者为下工）。

“鼻”为脾土之苗，肺金之窍。

“耳”为肺金之苗，肾水之窍。

“眼”为精神之窟，乃心之窍。

“舌”为心之苗，经曰“心为君主之官，神明出焉”，故曰眼为精神之窟，而舌为心之苗[1]也。

“口”为肾水之苗，脾土之窍。

“颧”为肝木之苗，肝木无窍而通窍于眼，借子之用为用也，其别支者兼通窍于鼻，依乎土母[2]，得水气而生也。

“胆”与“膀胱”皆仅有去窍而无来窍。

“发”为血之余，“齿”为“骨”之余，“甲”为“筋”之余。

土为火之子，火为土之母，土为金之母，金为土之子，金为水之母，水为金之子，水为木之母，木为水之子，木为火之母，火为木之子，此阴阳五行之母子生化关系。五行化于阴阳而以发火为先，盖火阳也，阳主动也。火虽生于木，而木仅具孕育阳火之能，须一阳初动，木始萌芽，木火为子母之用，火发而木先受之，故曰木得东方乙气之先，又为五行生化之先也。火克金、金克木、木克土、土克水、水克火，其用如环无

[1] 苗：刻录本作“窍”，当为刻工之误，据潜公校本改为“苗”。

[2] 刻录本九二页结。

端，此言其正克，言其常也，若夫非常，则言其逆也。例如水本克火，苟系车薪而杯水，则水非特不能克火，反增火之势，此阳得阴之济而起反用也。又如金本克木，苟系巨抱之木，以针刺之，无伤乎木也。此宾主之势不同，克而不克，此言其逆也。至于相克反能相生，此言其变道，相克而相成，相畏而相使也。例如金本克木，正言之具相克之用，反言之则非克无以成其用，盖木非斧斤斫削之雕琢之，不能成栋梁器皿之用，仅系先天顽木、后天朽木而已。明乎此，则五行生克、反正常变之用可以类推，了无余蕴矣。至于刑克二义，各有含义之不同。夫刑者，死伤之义也；克者，制限之义也。其用系乎反正，反正源乎宾主，宾主源乎因缘，因缘之用名为和合，和合而成果，则生生化化，天地位焉，万物育焉。

六腑：

六腑与五臟为阴阳相对、表里相用者也。六腑云何？大肠、小肠、胆、胃、膀胱、胰是也。就阴阳之性量观之，六腑为阳，五臟为阴，六腑为表，五臟为里。其表里之用有如次述，心经与小肠为表里，肺与大肠为表里，肾与膀胱为表里，胆与肝为表里，脾与胰为表里，胃与心包络为表里，是为阴阳六经之用，又有手足上下之别。凡诸经论及诸家述作言之甚详，兹篇不赘述之，惟脾配胰、胃配心包络，手足颠倒逆配表里之用，丹家之论，复按前讲可也。

四肢：

五臟五官，阴阳之化化，根苗之通显，天地别而成形，复因阴阳之大用而阳发于外，于是手足出焉，名曰四肢，以显四象正隅[1]之用，经所谓“二四为肩，六八为足”，此阳之极变也。故手足皆具叉形，阳火之象也，手指、足趾皆具五数五行钻簇之全也。又阴守于内，水道通焉，为三焦气化之用，水性趋下，出于浊阴，循膀胱、大小肠卑浊之经，故膀胱为周都之官，小肠为感受盛[2]之官，大肠为传导[3]之官也。如是表里水火

---

1 隅：刻录本作“偶”，当为刻工之误，据潜公校本改为“隅”。下文同。

2 盛：刻录本无“盛”字，当为刻工之误，据潜公校本加“盛”字。

3 导：刻录本作“道”，当为刻工之误，据潜公校本改为“导”。

之化各极其极，则天法地之用大备于全矣。“手足四肢”显四象之形、正隅之用，于是阴阳两仪与四象之生化大抵于全矣。又手足四[1]肢涵养于周天数内，与臓腑五官等齐生化，盖阴阳回环之道也。手足四肢与乎肌肉皆属脾土主之，良以土性博厚，四隅向之耳。以人体之阴阳而言，臓腑为阴为里，四肢为阳为表。又以臓腑而言，臓则为阴为里，腑则为阳为表。唯不属于表里，其半阴半阳半表半里者，惟少阳一经耳，当在“六经”中另论之。

筋骨：

骨为精之宅、神之源阳也，髓居于内，至阴之主阴也，二者显太极两仪之象。故骨皆中空，节有圆朵，髓则依骨作形，象似鸡子白，静而不动，凝而不固[2]，盖真阴之中有真阳，为人身生化之本。观乎幼童骨髓实而阴精强，惟阳化不足，初得少阳之气化，故骨软而多睡；既过童关，由少而壮，得太阳气机之化，阳开于外，与阴等齐，故由蹒跚而跻壮健；既至“七阴八阳”之极数，则因阴阳气化之消长，是为老阴老阳，故阳常有余阴常不足矣。又观乎老者少眠，因骨髓枯而骨节硬，阳火有余而燥金，肺金主乎皮毛，金受火克，故须发斑白而皮毛熇矣。

筋为髓之苗、骨之衣、百络之母也，具调节阴阳生化之用。阴阳盛衰受节于筋，故风寒暑湿燥火中于人身而生疼痛、强直、酸麻、痉挛、瘈[3]疭诸症，皆责之于筋也。又筋属肝木主之，肌肉之络皆系于此，而生化井荥经俞合穴道之用，百脉萦回周于全身表里之用，由是备焉。针灸之法由此而立，全身穴道共三百六十五穴，法周天之数，其主要者，前身三十六，法天罡之数，后身七十二，法地煞之数也。手足十二经又各有所祖，所谓十二窍道也。内景之妙，十二窍道不为人知者久矣，故针灸之行于今日，自李唐之后，内景之绝续不见于医家，仅高响于[4]玄门也。

---

1 刻录本九三页结。

2 刻录本多“涅而不淄，磨而不磷”，据潜公校本删减。

3 瘈：刻录本作“瘓”，当为刻工之误，据潜公校本改为“瘈”，为“瘛”的异体字。

4 于：刻录本作“法”，当为刻工之误，据潜公校本改为“于”。

全身骨骼共三百六十五，象周天之数，《内经》及针灸诸籍虽皆言之，而囫囵难解，尤未详言其生化之理，降至宋代《洗冤录》书成传世，其言骨骼筋肉亦仅得内景之半，然为历代法医所宗，实传书之足贵者也。溯自唐宋以还，《内经》骨度之论代遭物议疑谤，猬集蒙污已久，惜哉！洎乎今世，西医解剖谓骨骼仅二百四十余节[1]，中西医生理学大有出入，此因西医未究阴阳生化之妙，唯见其形生色象之外部而忽其源流，昧其生化次第，专务外求者也。例如胸骨，西医解剖以为一条[2]，而内景所知则分七节，七节之长成又有次第，分有年限，始全其形体。一般生化规律，女身在四十九岁后，男身在六十四岁后，始陆续长全，此言其常，亦有非常者，唯为数甚少耳。昔之法医所谓"仵[3]作"者，于验尸时检视骨骸，知年龄别男女，其术秘传，亦本于此。盖男身头骨八块，开十字岔；女身头骨六块，开三叉。肋骨女身多二条，曰警夫骨，男身肋骨则[4]少二条。又女身盆骨圆，男身盆骨尖。如是等象皆各有分别也。又如膝骨，西医谓只一枚[5]，而内景所云则推其生化之情分为二十四块（左右各十二块），法二十四候，像十二月令，以三才为用也。故幼童周岁而后始能立行，盖膝骨生化三年始全也。又幼童软脚病，三岁后不良于行者，其膝骨必小而薄，无三棱凹凸之形，其睾丸亦必小如鸡肾，甚或一枚，其一枚则不显出，有如果实之瘪仁，百试之皆百验也。此又内景所云本乎气化，既见其粗，又明其细，更详其生化之情状，非仅外求于形生色象之一端也。

齿甲：

齿为骨之余而肾为之主，甲为筋之余而肝为之主，皆真阴受阳火之

---

[1] 文依20世纪50年代现代医学研究背景，此处人体骨总数与现今通识骨总数不同，现代解剖学认为未成年、成年、不同人种人类骨总数有差异，常规总数为206块。丹道医学依于内景与此论不同，另当详审。

[2] 现代解剖学认为，胸骨由胸骨柄、胸骨体、剑突组成。丹道医学依于内景与此论不同，另当详审。

[3] 仵：刻录本作"忤"，当为刻工之误，综校诸稿及上下文义校。

[4] 刻录本九四页结。

[5] 现代解剖学认为，膝关节由股骨、胫骨、腓骨、髌骨组成。丹道医学依于内景与此论不同，另当详审。

化滋生不已，与生命相终始者也。小者名牙，大者曰齿。阴精强者齿如马齿，又如贝齿，为寿者之征；其密牙细齿者，为寿夭之候。人之初生，阴凝而阳微，少阳祖气初动，阴始得阳化之机，故齿甲始生，虽生而软，形具而不坚，其生化次第，先生牙而后生齿，又先则左右双生，显阴阳纽抱两仪之化机，继则上下对生，显四象之妙运；既屈阴七阳八之数，成为中阳，乃蜕化而重生；既为老阳，齿始生满，为三十二数，此后则脱而不再重生矣，盖阴不足而阳有余耳。甲虽不脱，然易焦黄，亦以阳有余而阴不足也。虚阳上泛者，齿根常见浮动，甚至出血，此阳胜于阴也，唯此治法不可以凉药，当引火归源、壮水培下，不可误也。甲焦如石灰者，此厥阴风木为病，盖肝主筋耳，法当和肝培土、益血潜阳以为治也。甲易脆折，色黄易卷，甲下白纹如月者，皆为阴不足而阳亢之候。掐指甲，其甲下之血退而即还者，为阴阳得配、水火既济之征；血退而还迟者，为阳虚气滞之兆；血色不红活者，为血虚之候；甲下血色乌紫，掐之不退不还者，是为阴分中毒之象，是为绝症，于法不治。此皆观阴阳表里之用，察其盈虚之情也。明乎此理，以之治病，于“望”字诀中义无余蕴矣。

肌肉皮肤：

肌肉祖乎脾，皮肤祖乎肺，脾胃二土主水谷五味，为仓廪之官、谏[1]议之官，散精于肺，肺受精而为华盖之用，周乎全身，故肺主皮毛，脾主肌肉也。以上述故于望字诀中，知人脾肺二臟之阴阳盛衰，良以此也。观乎其人，肉胜于骨者，因脾臟之阳不胜阴，燥不能平湿，而湿反流注于脾经，转而周乎全身，故现臃肿之象，此臟腑阴湿之征也。又如骨胜于肉，皮毛焦熇鼻齆色赤者，此脾臟之阳胜乎阴，脾阳过燥而阴受其克，母病而及子，则肺金亦随之而受燥火之刑伤，故其人为阳臟之征也。又骨肉停匀骨坚肉实者，为五臟平平，阴阳适中，故主无病，为寿而康也。又皮起鸡纹、肉似干瘪、毛焦发落、眼黄须赤、手足胼胝、耳黑而焦者，是为[2]气血两枯、营卫失调，无论男女，观其重轻缓急之情，而定

[1] 谏：刻录本作“建”，当为刻工之误，据潜公校本改为“谏”。

[2] 刻录本九五页结。

其可治与不可治也。又皮肤白色如油，而时多油汗者，此为阴阳颠倒，阴阳夹杂，阴不常静，阳不常潜，黑白失其相守，雌雄乖其相抱，如怒马之奔途、惊蛇之窜草，阴阳妄行不循乎经，是为女科之大忌也。惟白色如玉者，为气血得平，龙盘而虎伏、土凝而金止之征，亦具贵寿之验，妇人具此者，当为夫人，格入才女且荫及子孙也。观其如油如玉之辨，毫厘千里未易言之也，学医者当通天澈地，中通于人，苟能悟澈幽微，非特治病可操左券，晋而跻乎乎仙伍无多让也。又上言皮肤肌肉乃言其常，言阴阳之顺道也，若夫修气修脉则反乎此、逆乎此矣。君不见黄冠缁流乎，其气脉修持有得者，率皆骨瘦如柴，皮包乎骨，无复肌肉之征，不饮不食，冥然在定，然日食全羊、顿饭一石亦游刃有余。此盖黄婆已成不死，婴姹相配，水火相济，仓廪之实尽化为精，深藏于骨里，骨髓充实化为凝脂，而真阴之中真阳存焉。阴阳之运化能以自主，不与大气之气相顺，逆而守之，逆而运之，其精其神初则运气循环于小周天，不妄发于皮肤肌[1]肉，继则五气朝元，归入黄庭之阙，返朴还真，证如如不动境界，足以祛病，可以延年，得长生久视之功。虽属后天之用，为小乘初阶之道，是亦难矣。凡上所述，非医之大事，苟非其人不足与语，古人云“医道通仙道”，诸子勉乎哉！

痣纹：

痣为气有余，纹为气不足，此观二者之大旨也。痣则统括疖瘿瘤痈诸病厄之象，盖气有余则壅塞于经络而为上述诸病，以其阳开于外也，苟气虚而不得持续，失其鼓张之用，则与上述相反，内陷于里，凝为寒毒，化而为附骨阴疽、臟腑诸疽毒矣。又观乎阳常有余，阴常不足，故劳者多纹，老者亦多纹，婴儿孩提之时则无纹者，亦以此耳。又男女老人至七阴八阳之极数，虽无痣而必起黑瘢，亦以此也。又痣以红者为佳，盖红者为阳为火，具真阳之象，阳中有阴，是为阴阳相孕，不特为无病，亦无有余不足，且为寿征贵征也。又痣生于身者，其气之有余为势稍杀，

[1] 肌：刻录本作“机”，当为刻工之误，据上下文义校。

生于头手者，其气为有余之极，盖头为诸阳之首，阳之极矣。又观其人，于望字诀中诊知其气有余者，必多昏眩、失眠、眼花、耳鸣，不特为病厄，为难治之痼疾，且其人穷通多属蹇滞也。凡上所述，皆言其常道，苟致其变，观阴阳变逆之论，详见前说诸章。又瘿瘤之症，亦有气不足者，气不足则为阴寒凝滞之症也，又阴阳寒热之变当于《症治品》[1]中专论之。

发须髭胡髯：

发为血之余，并须髯胡髭为肾水之华也。在上唇者曰须，根于人中；在下唇者曰髭，根于承浆；在下颚者曰胡，根于地阁；在两腮者曰髯，根于哦呀，名曰五绺。肾水及血分之强弱，望发可知。女子发长及地者，贵为后妃。清秀如丝软绵而长者，贵为夫人。男子[2]则出将入相，皆寿康贵考之兆也。色黄赤而易折断脱落者为阴不足而阳有余，属夭折之兆，苟受自先天[3]而兼眼神散滞者，多为天阉也。发粗而浓墨黑而卷者，主多劳易怒、心粗好色也。病后发脱或不病而秃[4]，皆主阴虚血热或湿注血分之征也。发如败灰，头皮雪落，抚之无油者，为阴阳分离之象，观其人不病而脉必病，是为绝症也。胡须为肾阴之华，望其人之须，可知其人肾气之盛衰。例如胡须虬卷猬张[5]者，其人孔武有力，好色多豪也。焦黄易断者，其人喜怒无常，多疑善诈，淫而易乱也。五绺不明而胡分燕尾者，肾气虽强，开多而纳少，阴强而阳散，法主绝嗣或子多痴傻，又为孤老之征，虽寿而穷也；五绺分明，黑而不白，疏密停匀，根根见底，虽白而若银霜，不黄不跷者，为肾气阴阳得平之征也。寡须者为先后天肾气纳藏，为寿者征，为清贵兆，为有仙根，据内景所传，仙根之在人身者以此为上格也。又观乎宫闱之宦者，一受宫刑，割去其势，阳无所耗而尽纳于阴，故黄门寡须而多上寿也。

---

1 另详《镇健大师丹医语录 · 说阴阳证治专论品第二》。

2 刻录本九六页结。

3 刻录本“天”字下多“者”字，当为刻工之误，据潜公校本删减。

4 刻录本“秃”字下多“者”字，当为刻工之误，据潜公校本删减。

5 虬卷猬张：由“虬”和“猬”两个动物的名称组成，形容毛发、胡须等卷曲的样子，常用来形容人的胡须卷曲。“虬”指古代传说中的一种龙，“猬”指刺猬。

## 五官、五臟、六腑、四肢、须、胡、髭、髯、筋骨、膜、络、肌肉、皮肤、毛、发、痣、纹之阴阳生化分补订记录

外因内因之病，均为阴阳偏盛，失离中道，有以致之，丹家依缘其病源，观其反正、顺逆、宾主、虚实、表里、营卫、五色、五味、升降开合之用，立汗吐下和补五诀为补偏救弊之法。而医家则另立汗吐下和温清攻补八法，别立一家之言，然细绎其“攻”法之义，不能离汗吐下三法，而汗吐下三法已属攻法之全，是则汗吐下法即攻法也，故攻法与汗吐下三法不可强齐而并列也。又补法之义不能离温清二法，而温清二法已为补法之全，亦即补法统摄温清二种，则温清补三者亦不可一列论之也。故丹家五法一字一义，如网之有纲、衣之有领，而医家八法虽有分门求详之美，究嫌种类混同之失也。

反正顺逆宾主虚实：

主虚则宾实，宾弱则主强，正则从主以观宾，反则从宾以观主，先则确定主宾，次则辨清虚实，据虚实以量宾主之强弱，缘强弱以观气化之顺逆相对，互为因缘果者也。观阴阳本体自为比量，阳虚则阴实，阳实则阴虚，邪实则正虚，正复则邪消，其理甚明也。若阳虚而反益其阴，或阴虚而反扶其阳，则为虚其虚而实其实矣。又从阴阳本体与外邪比量正观之，则本体为主，外邪为宾，反观之则外邪为主，本体为宾，外邪侵入人体是为主虚宾实，故邪实即是正虚，亦即因正之虚故邪乃实也。若寒热往来上下偏盛，多者为主，少者为宾，而多少宾主又当反正互观、顺逆互用。临症辨证用不泥格，始臻化境，如此推求可穷[1]百变，则审定宾主，法立本标，治施缓急，药投重轻，神而明之，变化无方，莫不圆通而着手成春矣。

表里营卫：

营为血为里，卫为气为表，人身以气为运行之主，以血为灌溉之本，其为用也，不能离乎营卫表里之相因，经所谓气为血之帅也。例如风伤于卫、寒伤于营，是为气血俱病，亦即营卫并病也。然宾主虚实营卫表

---

[1] 刻录本九七页结。

里各别相对，观察须及全面，用药亦须全面，故治表者不可忘其里，治主者不可忘其宾，治其营者不可遗其卫，袪其实者不可忽其虚也。此又反正顺逆与宾主虚实相对相缘、相对相因之精谛也。唯从学诸子深思之、三反之，则矛盾可辨，中道可期矣。

## 汗吐下和补五法

汗法：

汗法以开为用，适用于外因表症者。如营卫两感于寒，邪实正虚，当用汗法，仲景《伤寒论》谓伤寒无汗者，麻黄汤主之，盖用汗法以解邪实、表实也。又伤湿周身洪肿者，亦可用汗法。唯内因病则忌汗法，因表无病也。外因伤风而汗出者，亦忌用汗法，因表虚也。亡血家与瘟病家均忌汗法，因诛伐无过，汗之则逆也。

汗法之病理以开为用，其用药统摄于辛温、辛凉二种，如麻黄、桂枝、细辛、防风、羌活、独活、前胡、川芎、荆芥、薄荷、蔓荆、生姜、竹叶、生石膏之类是也。若阴虚者，法当养阴出表，用四物汤为主药，酌加六经引经药及开发药。例如厥阴肝经用薄荷；心包用焦栀子；太阴肺经用杏仁、桔梗；脾经用砂头；少阴肾经用细辛、附子、肉桂；心经用黄连。若阳虚者法当扶阳出表，以四君子汤为主药，亦酌加六经引经药及开发药。例如手足太阳用羌、独二活；手足阳明用葛根、柴胡根；手少阳胰腑用荆芥炭；足少阳胆经用柴胡。其他三阴经专药，如少阴附子、玄参；太阴麦冬、草果；厥阴白芍、茣萸子等。至于可汗而失汗之、不可汗而反汗之、当汗而汗不中其经等等胜义，见诸经论及各家之言，经云“初在皮毛者，汗而发之”，又云“体若燔炭，汗出而散”，以此统之。

吐法：

邪实塞于上焦为吐法立论之基本要点，经云“其高者，因而越之”，统属全义。凡燥湿痞满坚，伤寒、瘟疫两大症，不离此五字诀，其显现于上焦者，不论其为内外因，皆适用之。经云“在上者，因而越之”，意谓病在上焦胸次之间、咽喉之次者，应顺其势而吐之也。近人少用吐法，几成绝响矣，苟用之得宜，神效立见，其症象概列如左：

（一）邪积于上焦或与痰食挟杂者[1]；

（二）肺胃留有痈脓者；

（三）宿有酒瘕不得消导，成痞满坚症，兼发热现象者；

（四）呕吐脓血，吐而不快或欲吐[2]不得者；

（五）停痰留饮与外因相挟者；

（六）内伤饮食停滞上焦，胃脘胸膈无由转输者；

（七）痰迷中宫，缘乎内外二因，见癫狂痫厥者；

（八）各种饮食中毒者。

吐法药物：

方书常用瓜蒂散或食盐汤，丹家则专用加味常山散方，其处方为生常山三钱、煅枯矾一钱、生白矾一钱，气虚者加人参一钱半，合捣为散，一次顿服之，或先服三分之二，俟吐稍定，再服下余三分之一，以再取吐，吐尽为度，小儿减半，或三分之一。或用二芦散，即藜芦一钱、人参芦一钱，共研为散，其效验[3]亦甚迅捷，二者较之，瓜蒂散为优胜也。惟大吐之后当先饮以米汤或米泔水，或饮浓煎红茶一杯，以平其逆，常须记此，勿令误也。至若其人胃阳素虚者，虽渴而喜热饮，舌苔白腻，胃中冒酸，当用六君子汤以善其后[4]。胃阴素虚者，口干舌燥，渴而大饮，饮必冷汤，当用玄麦甘桔汤加天花粉、钗石斛[5]为之调理，以善其后，此言善后之大旨也。

又白喉喉风与寒郁痰火等症，不可吐也；又少阳中风，胸满而烦，此乃邪气，非有物留塞，亦不可吐也；又少阴病，厥逆呕吐，此为寒饮，

---

1 刻录本九八页结。

2 吐：刻录本无“吐”字，当为刻工之误，据潜公校本加“吐”字。

3 刻录本“验”字下多“较”字，当为刻工之误，据潜公校本删减。

4 善其后：刻录本作“善后之”，当为刻工之误，据潜公校本改。

5 钗石斛：金钗石斛，2020 版《中国药典》收载作药用的石斛主要有金钗石斛、霍山石斛、鼓槌石斛、流苏石斛。《神农本草经》：“石斛，味甘平，主伤中，除痹，下气，补五臟虚劳，羸瘦，强阴。久服厚肠胃，轻身延年，生山谷。”

尤不可吐也；又伤寒太阳症不可以吐，吐之则逆反不能食而生内烦也；诸虚损者、诸亡血者、诸气动者、诸厥逆冷汗自出者皆禁用吐法。以上言吐法之宜忌，得此大旨，能融会贯通吐法之用，无不得心应手矣。

下法：

邪实塞于下焦者，或邪实而为里症者，为下法立论之基本要点，与吐法为上下相从之用者也，又为水火上下相推之反治者也。凡具备燥实痞满坚而为里症，病见于中下二焦者，皆适用之。经云“在下者，因而泻之”，即为此种症象应用下法之意也。又病在气分，阳火逆上，亦主下法，此水火反治之道，经所云“开北通南”之义也。又病在中焦者，法主理中为治，理中者，下法之变法也，故理中一法包括于下法范围之内也。凡伤寒、瘟疫、杂病诸症，见有燥实痞满坚五字诀中之一二症状者，皆可下之。惟伤寒症不可早下之，而瘟疫症则又不可迟下之，迟早之运用于病症关系极为重要，临床之际不可疏忽也。凡伤寒表病未罢，其病在阳分者，不可下之，下之则成结胸，变为逆症矣。又高年血燥者、产后血枯者、病后亡津液者、诸亡[1]血者、其人脐之左右上下有动气者、又脉微弱者、脉浮大无力者、脉迟者、宗气素虚者、小便清者、腹虽满而时减如故者，皆在不可下之列，苟误下之，则为重虚其虚，变为坏症矣。

下法药物：

以汤剂而言，大承气汤、小承气汤、调胃承气汤三种方剂主之，其最高原理为“驱阳救阴”。盖三阳症，其阳邪必属有余，泻其有余而救阴之不足，得致中道则病可除，而阴阳和矣。是故病属阴症者决不可下，而为下法之所禁者也。至于杂症之下剂，如通幽汤、桂枝加大黄汤、大小陷胸汤、十枣汤、滚痰丸等等，如是丸汤散剂各有专用，见后讲《杂病品》[2]，又于善后方剂另详《瘟疫分》[3]及《杂病分》，兹不重出之。

苟其人病因内寒而数日不更衣者，三种承气汤皆非所宜，应用温下

[1] 刻录本九九页结。

[2] 另详《镇健大师丹医语录·说阴阳证治专论品第二·杂病概要分》。下文《杂病分》同。

[3] 另详《镇健大师丹医语录·说阴阳证治专论品第二·瘟疫概要分》。

法以生发阳开之气为用神，不妄用寒下之剂，常须识此，勿令稍误也。温下又分二法，一为润法，二为导法。

一、润法药物，其和平者，莫如蜂蜜、黑芝麻仁、火[1]麻仁，皆佐于补气药中，另见《杂病分》所讲诸方论。

二、导法药物，淡苁蓉、油当归、甜杏仁、桃仁、熟大黄等等，可分经酌宜选用。如阳虚者配四君子汤，阴虚者配四物汤，外导者用蜜导煎（出仲景方，后误为蜜煎导），其用法类似近代西药之甘油锭，又或用猪胆汁灌肠，亦犹西医之浣肠法也。关于善后调理，如伤寒杂病因阳气不足者，以健脾运中、补土生金为法；若瘟疫症因津液过损者，则用清燥养营、壮水滋木为法。又当分经以药佐使之，不可盲目投药，失其全面之用神，误于重点之流弊，此不可不详审之也。

小儿下法：

小儿为病，除痘、痳二症为先天之因外，不出外因六气与内因饮食二种。若外因传变之热症，依伤寒与瘟疫法诀，当视其机宜，使用三承气汤下之。若内因饮食所引起之寒热，则须用消导清补四法兼施，而不适用于伤寒瘟疫之下法矣，用药宜枳术丸之类，寓补于消，以攻为补，如是则积食去而正气不伤也。若脾阳虚而引起寒热水泄、溏泻或便秘者，可用二味白术散或化为汤剂。白术散方：土炒白术一两，酒炒车前子三钱。若更见夜啼症，则用九头狮子散，神效无匹，此丹家秘药也。

九头狮子散，制法用九头狮子草、荷叶蒂、妙雁肫（无则以鸡内金代）三味等分为散，量儿年齿，酌症重轻，多不过三钱匕，白开水调吞之。按：九头狮子草生于立夏，花于秋分，蔓生铺地，红梗青叶，叶圆如罗，每干九叶，聚为锦簇。丹家用以伏汞留铅，升炼外丹，有极大用处。又可用[2]此一味以治痔疮，生捣调熊胆外敷之。内服亦可治赤痢与带下，尤以治小儿夜啼，大者服二至三钱匕，小者减半，大具神功，历不为人所重，惜哉！

---

[1] 火：刻录本作“大”，当为刻工之误，据潜公校本改为“火”。

[2] 刻录本一〇〇页结。

和法：

病不在表，非汗可愈；病不在上，非吐所痊；病不在下，非下能疗。其病在半表半里，阴阳相争相战，耳聋胁痛、寒热往来，不可用汗吐下三法以为治者，当用和法以和解之，其症象为寒热往来，名之曰少阳症也。阴阳交战，阳胜则热，阴胜则寒，故用和法则阴阳相偕而不相疑，不相疑则两不相战，寒热之患自解矣。如寒多热少、热多寒少、先寒后热、先热后寒、寒热兼半，或单寒不热、单热不寒，或每日一发，或间日一发，如是诸症，实实虚虚，则须从阴阳用上观之，先行审定阴阳二者盛衰多寡之比量，而后酌投以大小轻重缓急之剂以应机宜，非盲目以小柴胡汤和之也。然当和而不和之，不当和而反和之，当和而又和不得其道，皆足以误人杀人也。苟不观其人寒热之多少，禀质之虚实，臓腑之燥湿，邪气之兼并，则不足以言和法矣。

和法药剂：

凡少阳症，汗吐下三法皆所当禁也。和解之剂虽不能离小柴胡汤之用神，然当观阴阳之盛衰而定用药之标准。法宜阳虚者扶阳，阴虚者养阴，所谓权衡左右，既济水火，燮理阴阳，导致中和也。例如寒多热少或先寒后热者，是为阳不足，当以半夏为君；又如热多寒少或先热后寒者，是为阴不足，当以酒黄芩为君；又单热不寒者为阴太虚，宜加炒鳖甲、何首乌、麦冬之类，以益其阴；若单热而汗不出者，则又属白虎加人参汤症候，此非所宜矣；又单寒不热者为阳太虚，宜加莫萸子、肉桂、白术、草果之类，以扶其阳；又少阳祖气发自命门，阴阳相战而兼见上盛下虚者，应加清上培下之药，反之其下盛上虚者，则应加温中升阳之品；又如少阳病而见太阳阳明之症未罢者，则为少阳兼有表邪，当加解表药，小柴胡加桂枝汤主之；又少阳而兼里热者，当加里药，大柴胡汤或小柴胡加芒硝汤主之；又三阳合病，自汗盗汗、面垢、谵语、烦躁、遗尿者，则小柴胡合白虎汤主之，或单以白虎汤加淡竹叶先投之，如此危急之候，法主半凉之剂而又不可以半夏投之矣。此中变化不难推演，三反得之也。

补法：

凡属百损诸虚症均适用之。有外因、内因二种用法之别，所谓“不能治其虚，安问其余”，又曰“邪之所凑，其气必虚”，又曰“虚者补之”。然当补而不补，不当补而反补之，或当补而又补失其道，皆反，足以杀人于无形也。噫，补法之于用岂易施者，世之死于补药而不死于病者，每见之矣[1]！

外因病用法：诸虚人外因六气之病，非用开发之药，邪不能去，然因开发之品能耗气伤津，外邪虽去而正气津液反伤，故防其虚者更虚[2]，必须寓开于补，治其邪而维其正也。其法又分为二，阳虚者扶阳出表主之，阴虚者养阴出表主之。

内因病用法：内因之别有三，一阳虚，二阴虚，三阴阳两虚。虽五志为灾，情欲致病，用上有别，体则不二也。故其用法亦统三种条例于后，纲目虽统摄三条，病变则演绎百端，又不可泥而局限之。

一、阳虚者法主益火之源，宜用人参、白术、干姜、肉桂、附子之类，观其臟腑之所因，分子母而施补。

二、阴虚者法应壮水之主，宜用生地汁、熟地、玄参、麦冬之类，观诸阴之所虚，分子母之生化，单刀直入，循经施补。

三、阴阳两虚者法主育植玄牝、保健黄中，所以补益肾命、健运脾胃也，宜用黄芪、人参、白术、熟地、破故纸、胡桃肉、鹿茸、鹿角胶、龟板胶、淡苁蓉之类，量其阴阳之多寡、水火之相害、上下之盛衰、龙虎之静动，观其十二时中，度其三量之情，用药自有准则矣。

凡补法皆不离肾命与脾，须知肾不虚而脾弱者则补脾为主，脾不弱而肾虚者则补肾为先。又已病者之补法尤须用得其宜，如补之过早，则外邪未去，是为闭门留盗，反增邪势矣[3]。因此丹家用药，立补中有泻、泻中有补之诀。李东垣深得其意，最善运用此种法诀，总而言之，补法

---

[1] 刻录本一〇一页结。

[2] 刻录本“虚”字下多“以期”二字，当为刻工之误，据潜公校本删减。

[3] 矣：刻录本作“实”，当为刻工之误，据潜公校本改为“矣”。

之诀当分气血、辨寒热、审虚实、度升降、识开合、知缓急、别臓腑、明根苗、究子母、推顺逆，而皆统摄于阴阳，并深求四季摄生之宜忌，则补之所施莫不中节矣。至若补虚服食药饵之外，其法之最上上者，莫如丹家之内炼功夫，有病者祛病，无病者延年，其法脉门户众多，宗派分立，然约言之，概分为两大类：其一河车搬运法门，呼吸吐纳、周天转运、透三关、过重楼、起火炼津等法属之；其二清静法门，内视治心、忘身化光等法属之。

医道上，分别子母虚实而定隔一、隔二、隔三之治法，以及母病治子、子病治母、虚则补其母、实则泻其子等等法门，均属于一般法，而对于已病者以立论也。丹家之《仙道食谱》《四季摄生图论》《缘身经》《神仙服食法》等等，则专为未病者而立法立论也。

以上汗吐下和补五法，系由后天推之于先天，从有以观无，由无以观有，根据阴阳纽抱、两仪四象、升降开合、五行生化、六气相因、七情相淫等等最高原理而定此五法，为医道之准则，其[1]原理之释明，具见于《内经》《难经》《内景[2]元宗经》《黄庭内景经》等经论及前讲稿。

## 五官与臓腑之根苗关系

鼻：

居五官之中，为先天湿土之炁而生化，又为后天形生次第之先，主阴六时、阳六时之呼吸吐纳，故为脾之苗、肺之窍也。从苗之色相上观，丹家立望字诀以候诊诸病，概如下述：如鼻红在里，如云如菌者，为脾湿热也；青黑色在皮之内、肉之外、表里之间者，为脾有阴毒内陷，为臓腑阴疽之候，是为难治，又为绝症也；红色在表，如喷火星，或似聚蚓者，为土燥之征，其久而不退者，酒客病，酒齇鼻也；冷而如冰者，为脾绝也；鼻孔扇动者，为肺绝也；鼻冷而孔扇动者，为阴阳两败，肺

[1] 刻录本一〇二页结。

[2] 刻录本“景”字下多“充”字，当为刻工之误，据潜公校本删减。

脾两绝，小儿热症尤多见之。

丹家炼津成精功夫，其火候纯青者，阴精化为玉柱，在定功中调气吐纳，则鼻孔间玉柱成环，出入左右，在坐化时元神出窍，则玉柱双垂，此功夫之可考验者也。试观孩童及老年人，其阴精特强者，亦有玉柱下垂之象，此为常见，不足为怪。佛门密宗修持有得者，不特见此大用而已，且能化为虹光而证大乘果法，见密宗诸经论，此不属丹道范围之内，存之而不论可也。

耳：

金生水为后天之形生，水中真金是先天之炁化。丹经谓“金来归性”为内炼功夫[1]基本下手处，故丹家重之。又金水之用依因缘而成耳，故耳为肺之苗、肾之窍也。从苗之色相上观之，于望字诀立有候诊之法，例举如次：如耳鸣者，肾虚也；耳忽聋者，肺气闭也；耳内痒而红者，肾肺燥热也；其人宿因肾虚而耳色黑气枯者，绝症也；又耳为金水所生化，故易受冻裂，以本性相感故也。

眼：

五臟六腑之气皆与眼相通，故为精神之窟也。佛门般若诸经皆谓“眼为六贼之首”，丹家《黄庭内景经》《参同契》《阴符经》等皆云“机在目”，皆以眼为说法之要点，非空玄之论也。故望眼之色相，可断臟腑阴阳虚实之为病，尤可知其人情欲之所寄，非偶中者也。

舌：

臟腑阴阳之盛衰，内因外因之虚实，寒热相胜之变化，舌苔皆随之发生感应而显示其所受之气，见诸色象，盖舌为心之苗。又厥阴、少阴、太阴三脉皆扶喉咙止舌本，故[2]其气脉闭绝而中风痱厥者[3]皆不能言语也。

舌苔之于望字诀，在医道上所关极大。舌通体红如朱砂而无苔者，是为阴虚甚重者，则为绝症也；全乌黑而无苔者，是为阳绝，百死之症

[1] 刻录本“夫”字下多“夫”字，当为刻工之误，据潜公校本删减。

[2] 故：刻录本作“苟”，当为刻工之误，据潜公校本改为“故”。

[3] 刻录本“者”字下多“故”字，当为刻工之误，据潜公校本删减。

也；舌尖发红而散漫者，为心经有虚热也；舌尖发红集聚如红豆涂朱欲滴者，为心包有虚热也；舌苔发黄而腻者，为脾胃有实热也；舌黄而黑[1]，津液焦枯，见龟裂芒刺者，为胃蓄大热，真阴将绝也；舌根黄色有似橙橘而口燥不渴者，为脾有湿热也；舌色黑而津液满口者，为肾阳不足，土不制水，有痰饮留饮也；舌本白腻，青色内隐者为肝绝也，纯白腻者为肺胃二经中寒湿也，唯以白腻厚薄定寒湿之多寡耳；舌强硬，口喑不能言语者，为中风中痰痱厥之病，亦难治之恶候也；重舌（即舌肿大、舌根下重出一舌）者，为心包[2]及脾胃大肠热症也；舌胀大而不能内缩者，为心包与肾有热毒也；舌下起紫泡者，为火疔之毒发于心经，危急之症也，此泡不可针，破之则死不救矣；舌下见黑泡，其黑如墨，又如豆大者，为舌底痈，乃肾经热毒之症，切勿针破之，犯者必死也；舌红如落霞而无苔者，均为三阳热毒之症，如痈疔、大头瘟、扣颈瘟、虾蟆瘟、葡萄瘟等症属之，苟由红转黄，由黄而转黑且又龟裂者，极危之象，救迟则死矣。

口：

五岳四渎之水均入于口，故口为后天水谷之门，五味之户。又水归肾臟，谷纳胃脾，故口为肾水之苗、脾土之窍也。从其色相望而诊之：口唇乌色者，为肾脾阳虚也；口周围青气缠绕者，为肝气克脾[3]，主内风绝症、小儿惊症多见之；口唇皮裂、胼胝脱剥者为肺胃燥也；孕妇临产口唇乌者胎死腹中，其唇红而舌乌者主母死子活，唇乌而舌红者主母活子亡也。

颧：

颧得土中之水气而生，彰土木之用，故颧为肝木之苗。又肝木性直无窍，而借气通窍于鼻眼。从望字诀诊之，如颧常见赤色者，肝阳上浮也；常见青色者，肝阴受郁也；黄色如土者，木克土也；黑如云瘢者，其人无病而脉必病，为肝木枯绝，大凶之症也，惟老人现此者，反为寿征，非病厄[4]矣。

---

1 刻录本一〇三页结。

2 包：刻录本作“色”，当为刻工之误，据潜公校本改为“包”。

3 刻录本“脾”字下多“土”字，当为刻工之误，据潜公校本删减。

4 厄：刻录本作“危”，当为刻工之误，据潜公校本改为“厄”。

## 五行生克

就五行形相，以观生化之用，木居生化之先，木所化者为火，火所化者为土，土中生金，金被火化则成水。又木非水不化不生，火则自木而发，惟沉香木得水中真气而化，故诸木皆浮，独沉香木反沉于水也，是以沉香木有沉火于水之大用。凡治阴火有余，火气上浮之症，沉香木主之。又五行相克而相需，相得而相彰，如是诸义，为逆道之变，苟能了知“因明”辨证理论，绳以反正之用、宾主之观、因缘之合，而得和合之果，于医药之妙义无余蕴矣。

## 臟腑表里之用

小肠配心经为表里，以成金火生化之用，其窍会于小指本节后之“后溪穴”，穴在本节后，屈指横纹尽处，是其穴也。大肠配肺为表里，肺气升降，大肠随之蠕动以宏传导作用，肺之气[1]机从中府穴入胸贯膈，下络大肠，交于天枢穴，是为华盖与地幕之用，亦肺与大肠关系之所在也。膀胱配肾为表里，肾司水道，收藏癸水之真阴，膀胱之气通于肾，司壬水浊质之败，出其窍，会于轳辘关，在足太阳膀胱经十四椎旁开一寸五分凹处，是其处也。胆配肝为表里，肝中阴火化木汁为胆，自为阴阳牝牡，其窍会于“期门穴”而为赤珠之用也。胰配脾为表里，以成先后天气化轮转之用，丹家于此二者用不同宫，手足之经颠倒逆配，与他经顺道统属而配表里者，有大别也。盖胰附生于脾之大络，得土中之火而生，其生化之作用与肝胆之义相同，唯一得土中之火，一得木中之火耳。其窍会于脾俞穴，以宏舟载泛运、散津流湿之用也。胃配心包络为表里，以成先后天母子生化之用，丹家于此二者用不同宫，亦与脾胰之理相同，皆以逆配而顺用者也，其窍会于“绛宫”而开于离经指尖端之“鬼哭穴”，故离经指触觉锐敏也。

---

[1] 刻录本一〇四页结。

## 四肢

人体生化四肢既备，则阳开于外，两仪生四象之用，乃抵其全，故手足五指具化五臟六腑之井窍，而其气机皆互相通，盖十二经皆有络穴之用耳。惟足之中趾则无窍，经道行于中指本节时即不再外行矣，盖足经独得地性之全，以坎为用，因坎中满，故中指无窍，因地性静，故阳不能开至中趾尖也。假说阳开至中趾尖，则阴中之阳将无所居之地，是为投火入水，自取灭亡，而非以阳入阴之用也。又以阴无所守，则两足动而无静，遂有站立不稳之病矣，此内景之密言也。

足中趾在医道上之救急法：凡病腹泻者，用生姜片承燃艾炷灸足中趾之阴面，即可止泻；又溺死、吊死，身上有微热者，拉其中足趾，容易脱死复生；惟于救上吊者，须连绳取下，不可解扣，否则立毙；其缢死而吐舌者，以毛巾蘸沸水，绞之全干，掩其项下，舌即回复。

## 齿甲

齿：

骨成而齿长，故齿为骨之余，为肾所主，禀阴中之至阴，受阴中之阳而化生者也。故牙齿日磨而日生，不觉其损也。“望”其人齿牙之色相，可知阴精之强弱。例如密牙细齿者，骨阴必弱也。儿童阴精特强，故能蜕而重生，而年老者阴精日衰，则脱而不得复生也。至于齿牙为病，多属肾家，已如前讲。

甲：

为阴中之阳，筋之余，火得东方乙木之余气，故在胎中即已先生矣。“望”其色[1]相，可知其肝阴之强弱与病之轻重，盖肝主宗筋，而爪甲为筋之余也。甲红而明润者，肝阴素强也；甲黄而卷脆者，肝阳有余也；石灰甲者为肝木被风湿之浸，有湿虫暱之也。爪甲现纹理顺生如楞似线者，肝气太亏也；爪甲易脆卷者，阴精不足也；甲下起白色月牙者，为

[1] 刻录本一〇五页结。

肝肾阳虚气滞也；血色如米粒芝麻者，为血虚也；色现乌紫或乌黑色，扣诊之而不退，或退缓而不自还者，为绝症也，诸中毒家多见之；色白如石灰者为血枯而气绝，亦不治之症也，诸亡血家多见之。

附石灰甲外治法：用白色凤仙花数十朵捣烂成泥，每日涂于灰甲上，以绵帛密固之，自有花时起，至花尽时止，逐日换涂而如法包扎之，一季之后可以复原，焕然美笋矣。按：凤仙花子名急性子，子亦可用，惟效力较差，盖花主开而子主降耳。

附候离经脉法：以左手之凤钗劲或蛇头劲取病者之中指爪甲之端，以中指候病者中指之鬼哭，诊其迟速及所在宫位，又以同式横按病者中指之左右尖端，以诊其开合之情，同时另以剑诀劲或日月扣劲候外劳宫，互为开合以取之候之，再以同式候病者中指之蟹眼阴阳二面，微微搓动以候之，同时另以右手原式候天河界水，两手一张一弛、一松一紧（即松天河扣蟹眼，松蟹眼扣天河也）。其气机不相应者，则气脉皆不鼓指，若诊得气不足者，为心阳不足也。又蟹眼之阴面脉不应手者，为阴不足也。又蟹眼及天河阴阳二面均有气有脉，其位于阳面者为阳脉，在缠行之用为四正之上下来去，其位于阴面者为阴脉，在缠行之用为四正之左右横开，如此候法可诊其常与变也。如阳脉反左右横开者，为阴虚火燥之征也。又三阴三阳之脉相反，其症象亦必相反，盖因脉道从逆反正之理耳。例如阳极似阴之变症，不拘大人小人之手指，自尖端冷过肘者，为内热厥症，经所谓“热深厥亦深也”。若冷过肩胛者，为绝症矣，此则万千不可以寒厥视之，误投辛热之剂，下咽立毙矣。

又小儿科诊离经脉，独现冷候者是为内热，又为痳疹之预兆；其离经指不冷而反发热，手心亦发热者，是为内寒，亦为兼伤饮食；又手背发热者，为外感风邪；手心单发热者，为内伤饮食。如此候法，百不一失也。妇科及中风中痰者，均须候离经[1]脉以判死生。妇科有孕者，除太渊脉之两寸浮滑、两尺沉伏外，别无所苦，应候离经脉。例如其脉现闭者，为有孕之征，左开而右不闭者为男胎，右开而左不闭者为女胎。又

[1] 经：刻录本缺“经”，当为刻工之误，据《二十部正奇经道分经候诊法》及上下文例加“经”字。

孕妇走路自动后转时，右转者生女，左转者生男。又丹家于测定生男生女立有奇门遁甲。按：八卦爻变推算之诀，其诀曰“父母之年上下举，坐胎[1]之月为中主。乾坎艮震定生男，巽离坤兑皆生女。算男反生女，三五九岁死；推女却生男，终久鬼来搬。若是正胎者，寿考两般全”。此诀确有至理，灵验无谬，非妖巫之术，实乃精湛之数理也。至于详细演算之法式，另详《妇科专论分》[2]中。

残余胞衣滞留子宫而化为血蛊、瘕癥、恶露不止等症，为难治之候矣。中风中痰者，其离经脉闭者易治，仍横开者为“后中”之征。

癫狂痫症，可刺离经指之鬼哭穴（配刺“内关”及“神庭”），针入二分，须令出血。又按：离经指爪甲所显赤白肉际处即为鬼哭穴，此经外奇穴也。有云两大指并拢骑缝中为鬼哭，乃误传之文，当政之。

## 肌肉皮肤

肌肉祖乎脾胃，盖脾生化先天五行之精气，胃生化后天五行之味质，故肌肉气质不离营卫之大用，水火之相推，表里之出入也。所谓肌者，其质直理而气顺行；所谓肉者，其质横纹而气旁开。此肌肉名相之区分也，然又为一体之二面，又不可强分之，合纹理之横顺，综气质而成章者也。

皮肤主乎肺，肺以手太阴之阳为用，受精于脾，开气至表而极于皮肤，与毫发之末应天地气机，始于寅时，以宏周天升降开合、节制均衡之用，故其气机流注无微[3]不入，遍周全身，是故炼气家动静两功、调息吐纳皆从肺下手，其功力[4]湛深者，呼吸不由口鼻而行体呼吸，所谓脐中吐纳八万四千毛孔应之者也。又皮为肤之里，肤为皮之表，下附于膜络，与肌肉相连系。又肤少气少血，皮则多气少血，肌肉则多气多血，膜络则多气无血，此言其气血之比量，而阴阳之用则各别也。

---

[1] 刻录本一〇六页结。

[2] 另详《镇健大师丹医语录·说阴阳证治专论品第二·小儿科妇科概要分》。

[3] 微：刻录本作“徵”，当为刻工之误，据潜公校本改为“微”。

[4] 力：刻录本无“力”字，当为刻工之误，据潜公校本加“力”字。

明乎肌肉皮肤与脾胃肺三者之关系，则可知其病源而立其治法，决其用药矣。故肌肉酸胀者，主治其脾胃。皮肤多汗或焦枯不润者，则主治其肺。伤寒或中风者，头痛项强，汗出或汗不出者，肺先受之，再传于太阳，故仲景立法以麻黄汤治寒治肺，以桂枝汤治风解肌也。

肌肉皮肤用望字诀诊之。肉胜于骨者，阴多阳少，其人痰多，喜辛咸厚味而恶甘酸也。骨胜于肉者，阴不胜阳也，骨坚肉实，所谓胖而见骨、瘦而显肉者，是为健壮之征也。又常人骨髓如鸡子白，修炼家则如凝脂，因骨髓少则人老而骨硬，皮焦而白弛。又小儿多睡而骨柔，肌肤细嫩而紧实，以阴多阳少也。又皮起重台皱纹者，阳病于上也。毛发焦熇者，肺阴病也。眼黄须赤者[1]，肝肺之阴不足而肾阳逆也。皮肤白色如油光浮于表者，为金土俱病也。白色如玉光莹于里，昭昭然显露于表里之间者，为寿康之征也。

## 痣纹

“痣”为阳开于极表之征，然不为病也。惟其所类属之疖瘿瘤痈诸症，则均为气机壅塞于三阳经络，发而为病，别释于下文。

疖：凡疖见红肿白头，其晕脚红硬而根深者，外科称为未老先白头，又通称为水疔，是为阳症，治法用天花散外敷之，或苍耳虫贴疖根周围，以此虫所浸之麻油涂于晕脚及其红肿之处，最具神效。候肿退脓尽，再用生肌药贴[2]以滋膏善后生肌。

疖毒之发于臟腑者为疔疮，疔又有青黄赤白黑五种之别，其内服药皆以忍冬汤主之。生于足之涌泉穴、手之劳宫穴、头之风府穴最为险恶，迟治必死。又生于阳明经者，在面上之眼瞠疔、眉头疔、虎须疔，其险恶次之。诸疔生于涌泉穴、劳宫穴而未破者，其势较缓，已破而散黄者，为险甚而难治。此二穴生疔，如因施治较迟，幸而治愈者，其手或足均致倦曲残废，临症者宜先嘱咐之。又黑疔生于涌泉穴者，为肾臟火大毒

---

[1] 刻录本一〇七页结。

[2] 贴：刻录本作“贻”，当为刻工之误，据潜公校本改为“贴”。

所生，乃五疔中最恶厉之症，急内服忍冬汤，加盐黄柏、知母为引经药外，再外用苍耳虫围其根周围，以所浸之油涂其红肿处。如已昏迷谵语者，更加用蟾蜍，剖腹弃其内臟，贴置神阙穴上以拔其毒，经三四十时，蟾蜍即发臭气，当宜更换三个至五个，方能将毒拔出，并用梅花点舌丹三五粒置于舌下，缓缓化津咽吞下。盖以心肾二经之气脉均止于舌本，故能感药力，所谓下病而上治之也。

赤疔：其色绯红，并有红丝一缕，循经穴内窜心包，为心经之病，其红丝射过肩胛者为不治之症。未过者，内服忍冬汤，加焦栀子、黄连、大黄佐使之，或服黄连解毒汤加犀角、生地汁、忍冬内消之，或用潜龙飞凤丹之类尤妙，并及时以极细麻线（如棉纱细者），正对红丝尽头处，灸四十九炷，外治法如前，或拔疔丹亦佳妙。

黄疔：其色橙黄，为脾胃之热所发，内服忍冬汤，加生石膏、大黄佐使之，外治法如前。

青疔：晕脚皆青色，乃足厥阴肝经之热毒外发也，内服忍冬汤，加青蒿、绿豆衣、柴胡、天花粉、蒲公英佐之，外治法如前。

白疔：又名水疔，晕脚发亮有如水泡，为肺经之所发，乃疔中最轻之症也。内服忍冬汤，加知母、黄芩、浙贝母、麦冬佐之。出汗者再加冬桑叶或绿云散，如热不退者再加天萝散治[1]之，外治法同前。

疔之毒根极深，盖毒发于内也，于脱离危险期之后者，或险症未现之先者，本门用拔疔丹药贴于疔上，其根即于次日随药而脱。又内服潜龙飞凤丹，服后疔反大痛，约经半小时后，其疔自破，漫出毒水，俟其肿消毒消，贴以生肌药收功，历试神效。

瘿：俗称猴子，生于头手者，名疣子；生于足趾者，名鸡眼，为不红不肿之小疙瘩，不治亦无碍也。鸡眼治法：以有孔之铜钱盖于瘿上，露瘿于孔中，再以大蒜切片贴于钱孔中之瘿上，次以艾灸蒜片上二三十壮，以知疼为度，去蒜片，用乌梅散调醋，并磨锈铁钉上之铁锈和匀之，

[1] 刻录本一〇八页结。

敷在瘿头上，连钱包扎，周时一换，轻则三天，重则七日而愈。

附苍耳虫制法：以活苍耳虫置于麻油内浸之，并加入麝香少许，固存备用。

附乌梅散制法：用将乌梅去核用肉密[1]固火鼎，以武火炼炭存性，研细备用。

疣子生于头顶上或手上，取狗尾草对穿其根，大者穿十字形，将余草剪去，其穿通之草留存根下，经三日而疣脱。又法取鲜藿香叶搓揉出汁涂之，每日三五次，数日即落。又法用白垩[2]研粉，以指蘸粉轻揉缓捏周遍疣身，以拔钉之势应手而脱。以上诸法皆神验也。

瘤有血瘤、粉瘤、虱瘤四种之别，分列于次：

血瘤不可针破刀割，犯之必血流如注而死，其皮外全部紫红色，内显红丝，为聚蚓之形，经典无治法。

粉瘤软而不红，内部皆粉，治法有三：

一、取蜘蛛丝搓成线，紧扎于粉瘤之根上，每日换线一根，每次逐日收紧，经七日或廿一日，瘤即脱落。

二、取瘤针法，右手藏三棱针或剑针，亦可左手以黄表纸盖瘤上，紧握瘤根，乘病者不觉之际，先用卯酉法刺入，旋速变子午法刺而出之，同时左手挤粉瘤连针取出，又左手用金钩劲手法，不可误也。

三、用流注散调蜜涂瘤顶上，再用生甘草膏围其根之周围，每日缩小其围度，最后自破，或以三棱针针之，出粉而愈。

虱瘤为湿毒化生之症，其痒无比，瘤内生虱也，用三棱针刺取之。又有生于前心及后背心毛孔内者，俗称“虱背心”，又曰“冤业病”，以“团山法”治之，将团山丸装入岔口大袋[3]挂在前心后背，并以棉被四周围盖取暖，静坐一昼夜，出被取袋，虱皆尽入袋中，取下其袋，以火焚

---

1 密：刻录本作“蜜”，当为刻工之误，据潜公校本改为“密”。

2 白垩（è）：又称白土粉、白墡等，是一种微细的碳酸钙沉积物，方解石的变种。《神农本草经》：“白垩，味苦，温。主女子寒热、癥瘕、月闭、积聚。”

3 刻录本一〇九页结。

之，或深埋土中，并用理中除湿健脾之剂以善后之。

附团山丸制法：水银、百部、大枣肉各等分，合共和捣以不见星为度，再为大丸备用。

痈：凡红肿高起无头、高热疼痛者是为痈症，亦阳症也，其最重者，痈发于背。未成脓者法主内消之，已成脓者法主内托排脓，然以内消为上治，破头则于不得已时行之耳。成脓未溃者，千金内托散之类可以采用，又于破头后用葆元汤、四物葆元汤之类调理之。又内消法于体虚者，服忍冬大归汤。体强而初起者，用醒消丸、小金丹、犀黄丸之类，黄酒冲服，睡后出汗即愈。外敷本门秘授，以汉商陆根捣泥敷贴，或用野杜若（即蓝菊）配芙蓉花或叶，捣泥敷之亦妙，又本门正用之外敷药五行散亦主之。其已化脓未溃而又不能内消者，外敷前药，内服千金内托散，加天丁或茅花，并皆神效（一钉一孔，故不可多用）。丹家秘传之湖海十三方中有代刀散一方亦妙，惟以本门外用咬头散为无流弊，贴之于痈上，以滋膏护之，并用五行散圈围之。五行散方剂具备青黄赤白黑五种药配成，其药理极为精深，本门所用者与他宗略有不同，威灵仙、独活、赤芍、白芷、紫荆皮等分为极细末，调葱汁蜂蜜为外敷之用，并须以生痈部位之阴阳经道，按五行生化而定君药，则着手成春矣。按：医经亦流传此方，有石菖蒲而无灵仙，此其不同之处也。

又葆元汤方，生甘草、生黄芪、人参、肉桂是也。并四物汤，合用为四物葆元汤。

咬头散方用左盘龙（雄鸽之粪为左旋故名）或用右盘龙（雄麻雀之粪为右盘故名），用白酒或醋调，涂痈头顶端。

“纹”为气不足，然不为病，老年人多有之。其所类属之阴疽流注，则为气血凝滞于阴阳经络腠理之病也（经道之阴与阴交，阳与阳交，或阴阳相交者，顺为经，纬为络，肌肉与肌肉相交者为腠理），虽属阳不足，而阴尤不足之阴症也，为难治或不治者耳。

疽生于五臟六腑者为阴毒内结（倘系阳毒则称内陷），乃绝症也。相当于近代科学所称之各种癌症，征诸经论，正式以癌命名者，只有乳癌、肝癌二名，余则皆名之曰“某臟某腑阴疽”（其属于阳症者，皆名之曰‘某臟某腑痈症’，为可治之症，详前痈症条）。诸疽于初起为可治之症，苟已自动发痛则不可治矣。其治法有二：一曰内托法，法主化阴为阳，乃用于四肢经络腠理筋骨者也；二曰移形换岳法，法主由里出表，乃用于阴毒内结臟腑之疽症。此丹家之秘[1]传也。凡诸内疽初起者，在其本经上或子母相生之经，皆以多气多血或多气少血之经，为外移之处所，外贴移山膏，内[2]服内托散，使在内之疽脱颖外出而在表另生为痈症，再照痈症治之，此所以变阴症为阳症，移里而出表，化逆为顺，出死入生，颇具神功。如疽已形势坚牢，则不可移矣。若妇科生于胞中者，即初起亦无法可移，盖胞中为氤氲之气，静而内守，锁而常闭，其开有时，应乎太阴，朔望一匝，期潮有信，信本乎性，故不可拔耳。

疽之症状微微高起，不红不肿，感觉患处痞胀麻木，按之微痛，不按不疼，口时苦而身疲。疽之为病，其来也渐，其治也难，苟觉大痛则命期促矣。其用药在寒温二性上，极难掌握其规律，须比量其阴阳虚实之多寡，以寒因热用、热因寒用为法，内服外用皆最忌大苦大寒之药，误则必逆，变生于朝夕矣。

流注生于经络腠理骨节者，穿破后极难疗治，在三阴经上者为绝症，在三阳经上者早则可治，迟亦难医，虽可多年不死，仍为残废矣。其病理与阴疽相同，又其治法亦与阴疽大同而小异，初起时以内消为上法，已成内脓或已破溃时，则以托毒排脓为上策，苟破口穿孔有年，流注清脓，又有漏管或多余骨者，则内服宜攻补兼施，外用宜提脓化管之诀，当视症候消息治之，非可拘泥矣。又内托及外消均以“阳和解凝”为大法，用药之大小轻重、奇偶缓急唯临症活用已耳。

用药[3]之道，疽与流注初起用西黄丸、醒消丸或小金丹之类，堪充初期内消之剂。苟已成形而生于经络腠理骨节间者，用大活络丹、阳和丸

---

[1] 刻录本一一〇页结。

[2] 内：刻录本作“外”，当为刻工之误，据潜公校本改为“内”。

[3] 用药：刻录本作“药用”，当为刻工之误，据潜公校本改为“用药”。

或阳和解凝汤、荣卫返魂汤等消息治之，法最工稳而无流弊。若已溃脓穿孔破口者，用天蚕丹、纳芥丹，配合葆元汤或四物葆元汤或荣卫返魂汤或阳和解凝汤，亦宜消息治之。抑或朝夕轮服，从天地阴阳气机之升降，利其势而从其性，以速药效，尤属治道之最上乘者也。至于外用药，可配用五行散、流注散、坤阴散、推车散、倒退丹、危室追毒丹、洪宝丹、玉龙丹，以上诸丹方均见诸经论记载，兹篇不重出之。总括阴疽流注，有五善七恶及十不活之别，当于《说外科品》[1]另论之，统其要诀不外阴以阳治，阳以阴治，可内消者则内消，不可内消者则从其性而逆其势，变阴而为阳，生于内者托诸外出，生于外者杜其内陷，要之拔其阴毒，和其营卫，皆不离乎阴阳，葆和真元以为治道之诀法也。了知上义阴疽流之施治，临症游刃有余矣。

## 发须髯髭胡[2]

发为阴中之阳所化，为血之英，亦即血之余也，须髯髭胡为肾水之华。按：诸男身冲任两脉营于唇口，故有须髯髭胡，女身则只营于乳根而不至唇口，故无须胡，此男女之别，而象显于外者也。又佛门密宗化虹[3]光解脱者，其发须皆不化。又人死多年，尸骨皆化，而发须亦不灭化者。又佛道二家所留肉身上之发须，仍能继续生长者，盖其阴精充沛，能静守于内而不灭也。了知是义，证诸实事，当明此说非妖巫邪怪，亦非外道波旬邪论，不足为怪矣。

用望字诀以候诊须发，概如下述：重病或久病须发倒立者，为不治之候也；年轻发秃者，肝阴与肾阴两亏也。又阴无补法，古人唯曰养曰滋，故为难治之症也。唯因癣癞而秃发者，于法可以重生之耳。其人自觉无病而发白者，血分有湿也。发枯脱落者，血虚阴亏也，湿陷于血分者亦主之。

---

[1] 另详《镇健大师丹医语录·说阴阳证治专论品第二·外科概要分》。

[2] 刻录本一一一页结。

[3] 虹：刻录本作“红”，当为刻工之误，据潜公校本改为“虹”。

须髯鬍胡置于火鼎内，盐泥密固之，以文火炼炭，黄烟过而青烟起时，即为火候已足，即速离火，候冷取出，调真麻油，治小儿羊胡子疮，具有神效。或以青羊胡剪下，入火鼎，如法炼炭，代用亦效。

人发以皂角水洗净，再以清水透净皂角之性，亦如上法炼炭，名曰血余炭，为内服之剂，能破血止血，通利大小便。坊间所制非丹法也，用宜慎之。修治不如法者，误服之令人生虫蛊之病。丹家于发有二种用途：其一为血余炭，用黄酒冲服，主治膀胱蓄血不通，颇具妙用，其量以三指盈撮为度；其二以人头发调伏“灵空青”。按：灵空青为治阴绝及养阴之灵药。又按：灵空青产于川滇黔山中之水银坑内，形如顽石，内有液体，名为空青，可以治风火赤眼，颇令清明，更有液体中生存各类动物者，乃为灵空青，惟不易求得之，苟能获得而不能及时如法调伏，则变为化石，毫无用处矣。丹家破石以取空青，见内有生物者，即以人头发系于其身，仍养在空青水中，忌见阳光与风吹拂，则其生物不至化石，而在一日之内从容配药，届时取用之。又此生物形象多端，有麟介之类者、有羽毛之属者、有昆虫之象者，不一而足，为灵奇之养阴仙药，丹家皆重之。又凡有空青之顽石，必外现润泽之色，而内有动物者，尤显莹莹欲滴之征，于望日前后，借月魄相感以验视之，百不一失，此鉴别采取之概要也。

产后血晕，以产妇长发松散解开，浸其尖尖于冷水盆中，经数十分钟后即可复苏，至于中暑中暍、牙关紧闭者，将其发上提，并以乌梅抹擦牙根，牙关即开而可服药。若被虫毒咬螫，以口唾吐于头发上，搓擦伤处，即可暂为止痛消肿，再以蒲公英白浆涂之，以痊愈为度[1]。

## 膜络

脂膏之所聚谓之膜，肌肉之所附谓之络。“膜”为三焦之用，主司水道；“络”则属诸宗筋，为肝之所主也。又膜为三焦之气化所聚，可增可

[1] 刻录本一一二页结。

减、可聚可散，随三焦气化之用而变化[1]靡常，故不能成经，亦不能以三焦经论之也。夫气化运行之多寡升降，就水之上升为云、下降为雨，二者化化皆为三焦之用，亦即膜之作用也。“络”则为有形有质、不增不减、无聚无散，为宗筋之维系，故为肝之所主也。“爪甲”为筋与络之苗，亦肝阴荣枯之外象也。观爪甲之枯润，可知其筋与络之盛衰。观人之肥瘦可知其膜之聚散：肥者，其三焦气化聚多而散少，是故寒湿凝于中，水道不利，每成痰饮诸症也；瘦者，其三焦气化散多而聚少，是故火不入水，上盛下虚，每成消渴诸症也。上述二者皆为难治也。

苟人身无膜则三焦气化不行，气化不行则水道不出，水道不出则清浊不分，清浊不分则臟腑之五行生化将失其大用，十二经脉之常运、奇经八脉之流溢，亦将无所依缘，无复宏上中下三焦之妙化矣，当与三焦专论，会而参之。

膜络在针灸与导引术之作用，有立竿见影之效。按：十二经道各有经穴，若针若灸，虽有宜忌，唯于诸经络穴则不论泻补，皆不宜针灸之，而宜用导引之术，以辅助所针所灸之穴，宏其相应相感之用，故诸络穴为针、灸、导引三者连锁之穴也。所谓络穴者，为诸经诸脉气化之所发，为出入缠行之机括也，亦即三焦气化周沛全身之大用，假借诸经诸脉而为用者也，是以膜与络虽有名有象，而不立一经，亦无经穴也。又关于修持气脉内景功法与内家武术点穴法，其解救法诀皆以络穴为用，唯不在医道之内，置而不论可耳。

## 辛．人身阴阳表里分

人身象天法地，寄喻为一小天地，其生化之源、体用之妙已如上述，人身阴阳体用之妙运兹篇专论之。夫阴为里、阳为表，其在人身各随其

[1] 化：刻录本作“为”，当为刻工之误，据潜公校本改为“化”。

用，而各有表里之分，于用上言之，极尽其妙有。盖阴阳之用，用在表里，不别表里不足以明阴阳之用，其半阴半阳者谓之半表半里，此则介乎阴阳表里二者之间者也，是故阴阳之用于此三者尽之矣。盖天地阴阳其用不出乎三，由三而生生化化，至于无边无量无尽，人身阴阳用上之化化，病症之传变亦复如是。凡上所说，言其纲也，苟明乎此，以之临症，游刃有余矣。

人身阴阳表里，以形骸而言，四肢皮肤筋络为阳为表，臓腑为阴为里；以臓腑而言，臓为阴为[1]里，腑为阳为表；以精神而言，阴精为里为阴，阳神为表为阳；以寒热而言，寒为阴为里，热为阳为表；以情欲而言，七情为阴为里，六欲为阳为表；以味而言，辛甘淡为阳为表，酸苦咸为阴为里；以邪而言，风暑火为阳为表，寒湿燥为阴为里；以气血而言，血为阴为里，气为阳为表，如是等等，皆言其正也。若言其变，阳极化阴，阴极化阳，由表入里，由里出表，阴极似阳，阳极似阴，是言其变也。阴阳之辨，其常其正，辨之极易，惟其变症，非通晓阴阳表里者，莫之能辨也。盖阳症必现亢晦之象，所谓亢者，阳中之阳，易辨易识；所谓晦者，阳乘于阴，易误易乖，亢阳易治，阳晦难医，经所谓“阳深厥亦深”正言此也。良以热入于阴分，入至阴之地，其势已不可拔，是故伤寒化热入于厥少二经者，视为危症，良以此耳。又阴极似阳、阳极似阴之辨，除切脉之外，当以舌苔[2]为准，若阳症者，其舌色黄黑、芒刺龟裂、干燥无津、出气似焚，虽四肢厥逆者，亦阳症也。视六经之症象如何，以定其热之在于何经，依六经治法治之，着手成春矣。若舌苔虽黑同上现象，然其津液满口，渴而少饮，所谓饮水自救，且饮必喜热，此阴症也。虽见厥逆或反高热，或寒热往来者，不可妄投寒凉剂与峻下之剂，惟依六经辨证，视其病在何经，或伤寒，或水饮，或痰厥，临症而消息治之始[3]为法也。

---

1 刻录本一一三页结。

2 舌苔：刻录本作“舌胎”。舌胎为舌上的垢腻。“舌胎”的写法相沿一千多年，至明·卢之颐撰《芷园素社痎疟论疏》中首见“舌苔”一词。本书使用校为通行中医术语“舌苔”。下文同。

3 始：刻录本作“然”，当为刻工之误，据潜公校本改为“始”。

## 人身阴阳表里分补订记录[1]

了知天地之阴阳，即知人身之阴阳，阴阳之本体一如，而其用则生生化化、变易无穷。观其本位之异同，则知[2]其用上之差别；察其用之因缘传变，则知其用上起用、反正顺逆之常与非常矣。然究其常与非常、能与所能之显现，要不外乎表里相对之用也。宋有陈无择者，辨其体之所以分，明其用之所以变，发挥经旨而为三因之论，为千古名家，其论甚正，诸子自按之。

表里之名是相对之称谓也，既非固定，更非绝对，而是气之与质、色之与相用上起用，而以因缘之各异，随其体用之相需，以立表里之假名，为医道治疗病厄之依据者也。从周天河车运转而论浮支里支，为气脉表里之出入，皆缠度运行所发之作用也。天地万物法象之表里，莫不如是，以应生灭消长、活泼万变之用。如阴为里阳为表，此言阴阳相因相对之常也，而阴中之阳则又反为里，阴反为表，此言阴阳相因相对之变也，其常变之相因相对推之无穷者也。阳极化阴、阴极化阳，为升极则降、降极则升之变道，亦自然之规律也。至于阴极似阳、阳极似阴，则为盛衰相对相因而为所胜所负，显现于表里出入逆道之用者也。例如每日午时虽热，而未时为阳衰阴启之时，反而更热也。又如灯火将尽，其光反明也。又如子时以后为阴衰阳[3]生之时，而于天初破晓反增寒意。皆为阳极似阴、阴极似阳之变道也。

凡于大热之症，三阳为病传入三阴而有厥象者，是为热深厥亦深，为初阶学者难辨之症。如人已昏迷，四肢冷厥而臟腑反热，此时诊脉，其太渊脉多见闭伏者，则脉无可凭，当先诊其趺阳脉，次候其太冲脉，再并用望闻问诀，视其舌苔黄黑，面色绯红，出气如焚者，为阳极似阴之症，法主大承气汤急下之，以驱阳救阴。至其六经证治善后之方，则不离乎清燥养营之诀也。又三阴为病，或厥或不厥者，法当先诊其鼻，

---

[1] 补订记录：刻录本作“补记”，参考戊、庚两分样式及上下文例，校为“补订记录”。

[2] 知：刻录本作“若”，当为刻工之误，据潜公校本改为“知”。

[3] 刻录本一一四页结。

以候土宫之气机，苟自鼻准冷过印堂，上至神庭，或未过印堂，而呼吸者冷如冰者，为绝症也。至其六经证治之主药，不外真武汤、四逆汤、回阳汤、生脉汤等等法门，惟须知寒因热用、热因寒用之妙耳，否则病不受药，万一之望亦不可得矣。

**附兽医诊法：**

凡兽之鼻为灵根之窍，均不能受击，与人同之，其病又多为热症。观牛马之鼻，无汗者则必生病，盖鼻冷而窍闭也。切牛之脉法主乎角，牛角冷过三节者，为绝症也；其角尖冷而无病者，内生牛黄；又其角于暗中发光者，为有角黄，为牛黄之上上品，难得之物也，丹家宝之。

又狗鼻冷而舌不外吐，汗不出者死。按：狗平时出汗在舌而不在毛孔，为其常道耳。又牛马之鼻孔小者为肺气弱，故伯乐有割治开孔之针法。

又驯牛伏马穿鼻笼口者，以鼻口为脾土之苗窍，为意神之所感，盖以制其意志为用耳。

## 壬. 丹家医家群经概要分

经选：

一、《中藏经》全部详讲，由诸子笔记为初机者之蓝本，另详笔记专录。

二、《黄庭内外景经》全部详讲，其九次第显密二义，另详笔记专录。凡内景功法与丹家医道病理，统摄天地人三元内外丹法，皆据此经为主，而博采《龙虎经》《金药秘诀》《明镜匣经》《金谷歌诀》《火莲经》《金诰》《无极真经》《还金术》《地元真诀》《论神丹》《渔庄录》《天台十段锦》《地元正道》《三种金莲》《秋日中天》《黄白破愚》《黄白镜》《黄白杂咏》《我度法藏》《黄白指南》《车金火灯》《庚辛玉册》《太清药要秘箓》《胎息经》《琴火重光》《参同契》《悟真篇》《双玄经》《仙道食谱》等等经论。

三、《五遁缘身经》

四、《素女经》[1]

五、《四季摄生图论》

六、《五运六气入式论奥》[2]

七、《内经》

八、《难经》

九、《伤寒论》

十、《甲乙经》

十一、《金匮玉函经》

十二、《西藏医方明》

十三、《密宗大藏经秘密部》以慈氏菩萨法部无畏三藏译本为主，并博采秘密诸部。

《中藏经》提要

按：《中藏经》为华陀所著，陀为汉末三国初时人，史有本传，世传《中藏经》为华陀师承于虚元真人，相传丹家自长桑君以后十一传而至陀，陀后又有卫夫人七传而至陶弘景，此后则丹家医家分流矣。

茅山为当时丹家之有名道场，相传陀在此秉承授受，陀之外甥邓处中[3]者，亦属黄冠，确可考证，而其序《中藏经》之真伪则无可考证也。丹家称《中藏经》为活人书，陀亦自称赞如是云云，自汉以后屡经错简钞传讹误，渐失其真，而非原经之旧貌矣。自孙思邈后丹家又分门别户，即此经亦不为丹医二家所重视，唯按其内容《内》《难》二经及丹经之精微，无不冶为一炉，包罗罄尽，实为研究丹医者之重要经书，现今通行本以孙星衍、徐舜山二种版本较为佳善。又按：孙本六十方中无内照法，徐本九十余方则有内照法，全经共四十九论，包括《阴阳大论》及诊治法门，惟个中三焦及胰腑之论并为错简，与后人篡改之故，大失经旨，

1 刻录本一一五页结。

2 参看宋·刘温舒《素问入式运气论奥》。下文同。

3 邓处中：刻录本作“邵处中”，当为刻工之误，依上下文例校为“邓处中”。

特须订政耳。学者当与前讲《阴阳大论》互为参照，以期得悟丹家之正授，获取龙珠，则内景功法与医药治道可运匠心于指掌矣，诸子勉之。

兹先引证《中藏经》有关《阴阳大论》者，概释如左文：

人法于天地论第一

本论以象天法地之理，而观拟于人身为立论之本，当从“法”字着眼去读，则纲领在握，不难悟解矣。夫天地有四时八节、五行生化、寒暄动静等等作用，人则因之缘之而为用，人不能离乎天地阴阳，故人能法于天地，则其常其变生生化化之用，可与天地[1]合而同其神矣。天地顺则人气泰，天地逆则人气否，此以否泰为相对，以顺逆为相缘之义也，至于否泰顺逆，已详述于《阴阳大论》。

六气之变为冰雹霰雾露云雪风雨雷虹，其主要原因在于天地阴阳气机之缠行是否循平常轨，故人四肢臟腑气机之缠行，若循常轨则全身得营卫之用，苟失其常，则离越常轨而为灾怪病厄矣。如用上过度，震卦则发为雷，巽卦则发为风，风木内动，龙雷乘火，气升太过，在人身五志则为怒，在天地易变则为风雷也。气结太过，在天地则为冰霜，在人身则为寒中下陷，金土两宫气结则为玄霜，土水气结则为寒冰，阳和则喜降而为雨，其升降开合缠行合度者在天地为和道，在人则营卫调而气机泰也。又露在六气中为天地之精华，人身之有精，五臟之有津，犹天地之有露，无露则草木不荣，人无津精则形质枯而神亦消矣。惟人身五臟之津精皆有偏盛，故丹道家有炼津成精之法诀，为巩固精华性命双修之初阶也。阳无阴不长，阴无阳不生，阴精不满则阳无所居，故人身贵。阳施于形以生炁，阴实于精以长质，阴阳嘘吸与天地同感，起生化之用，失其阴精则如节候之无露，百草以槁，万物示枯而人则病且死矣。

纬为四正之左右，经为四正之上下，所以定四正之位而显四隅，亦所以显中央四正四隅之用也。经属子午正位，纬居卯酉正位，位与位对，乃见角度，度之为用，显乎缠行迟速定焉，见前讲九宫八卦缠度图说，兹不重出也。鉴者，鉴其反正顺逆，详其表里精粗也。决者，决断之义，

[1] 刻录本一一六页结。

以药决除其病也。济者，辅之导之，以针灸导引度其厄也。化之以道者，究其外因六气，内因七情，阴阳体用生生化化之全，从其因之所起，循其五志之所胜，与九气之所畏，投以药石服饵，配以吐纳炼形以解其病也。佐之以事者，察其因缘之情，宜其处所，四威仪中皆令适意，启其活泼之机，以利其化用也。此决济化佐四句十二字义，包括医道之全。斯四者相互为用，非上工不克了此。名家张子和（金元四家之一），用化佐两字以治妇人郁结，医案足资例证：一女人，似无所苦不自知，其所病唯终日面里而卧，不语不食，张氏往诊，鉴为脾气郁结，又询知其夫久贸未归，非针药可疗，遂丑骂之，触之以大怒，激使病者持棍逐医，又预告其亲居，及时劝阻，预设美酒佳肴、细乐歌舞以慰之，而又告知其夫即日返家，另则函知其夫返家，其人之病因此而愈。盖激其大怒者，以木胜土，以怒开胜郁结也。复以喜询告之，歌舞酒食喜之者，以喜平怒也。此以五志相胜为用，故能不药而愈，亦即化之以道，佐之以事，一怒而结解，一喜而怒平，则其病豁然，是诚上工能巧矣。学者了知此义，师张氏之意，可以运用无穷也[1]。

阴阳大要调神[2]论第二

此论与前讲阴阳体用观同参之，一详一简，义理相通，全论旨[3]趣在和平二字，而以调字为致和平之法门，盖不和平者，必有阴阳之盈亏损益耳。调者，益其损而损其益也，以求和平之道也。故损益又为调之用，而调则统括和平损益法门之全者耳。

本论阐发阴阳常变之道，以相对为论据，阴阳相对是两仪之象，由两仪作用发生一切相对之名相，故从相对中以求归一，始能和平而得中道之大用也。夫阴阳能所各别，分而言之则相对而相显，合而言之则非二而相应，因相对相应，则可尽调之用以致和平而得中道。生物中惟人得阴阳相应之正、动静相循之和，故用调之法门，损之益之以致和平，

---

[1] 刻录本一一七页结。

[2] 神：刻录本作“人”，当为刻工之误，据《中藏经·阴阳大要调神论第二》校为“神”。

[3] 论旨：刻录本缺“论旨”二字，参考戊、庚两分样式补录。

而济于天地中道生化妙有之境，故为不病而得长生，此古经“不治已病”之保健观点也。以病厄而言，阳为生之本，故阳病易治；阴为死之基，故阴病难医也。阳中之阳为真阳，故丹家得纯阳之用而致长生久视；常人得阳中之阳，则君火不动，相火不兴，为无疾厄。阴中之阴为真阴，人得阴中之阴，则阳绝而为死症矣。人之阳多者瘦而修长，阴多者肥而硕短，所谓“瘦人多火，肥人多痰”为正见也。

畏热为阴病，畏寒为阳病。热多者阴亏，寒多者阳虚。例如疟疾单寒不热者，为阳不足而阴有余。单热不寒者为阴不足而阳有余；阴盛于阳则先寒后热，且寒多热少；阳盛于阴则先热后寒，且热多寒少。阴阳盛衰相战、胜负相循，阴阳六时周而复作，以成寒热往来之症。于其治法，热多寒少者，宜益阴损阳，反之则扶阳抑阴，盖阴阳相争，法主和解耳，亦调以致和之义也。又上盛下虚，下盛上虚者，其阴阳之多寡盛衰及治病用药之诀，法当依经论在宫位上、迟速上、轻重上观而辨之。例如三阳为病，用轻清开导之药，三阴为病，用味多于气之品，从阴阳之性以图之，此上工之能事也。

阴阳不得其平，则人为病厄，天地为灾怪，上举症状皆阴阳失平所致也。苟阴阳调平，则病可除而灾可救矣。故丹家从阴阳之性，调以损益除病苦而图长生，故经曰“灾病皆有可救也”。

阴阳常道，从子午定位以观四正四隅、四时八节之用，从十二宫辰之缠度，以观其气化运行之和平盛衰，观其常则知其非常矣，统正隅之用则明顺逆之情矣，苟能了澈此义，立法施治莫不中规矣。

脉有五死五生者，五行生克之用也。脉之相应者生，五行相生相顺所以成之也。不相应者死，五行相克相逆所以灭之也。“关脉”象黄钟之律，缓长而无多寡；“尺脉”象大吕之阴，潜[1]沉而内守；“寸脉”象天鼓之阳，浮洪而开外。阳病见阴脉者，为阴逆于阳，故曰命不永也；阴病见阳脉者，为阴阳相从，故曰病不成也。

---

[1] 刻录本一一八页结。

交者阴化阳而阳化阴，缠行之正也。虽交而错者，则其缠行乖道而成横逆之患矣。厥者，尽也，逆也。横者，有余也，失度也，皆为败征，为难治之候矣。

断络者，合而不开，阴极不能化阳也。绝经者，上而不下，阳极不能化阴也。断络绝经之症，皆用小柴胡消息为治。其阴下而不上者，用柴胡以升阴之气，其阳上而不下者，用黄芩以降阳之气，用半夏以通中土，用姜枣草以调中宫。此所以使升降开合，因和解作用而复其气脉上下左右缠度正常之运行也。其阴阳太过不及者，则又当作水火虚实之比量，而以损益为[1]治法也，小柴胡汤则不中与矣。

浊浊清清之别，言阴阳之性也。药亦有清浊之分，味厚重者，用其味，为浊为阴；气轻清者，用其气[2]，为清为阳也。又上通三寸一节为修炼上逆道之用，兹不论之，详《黄庭内景经》专讲可也。

生成论第三

此论总括天地与人身阴阳终始成败之大用，而以相成相生从吉逆凶为点睛所在，宜配合阴阳体上观、用上观及人体阴阳三分而融会贯通之，则其意义所在无所不解矣。

本论首四句释阴阳生化，互为雌雄，黑白相守，在四正上定五方五位，在四隅上定六合九宫八卦等，以显十二宫辰、四时八节、廿四候、三百六十五周天缠行出入，与乎生生化化，空无妙有之体用者也。所论阴阳枢[3]机者，因四正以显天地之升降开合，四隅以显阴阳周天之缠度运行，而赋万物生化之偏正也。人身十二正经与奇经八脉之周天运行营卫灌溉，惟四正显偏倚、四隅示迟速、五方五位定乖错失度、大小周天辨来去盛衰，此种偏倚、迟速、乖错、大小、来去盛衰之比量即为阴阳枢机，显示天地法象与人身气脉之大用。丹道家知其用之所由，故有配婴姹、调龙虎、济水火、玉液与金液还丹、大小炼形、飞精入脑、起火

[1] 刻录本“为”字下多“治”字，当为刻工之误，据潜公校本删减。
[2] 气：刻录本少“气”字，当为刻工之误，据潜公校本加“气”。
[3] 枢：刻录本作“极”，当为刻工之误，据潜公校本改为“枢”。

焚身、天乐音符、忘身化光，一切修持气脉法门，所谓祛病延年、长生久视、动静两赅、性命双修也，亦即保健色身之自性疗养法门，皆属于有部。所谓有部也者，在科学上观之，实属唯物之论，非怪诞妖巫之玄说也。

始终者，周而复始推剥复之用也。阳之始即阴之终，阴之始即阳之终，亦即五行之生化盈亏消长，在经道上所起之生灭作用也。阴阳法象非五行不足以显其体用，无阴阳即无五行，故[1]阴阳与五行是生生化化用上起用之关键。在数理上则以大五行与小五行为用，万物各得其偏正而各具其形生色象，各禀其性味气质，盖阴阳气机行阴廿五度，行阳廿五度，易称为大衍之数，五十为阴阳之大用也。又大小五行互为因缘果，互为生长化，以阴阳显空无妙有之大用，而包括天地万有之大全。

知阴阳生化之终始如环无端之理，知从无生有、由有还无、相因相缘之理，则后天名相与形生之无穷化化，莫不烛照无遗矣。

人之生老病死与天地之阴阳生灭消长，莫非五行生克从逆作用之所变化也。从逆者，就阴阳性量以观生克，就现[2]量以定时空，就比量以较多寡也，宾主之势异，从逆之性生也。天地以大五行统属小五行，人身之五行亦以大五行统属小五行，推而至于五臟六腑皆有大小五行之法象，是为天地人阴阳五行一如之道，故丹家修炼气脉、医药诊治，皆不离天地人合一之法门。例如患痹症者，天地阴阳变易，抑晴抑雨而病者预知之，盖病人之气机不足太过，皆与天地气机偏盛相缘相感，亦犹无线电波长之相应耳。又如阳虚者，昼则病减，夜则病增，其相感之里[3]亦复如是也。知天地阴阳与人身气机之相感相应，则知其为阴有余或阳不足，而以扶阳或养阴为治法也。进而观臟腑之所喜所恶，则又可知臟腑盛衰表里之等差。例如脾胃虚者，喜音乐而嗜甘，盖脾胃闻乐则磨，而稼穑作甘，因其本性之所喜也。又小儿科唱催眠音符使小儿入睡，亦以脾胃

---

1 刻录本一一九页结。

2 现：刻录本作“观”，当为刻工之误，据潜公校本改为“现”。

3 里：通“理”。

喜音乐也。又如好食浓味咸酸辣者，即可知为脾肾两经阳虚之征，每多痰水内留之症也。如此证论，从大小五行生成之枢机着眼施诊，于法当用益火理中之诀，使黄中能达理，肾水不泛滥，从其虚而治之，此皆根据《阴阳大论》大小五行之生化而立论者也。

医家经论自晋王叔和以后，解释“行”为“流行”之义，皆以五行为五种大气流转周行于天地宇宙之间，是只知有形生之小五行，而不知有大五行各统括小五行之用，何能概括宇宙之全貌，其误可知也。

医家以胆为一腑，丹家则以少阳为半表半里，既不可以臓论，又不可以腑论，故《黄庭内景经》与《四季摄生图论》等皆别立胆为一臓，而以腑为用也。根据阴阳体用观五行互为生成之事，例如金生水，金经火炼可由固体变为液体，而火炼之金不经水油风之淬炼，则金不成钢，无以宏金之用。此为相畏相使、相克相成之理也。反观水中之金为真金，是为以母求子而现先天[1]辛金以母生子之用，盖后天庚金不堪先天辛金之化则不归真，此后天子母相生[2]，先天与后天气机相感而显生化之道也。

本论言阴阳运行只说上下而不言左右者，盖上下者，子午之定位也，知上下子午即可知卯酉之为左右，从而知中央之所在，则中与四正四隅有相因相缘之用，不难了知矣。

肺属气一节说明先后天气机相应、后天质味相感之理。例如骨无气则阴中无阳，即非生成之道。

骨为筋本者，肾为肝之母，水以生木也，故筋附骨而生耳。

肝藏血，故为血之源，肝司号[3]令，故血能灌溉滋营全身，肝得东方太乙真木之气，故为气化之先，以上五行生化均为母子相生相成之道，如环无端之用，运行之常经也。本论从逆之义，以常经而言反正之变也，相从则吉，相逆则凶矣。若言非常则为突变，天地人皆为灾怪也。

---

[1] 刻录本一二〇页结。

[2] 刻录本“生”字下多“生”字，当为刻工之误，据潜公校本删减。

[3] 号：刻录本无“号”字，当为刻工之误，据潜公校本加“号”字。

## 《内经》提要

按：现代《内经》之通行本，为唐代王冰所纂注，分《素问》为一经，《灵枢》为一经，实则古代之《内经》包括《素问》及《针经》各九卷，以《素问》释病理，以《针经》讲刺法也。又按：《灵枢》之名，在晋以前无名此者，而《灵枢》之名则为晋代或隋唐人所改称，而又纂改《九灵》之经者也。观其刺法，《素问》与《灵枢》互相抵触，即可知《灵枢》非古《九灵》之真本也。按：《内经》在晋时已失去第七卷，《素问》《九灵》皆已残阙错简，而《素问》《灵枢》各九卷又仅为《内景秘笈八十一品》中之十八品，已非《内景》之全，况此残缺错简之《内经》复经王叔和、王冰等历代诸家之杜撰纂改，以致其中前后错简抵触之处不胜枚举，其非古时《素问》及《九灵》之真本可为定论矣。

王冰所注之通行本分为廿四卷，从《上古天真论》起至《解精微论》止，共拼凑成八十一论，其分法完全错误，而先后次第之颠倒尤为不经，以讹传讹久失真传，故研究《灵枢》《素问》当依据《内景》所传，方可得其正说，免于讹误。惜道家精于此者亦不多见，千古法脉不绝如缕，可深叹也！统计全经内容与《内景元宗经》及《黄庭内景》等经相校，则其合理成份之可采者仅约有百分之卅。例如第三卷《灵兰秘典[1]论》，概称脾胃为仓廪之官，拢统混杂，为错误之一。又《五臓生成篇》及《五臓别论》言臓腑之宜忌，五味之所入，均言三焦而不言胰腑。又以二土同宫，互为表里，皆属讹误。如是等等，于参考《内》《难》时须详细参悟之，并于动静功夫中实际证得，然后知《内景》之言不谬也。

## 《素问》释名

唐王冰诠注《内经》，未将《素问》名义及其由来与时期之考据予以诠解，晋代全元起[2]所解有云，“素者本也，问者黄帝问岐伯也，方陈性情之源，五行之本，故曰《素问》”，此解说亦仅为依文解义之说，未见

---

[1] 典：刻录本作“奥”，当为刻工之误，据《素问·灵兰秘典论》改为“典”。

[2] 刻录本一二一页结。

真旨所在。丹家《乾凿度》则云“夫有形者生于无形，故有‘太易’‘太初’‘太始’‘太素’也。太易者未见气也，太初者气之始也，太始者形之始也，太素者质之始也。形气质俱而痾疾由是萌生，盖生为死之机也，故黄帝问质之始以求[1]治病之道、长生之术，《素问》之名由此而生”，当以此说为正释。

**《内经》之考据**

按：《汉书·艺文志》医家经籍载有《黄帝内经》十八卷，《外经》卅七卷，《扁鹊内经》九卷，《外经》十二卷，《白氏内经》卅八卷，《外经》卅六卷，旁篇廿五卷。《隋书·经籍志》载有《黄帝素问》九卷（注：梁八卷）；《黄帝甲乙经》十卷（注：梁十二卷）；《黄帝八十一难经》二卷（注：梁《黄帝众难经》一卷）；《黄帝针经》九卷（注：梁图《黄帝针灸经》十二卷）。《唐书·经籍志》载有《黄帝三部针经》十二卷（皇甫士安撰），《黄帝八十一难经》一卷，《黄帝素问》八卷，《黄帝真经》十卷，《黄帝明堂经》三卷，《黄帝九灵经》十二卷，《黄帝内经太素》卅卷，《明堂类成》十三卷（杨上善注）。又《宋·艺文志》载《黄帝针经》九卷，《黄帝灵经明堂》[2]三卷，《黄帝九灵内经》[3]五卷。又考《汉志》有《内经》而无《素问》，《隋志》有《素问》《针经》《难经》而无《灵枢》，《唐志》有《针经》《太素》《明堂》《九灵经》而仍无《灵枢》，《宋史》乃见《灵枢》。

又考道藏中则有《素问遗篇》一卷，又《六气入式论真》一卷，《素女经》一卷，《太素脉经》一卷，此经皆不为医家所采究，而不为世间流行之本也。又考晋皇甫士安以《针经》九卷、《素问》九卷，认为系《汉志》《内经》十八卷。唐之王冰以《素问》九卷、《灵枢》九卷，当《汉志》《内经》十八卷。又宋晁公武《郡斋读书志》云“《素问》第七卷亡失，王冰时获得之，乃为诠次注释，凡八十一篇，分廿四卷”云云，考其实

[1] 求：刻录本作“犹”，当为刻工之误，据潜公校本改为“求”。

[2] 《黄帝灵经明堂》：《宋史·艺文志》载《黄帝灸经明堂》三卷。

[3] 《黄帝九灵内经》：《宋史·艺文志》载《黄帝九虚内经》五卷。

亡。其第七卷而为王冰所纂补，亦即为宋代“嘉祐”中林亿、高保衡等所补订而现行之王注本也。

又考刘向编《七略》时已有《内经》之名，见《汉书·艺文志》。历代考据家对于《内经》创作之时期考证不一，有谓东周，有谓战国，或谓秦汉，或谓魏晋，论说纷纭，莫衷一是。其代表人物之论说，如林亿《〈甲乙经〉序》、邵雍《皇极经世书》《二程全书》、朱子《古史余论》、胡应《经史会通》、桑悦《素问钞》、魏氏《〈伤寒论本义〉序》、姚际恒《古今伪书考》、郎瑛《七修类稿》、刘奎《瘟疫论类编》、王炎《气运图说》、纪昀《四库提要》、吕复《群经古方论》、《〈汉志·诸子略〉考》等等，足供参考。其中当以纪昀《四库提要》及吕复《群经古方论》、姚际恒《古今伪书考》、明代杭世骏《灵枢跋》及日本丹波元简《内经考注》（《皇汉医学丛书》十四卷之一）（又其父子二人所著之《伤寒辑要》《伤寒述义》较吾国所有者更为精[1]要），五家为正说。

兹摘录其要点有如左文：

《四库提要》（清纪文达公所主编）：《内经》后汉张机《伤寒论》中始引称《素问》，晋皇甫士安《〈甲乙经〉序》亦称《素问》，则《素问》之名出于汉晋间也，故至《隋书·经籍志》始有《素问》目录，然所载只八卷，全元起注已缺其第七卷，王冰为唐“宝应”中人，自谓得旧藏之本补足此卷，宋林亿等校正则谓《天元纪大论》之文（所论甚是，盖《阴阳大论》为丹家秘传经典，《内经》之传为八十一品中之十八品），王冰取以补所亡之卷已属不伦，其《刺法》《本病》二论则王冰本亦阙，不能复补，而又为后人伪托杜撰者矣。

杭世骏《灵枢跋》云：《九灵》是《九灵》，《针经》是《针经》，不可合而为一。唐王冰以《九灵》名《灵枢》，文义浅短，不类《素问》，又似窃取《素问》之言而铺张之，为王冰伪托，可知后人莫传其书。唐宝应至宋绍兴间史崧乃云家藏旧本，有《灵枢》九卷，未经林亿、高保

[1] 刻录本一二二页结。

衡等校订，孰能辨其真伪？

吕复《群经古方论》云：学者当以《灵枢》《素问》并观其旨义，互相发明，盖其书虽伪，而言则缀合古经，据有原本，虽抵触罅漏，赝托显然，而先王古训多赖其搜集，有以传世，不可废也。

日本丹波元简《灵枢识》云：《素问》语义深，《灵枢》浅较易，皆成于众手，又云《灵枢》《九灵》《九虚》出于黄冠道家，所称九卷《针经》乃是旧题。

又吕复《群经古方论》云：王冰以《九灵》改名《灵枢》，谓即《针经》，苟一书而二名，不应《唐志》别出《针经》，《针经》乃扁鹊太玄君所签，世所罕见，及至宋季有《灵枢略》一卷，今已湮没矣。

《内经》提要概举如次，通行《素问》本为王冰所注，分二十四卷，统八十一论，其文错简甚多，虽经诸家校订，亦不得复其旧观，况所传之文只为《内景八十一品》中之十八品乎。又按：丹家秘传有秘密大经三部：一曰《内景元宗经》，据《黄庭内景经》而演绎者；二曰《神农本草经》，又名《太清药要》；三曰《素女脉诀》，亦即孔颖达《〈礼〉疏》所云《黄帝针灸经》《神农本草经》《素女经》。所谓药不三世，不服其药也。后世衍其传者为《内经》《难经》《本经》三种耳。又《素问》之与《阴阳大论》有关者，当注重以下诸论：一、《上古天真论》；二、《四气[1]调神论》；三、《生气通天论》；四、《金匮真[2]言论》；五、《阴阳应象大论》[3]；六、《阴阳离合论》；七、《阴阳别论》；八、《六节藏象论》；九、《五臟生成论》；十、《五臟别论》；十一、《天元纪大论》；十二、《五运行大论》；十三、《气交变大论》；十四、《至真要大论》；十五、《阴阳类论》；十六、《方盛衰论》。

《灵枢》为专论刺法之经，与《素问》互相发明，研究针灸者须以此

---

[1] 气：刻录本作“季”，当为刻工之误，据潜公校本改为“气”。

[2] 金匮真：刻录本作“真匮奥”，当为刻工之误，据潜公校本改为“金匮真”，参看《素问·金匮真言论》。

[3] 《阴阳应象大论》：刻录本作“阴阳相应论”，当为刻工之误，据《素问·阴阳应象大论》校。

为根本，齐而读之，不可偏重于[1]《阴阳大论》一品也，其书虽伪，不可废也。

丹家二十经脉道之传授与其义虽与《内经》相同，然又有差别，细味经义，自得个中三昧，当足以辨识讹误之所以然也，二者合参，不难贯通而得其全矣。

**《难经》提要**

《难经》版本流行于国内者，以明初版为最古远，宋版流入日本，而国内反不可见，复由日本流回国内，则为现今通行之《难经集注》（商务印书馆影印），道藏本有《难经纂图句解》，为各版本中较为完整之本。涵芬楼曾以道藏本付印流世，不久其版毁于兵灾，现已不易购觅矣。

《难经》起源于长桑君之授扁鹊，而长桑君又承授于太乙元君者也，以问难体裁记述成篇，《难经》之书始得传世，为世所重。而丹家各派亦历代保持其传授，犹存全貌，医家之通阴阳大旨者，读之即易悟解，故医经之研究当以《难经》为主，辅以《内经》为参考，庶几顺而易通也。

全书共八十一难，言简而意赅，概括内景气机精义及《内经》之全旨，是故《难经》诊治概要、针灸概要、脉道概要等应逐条熟读，配合《黄庭》等经对照参悟，则自能辨别《素问》《灵枢》之错简及其纂改失传之所在也。

惟其全书未及药物，是其所短，然于针灸法门则最为精要，能见《灵枢》《素问》所未见，发《灵枢》《素问》所未发，从根本上了知人身经道之作用，故在三百六十五穴中，仅以井荥俞经合为主穴为重点（三阳经多一原穴，故子午流注针灸法穴共为六十六穴也），不及其他无关重要之穴也，其法门虽简而推演无穷，极为繁复，马丹阳真人十二针法，即根据此经之创作法门，深得个中三昧者也。

丹家手足三阴三阳经道之分别与一般医书不同，尤以手三阴三阳统

[1] 刻录本一二三页结。

属于足三阴三阳之口诀，非一般医书所及。按：道藏本在宋代咸淳以前，全由丹家口授其刻本，自宋迄今屡为后人多所纂改，已不能在流行之刊本上鉴其真貌，因此三阴三阳臟腑表里之说，须从《阴阳大论》上以纠正所纂改之错误，故读究《难经》时当善读之。

《难经》脉道之论，其中约有讹误三分之一，盖为后人所纂改，误于王叔和与宋代高阳生《脉诀》《脉经》之谬说耳，详《脉道品》专论。

五臟大小五行生化之论甚为精要，应详细研究，以领悟其得病之由来，臟腑度数之论亦甚紧要，应配合周天缠度论参看之[1]。

《三十难》以下营卫三焦之论，应配合讲义营卫三焦胰腑各分而参考之，以正纂改衍误之文。死生在四时八节之论，应配合讲义周天缠度来去参考看之，自得其精义。

**《甲乙经》提要**

晋皇甫士安根据《灵枢》《素问》撰《甲乙经》，为针灸家所宗之最古针灸经书，经宋林亿、高保衡等校订，其内容虽与《灵枢》《素问》有抵触之处，尚无害其正，所论经穴亦不失《灵枢》《素问》之正传，研究针灸者宜详审之。

全书分十二卷，所论手足三阴三阳亦与丹家传授有别。例如手太阴肺经，《甲乙》所云起自中府穴，丹家则起自云门穴，于动定功夫上可证实其非中府也。又如有三焦经而无胰经，又奇经八脉缠度，又手三阴三阳统属于足三阴三阳，又九针十变与补泻迎随法门，如是等处，皆有一部分错误，均应予以订正。又《骨度》篇内之错误，可根据人体生化别论以订正之。又十二经经穴之错误，则在《针灸口诀品》另为订正，惟其中以膀胱经之会阳穴归入督脉以为络穴之说极为正确，与丹家传授相同也，又所论针法灸法之禁忌尤为精到。以上所提要点均宜参阅，未可卑视之也。又皇甫氏《甲乙》之作用，有如我佛门之菩萨造论福利人间，功德大且远矣，吾人学医道者，其有发心以步其后者乎！

---

[1] 刻录本一二四页结。

《甲乙经》以后之《神应经》《玉龙赋》《资生经》《千金方》《铜人经》等等，均为较古之针灸经论，其所论著仍未能超出《甲乙经》之范围，惟《千金方》为丹家孙思邈所造，通行者为明初刊本，近时据北宋影印本之《千金方》则自日本倒流而来，斯二者皆已失孙传之旧貌矣。又宋代至明代针灸著作，当推《针灸大成》为巨擘，会集以上诸经论所纂成，甚有参考价值，惟其一切原理仍不能脱《甲乙》诸经之所论，其经道亦因此而沿误，以三焦与胰腑之讹误为尤甚也。又究其内容堪称优胜，参考宜之。又于子午流注针法以南齐之徐文伯阐发最精，得丹家之正传，惟其文有错简讹误之处，应[1]与《甲乙》《灵》《素》诸经并究之。

现行针灸法门宗派甚多，大多数用马口铁毫针或用取大脓之铍针而已，九针之用不得其全，至于用纯金纯银之软针，已不多见。又针法中以金针拨瞳治内障眼为最难之手法，最高之神技，其他内臟针法，如刺肠胃脾内生痈症，其难次之。盖丹家针法基本学习，须完全从内功入手，得其粗者可用于四肢、经络、腠理、筋骨，又如不得传授，技术卑劣者，病者只能感应疼而不具其他作用也。关于手法用法之研究，在《针灸品》内专论之[2]。

金针拨瞳之绝技，国内能此者，现已不多见，闻日本医家之能此者，尚有十余人，而国内反寥若晨星，亦可慨也。

**《黄庭内外景经》**

《黄庭内外景经》之一般考据以为晋卫夫人七传至陶弘景以后，《外景经》即已失传，仅有《内景经》传世。实则丹家之《黄庭内外景经》仅有一部，所谓内外者仅为用上之别，而非经书有内外二种之分也。另有一种外景经系言黄白制造之事，历代流传，各派演绎，遂流为升炼丹药、伏汞留铅之滥觞矣。

---

1 应：刻录本作“为”，当为刻工之误，据潜公校本改为“应”。

2 刻录本一二五页结。

本经内容概括有三：

（一）由外景修持而次第至内景，为修持上之次第法门，亦是小乘功夫之初阶，而言气功与定功、命功与性功之分别也。（二）以体为内，以用为外，以性功为内，以命功为外，亦即体用双赅法门。（三）从有为以造无为，由无为而返有为，以达无内无外，无为而无所不为之最高境界，亦即我佛门由小乘以跻乎上乘法谛也，其最为精要之处概举如下，并另详《黄庭经》专讲。

一、五臟六腑气脉之升降开合周天缠度运行之搬运功夫。

二、凝炼五臟六腑之气机，分别先后天气脉之作用，以自性为主宰，掌握气机之运行规律，用以调伏五臟六腑之气脉，及炼气脉返还虚无而得定境，此调伏返还之两大[1]作用，统属于内外景功夫之修持。专用于医道上，则以气功吐纳及梵音音符为治病法门，在我佛门天台宗及峨眉临济宗亦精此道，西藏密宗则较粗耳。

三、循经点穴之法门统摄如下六项：（甲）指法按蹺导引及武功中三十六手天罡点穴法属之；（乙）金法（九针）；（丙）灸法；（丁）浴法；（戊）熏法；（己）熨法。

**《素女经》提要**

本经于五臟子母之生化，讲论极详，以胆臟之专论为最精到，至所讲服食法门及四季之禁忌，与《四季摄生图论》大体相同，仅有服食药方大同小异之差别。

**《阴符经》提要**

本经之内容为《道德经》之缩本，其作用与《黄庭内景》互为表里，除色身之性命修持外，可推演至世间法之治世法门，故有专攻《阴符经》而失去丹家内炼本义，变而为刑名之学者，亦可慨[2]矣[3]。

---

[1] 大：刻录本作“天”，当为刻工之误，据潜公校本改为“大”。

[2] 慨：刻录本作“概”，当为刻工之误，据潜公校本改为“慨”。

[3] 刻录本一二六页结。

**《五运六气入式论奥》提要**

本经专论天地阴阳气机之变化，及司天在泉、四时八节、二十四候阴阳气机之流转与人身之感应。

**《神农本草经》提要**

丹家密部《太清药要》其内容与流行之《神农本草经》完全不同，对于各药之性味分晰[1]极为精严，而又不只限于生用，有各种炮制法门及伏汞留铅口诀，医家流行本之药类既少，而于炮制法诀尤多乖谬，仅得本经口诀之一二而已，丹家药典次如《庚辛玉册》《土宿真君本草》《蜀本草》等，亦皆难见之籍也。

**《伤寒论》与《金匮玉函经》提要**

一经一论皆长沙之遗著也，钻研伤寒杂病当据此为正，其中精义另详专讲[2]笔记。

**其他参考书**

详《黄庭经》条目下所举诸经论，皆为讲说人身气脉功夫之经书，可供参考。

**佛门医经**

（1）西藏《医方明》经：西藏“五明”之内，“医方明”其一也。所谓五明者：（一）声明：系研究文字音韵者也。（二）因明：系究辩证法、论理学者也。（三）工巧明：系究天文算术技术工艺者也。（四）医方明：系研究治病疗法者也。（五）内明：系究自性三宝无上不二法门内景参修者也。按：《医方明》包括甚丰，属于《大藏经·医方明部》，现译成汉文者仅见于《大藏经》目录中有之，而无正文（见东北大学出版，系据日人宇井伯寿所译日文本，而非自直接译自藏文者）。又《医方明》经中尤以“药师琉璃光王如来《八支甘露心要秘密篇》”为最精要，此经为红教法王神通炽燃大德自莲花生大士所封藏之“宝藏”中取出者，历代为秘密传授，即西藏喇嘛亦不多传。又按：此篇内容包括甚广，凡诸百病

---

1 晰：刻录本作“晣”为“晰”之讹字，据上下文义校。

2 另详《镇健大师丹医语录·说阴阳证治专论品第二》。

概括无余，其论说与丹家理论相通，惟针刺一品不同，而有类丹家之三棱针及剑针用法，盖以出血为用耳。又按：此经藏文原名为

བདུད་རྩི་སྙིང་པོ་ཡན་ལག་བརྒྱད་པ་གསང་བ་མན་ངག་རྒྱུད་ལས་རྩ་བའི་རྒྱུད་ངེས་བྱ་བ་བཞུགས་སོ

杜济宁播，渊柱甲巴，桑瓦，曼额吉珠累，杂畏珠几甲哇，须莎。

（译汉文名见上文）其全部共分四篇，计分一百五十六品，藏文原本三百四十三页，西藏[1]法王“佛海”为之注释，其文又为一千另六十八页，统计其经内容，约有四大篇。《根本篇第一》包括说法因缘、立名、病源、辨症、证治、喻意等六分类。《释篇第二》包括总纲、人身生成、人身败坏、饮食宜忌、药物药具、医师发心等卅一分。《治法篇第三》包括风症、胆症、痰症、柔刚痉症、脾胃症、扶阳种子等等法门。凡内因、外因、不内不外因，一切百病统括众类，共九十二分。《遗篇第四》包括脉学、膏丹丸散、针灸、熨浴、灌肠等法，共二十七分。

又全经内容宣说体材以药师琉璃光王佛与人天四众俱演宣经义，以大智文殊师利菩萨发闻而为宣化。

（2）大藏药师经：我佛门《大藏经》中秘密部门有药师密法，统括经论多种，为秘密部之无上法门，惜精通是项善法者不多见于今，而一般说法者唯宣讲《药师经》依文解义而已，全部药师法中与医道相关而又相通者，兹举二部为代表，以概其余也。（一）中天竺三藏善无畏译本《三种悉地破地狱转业障出三界秘密陀罗尼法》。按：本经约五千八百余字，其内容演宣五臓六腑，大小五行，金木水火土子母生化，阴阳生克诸妙音胜义，与丹家秘传之论完全相同，唯有精粗简繁之别耳。

见《大藏经秘密部》

“余一”

（二）大兴善寺沙门三藏善无畏译本《慈氏菩萨略修愈誐法大三昧耶像悉地品第十》。按：此经内容宣说辟谷，服饵法门，长生久视，与丹家之秘传亦相合辙，其中采用药物，如桑椹、天门冬、枣肉、黄豆、白术、

---

[1] 刻录本一二七页结。

肉桂心、人参、白蜜等药物，皆与丹家之秘传吻合。

见《大藏经秘密部》

“余二”五十三页，即第十品全文也。

《阴阳大论品》语录笔记全品初稿竟，虔诚回向，愿诸受闻者悉发菩提心，普被药师光，众皆得成就，广济有情，为人民服务，而为真修行者、真实医务工作者（以上系师志，丙申三月初四日辰正，门人孙华煊奉命于农历丙申年佛诞后三日，敬抄此文圆满）[1]。

[1] 刻录本一二八页结。

『镇健大师丹医语录阴阳大论品第一』全文竟

# 鎮健大師丹醫語錄（初稿）陰陽大論品第一

道之遠且高者

潜川庶幾其行而登之矣導君後人則

必以遠者卑者爲之階近溪有言我今即

不說佛只目無佛可說逢人無上可語即是

無上語非上

潜川若以是導君後人吾則慮其不免誠

佛語上後之不易領受也

戊子四月七十三叟周善培

# 自序

余自甲戌大病，幸一己之病苦得解，竊欲各以解之於衆人，是以一心發奮研習岐黃之術，負笈從師，遍參藥經。丙戌初試技於滬杭，醫事之餘，嘗為門人說內景醫藥之要，先後歷十三年矣。諸子筆記盈帙，而自愧授之以秕糠，集卷之記，以之覆瓿，然可印行則不可也。良以門人筆記成於衆手，文辭有參差之處，旨論有丟失之處，忘所始識於方家耳。然此內景功法與醫藥妙旨，皆祖國之寶藏，珍貴之遺產，若動功也，靜功也，丹藥也，效方也，為吾等之咸屬數千年心血性命所累積之所得，有史以來於人民治療保健之業，有其肯定

之成就光辉之一页。雖富有宗教色采，或与近代科学有相通之论，此社會環境，從我历史条件所限，似不能贻而弗顾，实宜舍其糟粕，取其精華，挖掘之，整理之，继承之，再通过科学结合西医发扬之，以期我中國之新医学跻列於世界前茅，而为和平人类服务，不无小补也。迩者十方同志，启发迭加，故随百家争鸣之後，本挖掘保存之義，而为紅專之自勵，謹貢我一得之愚，工拙謭陋，所弗計矣。至若结合科学整理發揚，則有待于賢者。爰为是油印，以稿请政，并为之序。镇健周潜川序

時在戊戌大暑節於北京之一時学舍

# 鎮健大師丹医語録初稿

## 目録


開講偈
講前說戒
　甲、五戒
　乙、十律
說阴阳大論品第一
　甲、丹家与医家之源流及其異同分
　乙、阴阳釋名分
　丙、阴阳本体观分
　丁、阴阳用上观分
　戊、人体阴阳别論分
　己、人体阴阳别論續講分

庚、五官、五脏、六腑、四肢、鬚、鬍、髭、髯、筋、骨、齒、甲、膜、絡、肌肉、皮膚、毛髮、痣、紋、之阴阳生化分、

辛、人体阴阳表裡分

壬、丹家医家群经概要分

## 說阴阳証治專論品第二

甲、医道与大道分

乙、氣血表裡虛实分

丙、方剂運用分

丁、膏丹丸散分

戊、傷寒概要分

己、瘟疫概要分

庚、杂病概要分

辛、小兒科婦科概要分

壬、外科概要分

說骨科秘授品第三

甲、骨病分

乙、骨伤分

丙、整骨法訣分

丁、三十六式天罡导引秘訣分

說針灸大法品第四

甲、律令分

乙、十二經謌訣分

丙、奇經八脉謌訣分

丁、經外奇穴謌訣分

戊、子午流注謌訣分

己、燒針秘授分

說藥性總義品第五

甲、陰陽五行五味五色五性分

乙、諸家本草考試分

丙、炮製法訣分

說丹道秘授品第六

甲、丹藥律令分

乙、丹藥爐鼎分

丙、大丹火候分

丁、玄門四大丹秘授分

戊、玄門九九八十一小丹分

己、修持及服食法訣分

庚、布施功德分

辛、大丹圓滿分

說脈訣精義品第七
甲、医家平脈法訣分
乙、修炼家平脈法訣分
說国医与科学品第八
甲、非玄論分
乙、国医唯物观分
丙、辯二边与体用分
丁、国医前途之我見分

# 鎮健大師丹醫語録初稿

鎮健周潛川述

門人 葉潞生 葉同昆 陸子冬 萬石君 等記録

開講偈

佛道一源流
殊途竟同歸
有無齊并立
色空兩不倚
云何說醫藥
生心用如斯
願諸受聞者
金丹胥予之
陰陽執厥中
戒律猶本師

種是有為法

祇劫白毫輝

讀前說戒　五戒文

一、戒殺

二、戒盜

三、戒淫

四、戒妄

五、戒酒

十律文

共十條詳丹经正文不另録

汝等皆當歡喜信受奉行而期為建設新社會為人民服務之上工并普願眾生永超病厄

## 說陰陽大論品第一

陰陽也者於道體則屬先天真一之氣渺渺冥冥無聲無臭假名之曰真一又名之曰無極天

得之則清而升地得之則寧而博人得之可以證大道三惡道得之可以超脫萬物得之而生生化化真一者本不可名而強名之其本自具足體用之妙是所謂一生二也亦強名之曰陰陽是二者互為體用陰陽之「能」與「所」名別陽性動主滅陰性靜主生於是乃有生滅於生滅法中陽滅陰生陽迴陰斂因之互為盈虛消長故日月有盈虧時節有分至晝夜有明晦萬物有生死凡有所有象皆真一之生生化化也真一之氣如環無端其體其用循環抱負其象名之曰太極其能其所其象名之曰兩儀推其究竟強名之曰無極也太極也兩儀也皆一體而二用也由一生二二生三三生四以迄百千萬億之變以顯陰陽肇造之妙用其至高至妙之用神乃循環也萬物之生滅必經老病故有盈虧消長之過程以天時言之為春生夏榮秋收冬藏之象與用也萬物生老病死之象與用亦復如是盈虧消長四者名之曰苦業苦業者為循環之根生老病死之象為循環之苗天地萬物莫不循環於此四業之中當其始生也亦即死之始矣人者萬物之一必順陰陽之氣而為生老病死故曰順則生人逆則成仙如能與陰陽之氣相逆則不受四業之果報故能成仙道苟不能逆而順陰陽之盈虛消長則不能超脫四業苦根仍在循環因果之中故曰順曰凡夫道也是順逆之道在迷悟之別耳陰陽

大道如是如是

綜觀上述陰陽之義仍不了了茲為深入淺出概述其精微約別為四大分有如左者

甲、丹家與醫家之源流及其異同分

乙、陰陽釋名分

丙 陰陽本體觀分

丁、陰陽用上觀分

通明陰陽大論始能取捨醫家之長短對於此品須悉心參會以期明瞭內景功夫與丹家醫學之基本理論

甲、丹家與醫家之源流及其異同分

丹家經論與醫家之典籍不同其主要經典可作參考者概舉如左

道德經黃庭內景經黃庭外景經緣身經太上清淨經真誥玉誥金誥天王玉冊庚辛玉冊五運六氣入式論四季攝生圖論難經八十一難圖解華真人青囊秘錄華真人中藏經太清靈寶經千金方肘後方枕中記太宿真君造化指南升煉丹藥秘訣玉真人養生主論臞仙乾坤

生意乾坤秘韞窺玄子法天生意張三豐真人仙傳方溫真人海上方海上仙方邵真人青囊雜纂趙煉師濟急仙方仙傳外科上清紫庭追勞方抱朴子東方朔神異經東華真君煮石法太清石壁記太清草木記芝草經獨孤滔丹房鑑源煉粉圖陶真人登真隱訣修真秘旨玄双經昇玄子伏汞留鉛圖神丹秘訣臞仙神隱書吐納經五禽圖蕭真人金丹大成太上玄双变經變化論太清藥要秘籙內景元宗經等等不及備錄

## 子、丹家之源流

丹家之基本觀点在於先修命後修性性命双修為丹道家最高之原則修証果位首重利他而弘法利生必須以拔眾生之病厄為旨趣故有丹藥濟世法門因此丹家之法門遂分為二一曰修命住世法門即自利之道二曰普救眾生法門即利他之道在自利法門上有服食藥餌之訣在利他法門上有醫療病苦之術

丹家起源始於道家在經教文字上可以考證者即廣成子授道於黃帝有十六字真言曰道心唯微人心唯危無為尔識允執厥中此為最古溯自老子著道德經五千言繼而莊子著莊子七篇足為道德經之註脚降至晉代始有黃庭內景經及黃庭外景經當時可考者概自衛夫人

所傳經七傳而至陶宏景所謂茅山七祖刘璞楊邁許義等是也與此同時者有鮑元鄭隱葛洪等名家尤以葛洪居茅山華陽洞甚久與茅山三祖名重一時自此丹家之論大顯遂與醫家分流陶宏景為丹家所宗王叔和為醫家所宗王叔和匯整內經難經傷寒論并據之以作脈經十卷脈賦一卷自此以至唐代有王冰者自稱摟得忘失之第七卷遺文而據王叔和及隋之全元起本為內經作註分之為廿四卷即今通行之王註本也考所補第七卷失之已久所謂由其摟獲者實乃為王氏本人所杜撰其註亦多乖誤但後世醫家皆宗之此外唯有扁鵲難經全貌猶存與王叔和同時者有皇甫士安晉武帝時人根據內經靈樞各九卷所著之甲乙經亦為醫家所宗又內經包括素問與靈樞各九卷而素問適當道家內景元宗經八十一卷中之九卷其靈樞九卷則又另屬九靈針經之類專言針灸之用而與內景經論不相統攝者矣由此可知醫家所宗若與丹家比較則相去懸殊也按王叔和晉代高平人官居太醫令故人稱之曰王太醫也後至唐代有王冰者寶應朝官太僕令（一有人考証唐有王冰王砅係兩人而王砅係杜工部之外甥不知孰是）降至北宋刊行本係林億高保衡等根據唐之王冰本而整理者已非晉代王叔和之舊本原貌矣此類考証諸家各有所論莫衷一是迄無

定論存之可耳

内景元宗經從黄庭經演釋而来在丹藥方面除内景元宗經之外尚有太清藥要二者均為道家之秘本為道藏中所無僅有殊鈔本為道教各派宗師所保存秘不外傳此外尚有天元玉冊庚辛玉冊土宿真君本草蜀本草救荒本草百草鏡仙道食譜等均見于道藏

自衛夫人七傳至陶宏景再經四傳至隋唐間之孫思邈按陶宏景劉宋時丹陽秣陵人著有靈奇秘奥登真隐訣真誥本草經註肘后百一方夢書效驗施用藥方集金丹黄白方服雲母諸石方服食草木雜藥法斷穀秘方消除三尸要法服氣導引法人間鄧災患法等等二百卅三卷為丹家所宗自孫思邈後丹家之派別門户益多因丹家分宗分派遂致玄門失去一統之法統然各宗派之大門户亦可概分為五(一)武當派(二)青城派(三)華山派(四)崑崙派(五)崆峒派此以玄門「全真派」而分別言之也後至宋明又有南宗北宗之分門户愈亂矣此外又有「正乙派」與金蓮正宗之全真派有别統於龍虎山之張天師故又稱之為天師派以誦唪經懺替人建醮消災為主用祝由符咒為人治病亦有丹藥秘傳而富有迷信色彩實無足述者也又按孫思邈後法統之地点在成都青羊宫蓋李唐以道教為國教奉老子為李氏宗祖

以青羊宮為家廟全國道流受戒必須到青羊宮道家之符節亦保存于此明朝永樂之後北京白雲觀每三年傳戒一次滿清庚子亂後道家各派經過協商之後決定將符節保存于武當山九十年之後始可再行弘法傳道此說不知確否姑存之

唐代以後丹家修持法門各派不同均不能掌握全部丹經故修煉方法各派不同用藥亦異自武當派掌教以後彼此尚可溝通但在以前則各不聯系此言其概略也

## 五、醫家之源流

晉以前醫家與丹家不分黃帝時有鬼臾區雷公岐伯等七師商有伊尹周有巫彭春秋戰國時有長桑君扁鵲東皋公高和高緩蓐秦有安期生崔文子漢代有公孫光淳于意涪翁郭玉張仲景華陀董奉等據唐代甘伯宗名醫傳載至唐代止統計有一百二十人可參考之

又按晉以前古列醫法為十四科皆以治學分類而言者也計(一)風科(二)傷寒科(三)大方脈科(四)小方脈科(五)脾胃科(六)婦人胎產科(七)針灸科(八)眼科(九)咽喉口齒科(十)瘡瘍科(十一)正骨科(十二)金鏃科(十三)養生科(十四)祝由科自晉王叔和之後不特丹家醫家分流醫家又將古十四科分割而失立脾胃一科此後降至宋元學醫者因不得其全遂各習一技衣食於斯各立門戶而

別醫為十三科與古大別皆以十三科為執業之科目非復治學分類之舊旨矣李東垣雖造脾胃論然未嘗言科去古益遠降至清代乾隆重整醫籍彙有醫宗金鑑一書仍從宋元之舊分醫為十三科自此遂令醫家分科以成定論矣而醫家不明內景本體只求于外用昧於陰陽大道不能融會貫通內景與藥物理論往往為謀生之計僅求一技之長故明瞭內科者都不知外科遂使醫學在舊社會中識為下九流之技術可為一嘆此雖與社會制度有關而醫不健全亦因之最也又晉代王叔和之後降至南北朝有徐文伯祖孫父子五人皆一時之上工北齊之徐之才亦醫中之佳傑也再至隋之巢元方氏大業中人官太醫博士堪稱傑出著巢氏病源五十卷論諸病源候罔不賅集自仲景而后為醫家最古又最完備之醫書與之齊名者有楊上善全元起輩再至唐代有甄權曹元王燾孟銑陳藏器日華子等遼代有直魯古再至宋代有李明甫高保衡林億成無已等至金元兩代又有四家李東垣朱丹溪劉完素張子和張景岳等明代有吳又可等清代有徐迴溪等皆為著名之醫家代表人物

寅、丹家與醫家不同之點有三

(一)第一不同之點即丹家從本體上起修在本體上証得果位得醫藥與丹道合一之真諦於

修持及用藥上為自利長生與利他度厄醫家則否而只用乎療病

(二)第二不同之點即丹家所有之膏丹丸散均依其製造丹藥之傳授依律自製之為精煉之藥物以近代科學觀點言之乃原始之化學藥物無神祕之足怪也醫家只重方劑之疏擬而昧於丹藥之製煉及其使用方法

(三)第三不同之點就世法上言之丹道家雲遊天下以救度病厄為目的於病者率皆義務施治頗有現今「為人民服務」之精神然在醫家則設立診所衣食以斯

至於丹家五大宗派之長短及醫家各名家之優劣以後再分別論之并另詳黃庭經講說中

## 乙、陰陽釋名分

在本體上言陰陽皆空在名相上言陰陽兩有二者相對無陰則不能顯陽無陽則不能顯陰此後天之物也在佛家言之陰陽均屬于有部蓋無象無名為先天真一之氣有象有名為後天色相之物本無此物強名之而已無極之本體為空真無與幻有相對故緣有無以知有陰陽而定其名但在二者之本體上言有為陰無為陽陰陽為有無一體之二面而陰陽之名本不可名亦假名之者也

在有無上說顯陰陽合一之妙用凡靜者為陰動者為陽凡有形有質者為陰無形而有氣者為陽凡清而上浮者為陽濁而下降者為陰以天地法象言之天為陽地為陰晝為陽夜為陰日為陽月為陰以氣運而論寒為陰熱為陽以四時而論春夏為陽秋冬為陰以人身而論男為陽女為陰臟為陰腑為陽以表裏而論表為陽裏為陰以病症而論寒為陰熱為陽如是等等莫非陰陽也而陰陽之用異性相求同性相斥因此而顯現陰中之陽陽中之陰之用天地萬物捨陰陽則無以起用陰陽相求則合則生陰陰陽陽本性相斥則離則化近代科學家運用之電學亦不離陰陽之用古今同式出乎一轍此陰陽之定論也

## 丙、陰陽本體觀分

(一)有無相因動靜相循陰陽在本體上是有無相因動靜相循此八字義解釋體顯自然之理是從體而觀用持此規律以觀陰陽之有無經所謂遠觀近擇也有與無動與靜均為相對之假名亦即體之意義包括有無動靜四者在體上說有無與動靜是一體之二面乃相對論之精義也相對之基礎是從觀上功夫証得而以其自然顯現為法訣佛門唯識論闡發至精與道家所謂「道法自然」其旨相通所謂自然是在有無與動靜四者相依緣而起一種空有

的「能所」作用此種作用發生于和合所謂和合即相緣之義而以因以緣故遂產生「果」而果之或偏或倚則可以觀「中道」能觀証「中道」則知陰陽之全矣又僅有合則不能起化的作用唯和方能有化的作用近代科学家所謂化合與混合大有分别其旨與此相通又合與分相對和在二者之間不能間隔故名之曰和易經所謂易變也和之極方得稱之為中故儒家讚曰「致中和天地位焉萬物育焉」丹家論調伏氣脈醫藥治病諱補偏救弊皆為求中和之道也

「中」為和之極苟和而不中遂有偏盛有偏盛則天地人物皆為災病矣故在丹醫兩家均求補偏救弊之道其旨皆由觀陰陽之體而以中為其用上之真諦者也

陰陽相對有無相因何以知之蓋有陽方知有陰有陰方知有陽在用上觀之分則為二在體上觀之合則為一在比量上觀之有大方知有小無小則不顯有大以更大更小觀之則前大為小前小為大矣苟僅有陽則為孤陽無相對相緣之用是為墮入頑空也故曰陰陽必須相對觀之而後始能明相因與相緣之理

能明瞭有無之本體始能明瞭陰陽之本體例如現在黑板光滑無物吾人如在其上画一圖

周形或一三角形或一方形則知其上有一個圓或一個三角形或一個方形上述有相是由「無」上所顯現方知有「有」故知有無相顯即是相因也又有無二者最要之基本原則為「唯心」及「唯識」蓋黑板上本無圓（○）三角（△）或方形（□）等相因吾人自心體中想出画出故黑板上生出一個（○）一個（△）或一個（□）此是因心體的作用即是無之本體也但於既画出之後能分別之此是唯識的作用即是有之本體也故在用上可以觀體體上可以觀用蓋能画與能識是體是無所画與所識是用是有故知有無相因

又例如建築一幢樓房由工程師心念画一房圖是由無相生有相然後按照圖樣建築造成一座樓房此房之顯有是由工程師的唯心所造樓房造成之後人皆名之曰樓房是唯識所識

在本體上說「有」是從「無」而生因從有「有」證知有「無」此是「由無顯有」之義反而言之「由有返無」在唯心上說「有」尚非「真有」乃「幻有」也例如造一樓房本非真有乃由五行五陰因緣和合而成者也故樓房之名相是為幻有因其幻有故乃有

生滅消長佛門所謂「成住壞空」也因此有無是相因也又是相循也生滅法與因果循環論即以此為基礎在醫學上論之因人有色身色身有形有質是五行五陰因緣和合而成故由生而少而壯而老而死在有無相因中人身如已造成之房屋生生化化刹那易变終歸壞滅因此可知由無生有由有還無之理是相因相循可以明矣

又如作「天字莊」用「通臂勁」因有「須弥掌」之相莊即發生氣勁不假半點人力全出自然蓋以有此因相緣遂生體用自然作用但在自然作用中有不足或有餘之偏盛故自然之現象須合乎中道而永執厥中是補偏救弊之正法

又如人體色相上言過胖或過瘦均為病狀在五味上言嗜甘味或嗜酸味亦是病象如好喜吃酸者苦必少嗜辛辣者甘必少偏盛的比量是由于一有偏盛即不得其中道

又假設陰陽之本體為手如心想握成一拳則手握成拳形是為從無到有因拳本來無有是手指掌和合而成如不要握拳手則伸展拳相立即消失是為從有還無當體即空拳之「能」握即是陰陽之本體「所」握成的拳即是陰陽之用進而又觀手「能」握拳拳僅能向掌心握而不能握向手背如向手背握是違背自然之理即是逆乎陰陽的自然規律若論逆

道「凡夫」是習而不察昧而不會而丹家逆修成道之法門亦如科學家改造自然雖能成就但不普遍而其法門亦非陰陽相對不可故曰「道法自然」道德經有云「常無欲以觀其妙常有欲以觀其徼」此即從陰陽之體用而觀之者也

在本體上觀有無相因非有「無」不能顯「有」之體在用上觀非有「有」不能明「無」之用故有無相因相循之作用循環不已經所謂「如環無端迴環紐抱」者是也如左圖

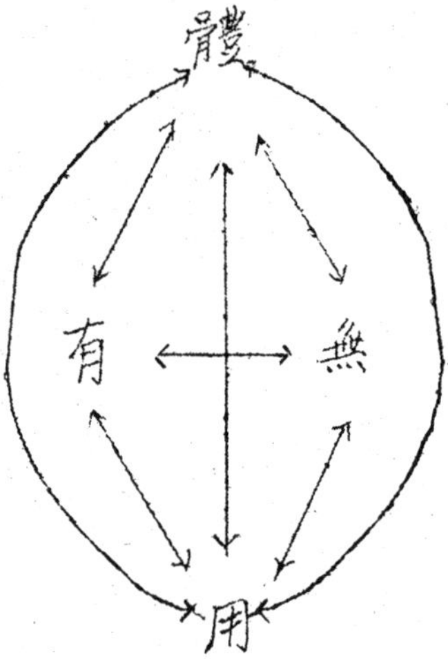


在陰陽體用上說是有無相因在動靜上說是有無相循例如茶杯在靜時能盛水若將杯倒置則是生動而水流出因杯之動靜之多寡而定水動水流之情況故動靜相循是在用上而言之

在陰陽本體上觀之則「無」為體在陰陽用上觀之則「有」為用但陰陽在本體上不能分開因無體則不能起用故在體上是相因也在用上是相循也陰陽之體用為一體之二面起用如有偏盛皆不可得中道因此陰陽上有無動靜皆是「二邊」在上乘法言之尚非真如本性也佛經說前念方忘後念未生之旨諦乃是真真本體觀也又陰陽於天地人三者觀之其理論另見內經中藏經辯註茲篇不重出之

陰陽在丹家修煉方面是修氣脈功夫其中道為五氣朝元其法門統屬於煉津成精煉精化氣煉氣化神煉神還虛一般道流煉師所謂野仙者失昧煉津成精之真諦者久且眾矣率皆曰精氣神昧本而言末耳

陰陽在醫道方面根據臟腑表裏臟腑母子臟腑生尅臟腑上下臟腑虛實而觀中道以補偏救弊調和陰陽為法門

又陰陽在人身上為氣為血如陰陽失和則病厄生例如傷風因受風邪而起但同在一處而不是人人傷風又同為風邪而受者所感之經道有異候象不同均依其相因相緣之機不同而有差別試觀有人受風邪之後汗出惡寒發熱頭項強痛是為太陽經中風表症乃中風之

熱邪也又有症狀相同惟不出汗而淅淅惡寒者是為太陽經傷寒之症乃中風之寒邪也熱邪為陽寒邪為陰故其治法有桂枝麻黃二湯之不同此皆陰陽之為病耳第以其人陽閉於外風之熱邪與之相感適當其機與陽相搏故汗出而為太陽中風症陰守于內與風之寒邪相感與陰相搏故不出汗惡寒而為太陽經傷寒症也

（二）自無生有由有還無此處章句係說生滅消長之理也即是說陰陽在體上是相因在用上是相循四者之作用皆因緣相感有無相對發出生滅消長之作用亦即是「因」「緣」之「果」也由此足以觀得和証得陰陽之「真無」「本體」與陰陽之「妙有」「法相」

觀天地人物悉作如是觀如左二圖

圖（1）

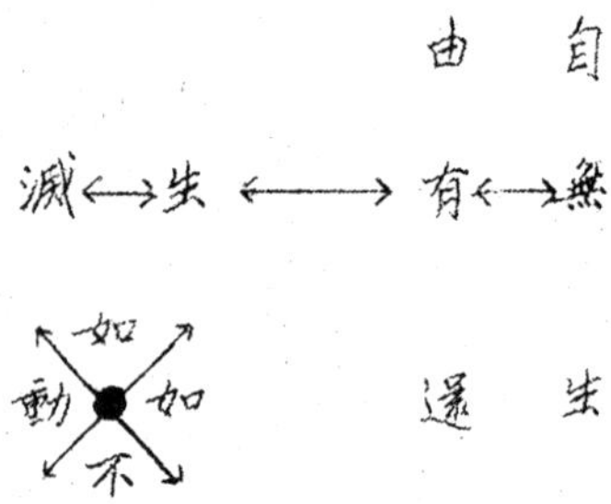


圖（2）

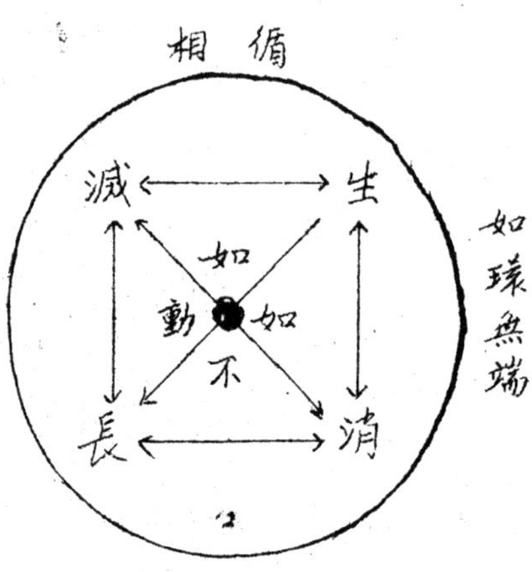

生滅消長是相因相循如環無端經所謂四正四隅之用也如圖二

生與長之義不同生者有形質色相之開始也因從「無」生「有」故「無」為形生之始也此經所謂太極也丹經又有太易太初太始太素以別之夫既生之後有色相而後有名氣形質三者俱足乃能漸々長成故長者從「有」而「有」則有為生之母也此經所謂兩儀四正四隅臻諸妙化也與生相對者為滅故生為滅之機亦即死之始蓋有生即有相有相即有滅反言之滅亦即生之始矣由此觀之自有相還於無相名之曰歸藏由無相顯有相名之曰幻化有無相因生滅相循長消相待名之曰循環此經所謂如環無端也又生為五行之因緣和合滅則為五行之因緣分離由此反正觀之故知生滅均為幻相此經所謂乾坤生易也僅就形生言之色相滅後其原有五行因緣則各分為五相即金木水火土各還其本相也而金木水火土五行又各有其五行因緣之和合歷劫離合生々化々迄無底止此經所謂妙有也近代科學家所謂物質不滅與此論相通由此印証可知五行生尅之說實非玄玄妖巫之論乃唯物觀也尤可知釋迦老子宣演之經論皆從唯物起觀亦即諸法離開唯物即非諸法也因此我宗不苟同高談玄說之偏面唯心論而斥為外道波旬邪說也尤以講究丹醫藥捨

唯物科學觀其誰屬之

此生彼滅彼滅此生其中經過長消階段長到飽和點則漸趨於消消之極則滅彼滅此生而發生如環無端「能」「所」循環之用此經所謂陰極化陽陽極化陰盈而趨虛虛而還盈也亦即統屬於有無相因者也

生所以與長不同者蓋因長為生滅當中之過程已如上說了知有長即必有消茲舉一事物觀之例如粉筆因用於寫字而粉筆之色相漸消但其分離之粉末則相對而有增長亦可以此粉末重生粉筆或生化其他名相也由此可知長之變為消消之極為滅此長彼消彼滅此生長消相循生滅相因不過生化有多寡大小在現量上與比量上顯示程度不同而已然其本性則屬不滅也由此觀之証知生了必長長了必消消了必滅滅了又必生如此循環不已故曰陽長則陰消陽極則化陰陰長則陽消陰極則化陽也在醫學上言之熱度增長則津液消耗所謂陰消而陽長以致於滅今之科學家投服磺胺消熱劑或注射鹽水針所以救其陰也丹家則潛陽於陰壯水制火或施寒涼攻下驅陽救陰所以維持中道使五行和合無有偏盛也二者法門其理相通要皆以陰對陽以水濟火也惟法有精粗之別立論有體系之不同

耳

生滅消長陰陽盈虧即在陰陽本體上起發生滅相因之作用在名相上說陽是無陰是有蓋以有無相因動靜相循始能自無生有由有還無而致顯現生滅消長循環無端之作用

(三)不有中有不無中無此段章句係言體性不滅也近代科學家所謂物質不滅之理與此相通細味經義為着眼於兩個「有」「無」相對之中因在名相上不能離開有無而立論須從有無起觀陰陽相對本體方能顯現

陰陽本體因「有」「無」而顯其用苟無「有」「無」則不能顯其作用故陰陽本體即是「有」「無」而不能分開言之此西洋哲學所謂一體之二面也亦即經所謂不二然又非一也又所謂玄旨妙音者如是云尒又推大乘經義本来無「有」何以言有例如擦黑板刷子本無有相乃由木版棕絲麻繩諸因缘和合而成是為從無生有即經所謂五行和合者是也當其初始「名」「相」兩不有因五行和合而有相因有相而命名名之為擦黑板刷子箇名之曰飯碗則人皆曰飯碗而不曰刷子矣故知名亦假立者也反觀刷子之形相為木绳棕和合而成試將刷子拆散則刷子之名相離無而木绳棕則仍有不特色相仍有而名亦

各自具有也此經所謂不有中有之精義也

不無中無在三乘法中皆因有以觀無直至無亦無始得觀之妙要而觀止矣例如擦黑板刷子於分解之後金木水火土完全分離名還本相則刷子之名相兩無苟以此為真無則落斷滅也而刷子之「無」是指第一諦有無相因之「無」而觀非真無也第此之曰「無」仍屬有部蓋仍有「無」之名相耳若以不無觀無始可謂之真無亦即謂陰陽之真如本性也夫真如本性不生不滅不增不減故名之曰真無此經所謂不無中無之大乘精義也總而言之所有一切變化均由空無而生幻有而每一物質均有真如本性色相分離後本性歸空即發生空無作用仍屬有部所謂物質不滅者即其真如本性不滅然在用上觀之則有無相因生滅相循陰陽不可須臾離也韓非子曰「一尺之竿日拆其半千年而不竭」無論如何剖分其陰陽本體仍存不可分開故陰陽不可分割為二如

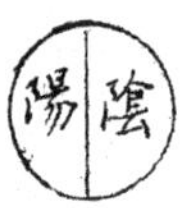


形而應當紐抱如

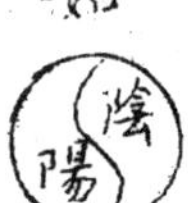


形此即西洋哲學家所謂「一體之二面」也任何因緣和合均可生出名相例如刷子本性為無其色象之有厚薄大小乃由心念所造成而其色相之消長乃由因緣和合而顯分離與其本性無關蓋本性真無如如不動也由此可知「有」「無」乃唯識所觀真無之義乃是「

不思有不思無」此即陰陽之真正本性也何也若思有則落在陰上若思無則落在陽上是為落在二邊有二邊即有三際即有萬化仍在循環因果之中非真無也

道家思有以煉精煉氣為嬰兒陰神之相若思無以煉神還虛則為嬰兒陽神之相皆属小乘境界佛家上乘大法則不思有不思無故能超出三界且出入有無而無礙此種境界為超陰陽而又出入陰陽之無上成就佛家大乘法諦「動定無礙」老子所謂「常無欲以觀其妙常有欲以觀其徼」皆此義也凡此上乘经旨与醫道無関不過附带略釋之而已

(四)有即是有無即是無此處章句係解說「名相」与「實相」者也生滅循環之理既如上述今再從陰陽本體之有無更進一步論之從大乘教理上来観有無皆是名相皆属於「有部」而非「實相」也至於陰陽顯現所能見者是有不能見者是無是单就名相上的有無而観之言之者也名相实相之分别如下圖

| 修持法門 | | 丹药法門 |
|---|---|---|
| 幻有 | 用 | 長生住世 |
| 有 | 名相 | 有病老生死 |
| 無 | 实相 | 無病老生死 |
| 本空 | 體 | 由有還無 |

「有」是有形聲色氣味經所謂大五行也而形生之金木水火土經所謂小五行也皆統攝于名相者也「無」是無形聲色氣味亦無金木水火土等等也是以陰陽顯現於色相之無仍統屬于名相若說陰陽之真正本體真如實相則是「無亦無」也所謂「本自無無」「無智無得無所障礙」也了知此義即悟得名相上之「有」、「無」是因自性所起分別心也所起分別皆屬「八識」作用而真如實相之「有」「無」則屬自性証得為轉識成智者也因此陰陽之有無是曰二邊即一個是陰一個是陽陰即是陰陽即是陽有即是有無即是無不可混同也例如擦黑板刷子置于此處此處雖有刷子蓋有象有名並有處所也如移去之則此處刷子不見而此處刷子是無然在陰陽用上言之則又須承認其為有因刷子從此處移去此處雖無刷子而彼處則有刷子耳此種有無之顯現是為「處所」與「現量」觀法名屬外景之有無

從整個體用上觀之凡是名相皆為幻有幻有即本來是空故幻有與本空相對（一如上圖）因其有相乃可立假名也由用還體即還歸本空也又因陰陽之用遂顯幻有但還其本空則顯為無例如刷子之相已空故刷子之相即是無至於五行真如之本體不滅不生則是大乘旨

諦矣

丹家修持法門首當觀照有無亦即從有証無在幻有體用上觀無又在有相上觀有即可証知雖有生老病死而與真如本性不相干涉因此觀有病老故有丹藥法門以期袪病去災因覌有生死故用修持法訣以求長生住世此所謂修命功也苟次第証得或當下証得「由有還無」顯現真如本性是「空」「有無皆空」「空空亦空」「本來是空」証得如是勝義則生老病死與長生住世盡皆歸無一切皆空如露如電矣此所謂最上乘性功也

因有病老必須醫療法有外丹外丹統攝各種燒丹煉汞方法其用途约分三項一曰有病治病補偏救弊二曰無病防老駐顏住世三曰了生脫死凝煉元神是故外丹皆對生老病死而為用者也三者之用處不同製煉之口訣亦異修治多方不離水火服餌諸訣統屬既濟四威儀中持之以戒有無不立濟之以道則生死大事由我而不由乎天命矣

小乘修持法門即是內煉功夫佛道二家俱有氣功及氣脈双修工夫佛家如密宗之寶瓶氣天台宗之六妙法門玄門則另有採煉自身大藥之修法不依緣外界藥物專尚內煉工夫關于此點不屬於醫藥法門無庸多述另詳黃庭經講稿可耳

丹家對於陰陽名相參會精深故能屋定內外丹藥之修煉法門以為治療疾病與了生脫死之方術對於色身病情知之綦詳窮源溯本以立治道蓋因內煉之功而洞悉自身氣脈流行之纏道臟腑形骸之關係即此經所謂內景究竟也例如觀人有病首察其病源之所因從無而來內因情慾抑從有而生外因六氣或因陽盛或係陰虛凡屬于外因者為有屬于內因者為無外因為風寒暑濕燥火六氣外侵內因為喜怒哀樂憂思恐七情內襲折跌金創肥甘所積為不內不外因也又三陽有病是有部三陰有病是無部有部之病易治無部之病難醫又外來之六氣是有自身之三陽是無有無相因陰陽相求故三陽易受外因六氣之侵又因陽開于外陰守于內故陽先受之而內傳于三陰也又七情六慾發乎性天是無三陰立乎名相是有有無相因異性相求故三陰多感內因七情之病也又因陰靜內守故裡受病反外傳于三陽由裡出表者為順症也以上所述均以內外陰陽有無而立論因性量之攸分觀法遂大別而論果則同而不同矣

有無又以氣血而定陰陽氣分病是無血分病是有何也血屬陰有形有質氣屬陽無形無質也試舉積聚二症觀之氣分病無形象聚散無常作止無定故曰聚症血分病有形象癥瘕有

處積累有年故曰積症此就氣血陰陽有無而立論也

又有由多寡而比量有無者氣有餘者是邪「有」則血不足是正「無」血有餘者是邪「有」則氣不足是正「無」斯四者以氣血邪正相因相循互為因緣而致病果俱從有無之中產生虛實相對症候據此可以三反推知而由陰陽表裏以觀有無表有則裏無表無則裏有如表裏俱病是為陰陽兩病難治之症也凡上所說統屬于陰陽體用觀丹進而觀之如某一臟腑有病則另一臟腑無病然又有因某一臟腑有病影响其他臟腑併病者是為五行生尅子母為病之理論亦經所謂陽以陰治陰以陽治在上者求諸下在下者取諸上子病治母母病治子等等勝義悉由此出

尚有從有無以觀陰陽本體而定療效之精義即觀色相之為病從「有」部發者易治從「無」部發者難醫從「陽」發者易治「陰」發者難療三陽有部俱病雖危不危三陰無部俱病雖安不治此經所謂「行屍走肉」者也

丹家治病丹藥有九九八十一種小丹詳按病情適宜採用流傳于世授受有人惟其住世長生四大丹藥一曰毒龍丹二曰五行丹三曰大還丹四曰小還丹此四者有助於專修命功長

生住世具伐毛洗髓脫胎換骨之偉大功效惜此丹藥世間稀有蓋以製丹戒律極為精嚴非為外人所得而知之耳

(五)陰陽不二然又非一陰陽大論非一元論非二元論尤非折中論乃體用歸一之論也觀左圖(一)

圖(1)

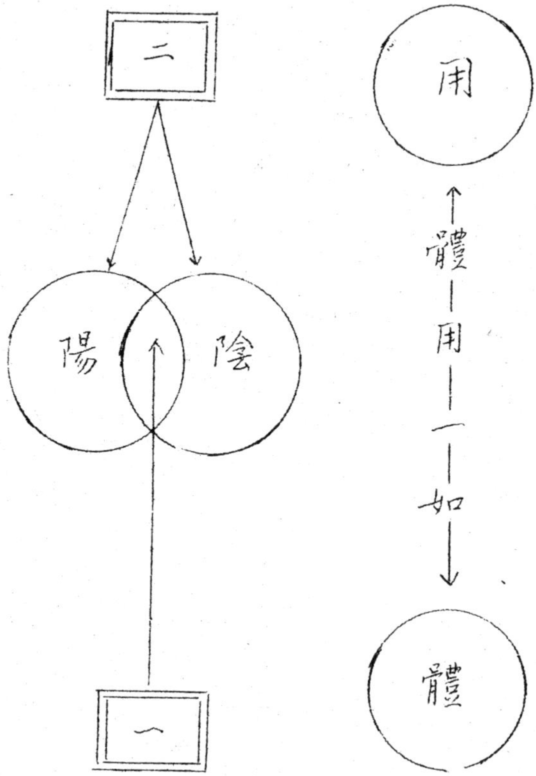


觀陰陽联鎖之處可以明之如在本體上將陰陽左右劃分為二或上下劃分為二或陰陽二者分離各自獨立凡此皆二也若以陰陽是一而不觀其二則為攏统真如如左圖(二)

圖（2）

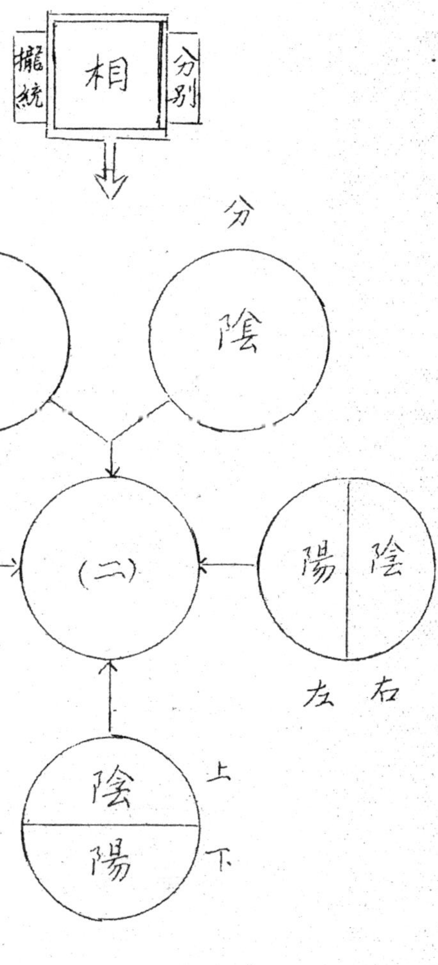


陰陽不二然又非一在用上觀之乃是「迴環紐抱」不分而分分而不分不可須臾離者也例如手心為陰手背為陽雖同全手即是陰陽本體（如上圖一）若強分之手心歸手心手背歸手背是成為分離之相則不成其為手也因手背手心之不可分始能由體而顯迴環紐

**影印原件 018B 刻录本十八页**

基于知识产权保护及对周潜川医师和峨眉医学的尊重，本书部分配图做了防伪处理，替换为专属二维码。读者可通过扫描二维码访问人民卫生出版社图库，以查看正版图片。未经授权获取或传播图片内容均属侵权行为。

先天真氣「分」而下降後天濁氣「分」而外出先天真氣是陽是無後天濁氣是陰是有此觀氣機升降之「分」也而從用上逆而反觀其體則又為不分矣蓋以先後天之氣均發源於人身本體中之靈空一竅耳故陰陽有無在用上觀之觀其妙有此所謂分而不分不分而分也

醫藥方面觀之例如某甲患太陽經中風症有頭痛惡寒項強發熱汗出等症者是中風之陽邪陽分受病也同時陰分與之相感運化津液以陰濟陽與陽邪相搏故有上述太陽症象也就體性上觀之陰陽是一而非二故陽受病陰即與之相感此三陽病能傳三陰三陰亦能傳諸三陽之義也但在用上觀之陰陽為二因有陰陽之別故陽分受病病即在陽經而不在陰經此經所謂有即是有無即是無在用上觀之之妙義也以上所述乃就病理上論陰陽不二然又非一之理也

再從藥物治療方面以觀「陰陽不二然又非一」亦為用藥之規律例如陽分受病當依陰陽相對之理針對陽份而用藥先應對陽作詳細觀觀其受風邪之寒抑受風邪之熱換言之如為太陽經受風之熱邪亦即受風中之陽邪而又係表症者依「正治」法門當用驅風解

表之劑及專走太陽經之品此傷寒論太陽中風所以採用桂枝湯也又按桂枝雖能解太陽之表症而陰分與陽相感故又當採用調劑陰分之藥故桂枝湯中佐以白芍以資調和陰分苟不按「正治」法門施治而忽略陰分之調和則其後果必發現喉痛鼻衄咽乾汗出而症不解等症此為偏乎陽而昧乎陰蓋不明陰陽不二然又非一有以致之

又如觀陽盛于上陰虛于下此比量陰陽之盛衰而以用上起用為觀法者也苟陽盛于上僅治其陽而昧于陰陽體用不二然又非一與相因相循之理則必有不良之後果同時此種後果極度相反所謂頭痛醫頭腳痛醫腳一般醫家最易犯此治標捨本之謬用此種治法雖可見一時之效丹家詳之為「取快一時貽患無窮」病者不明乎此至死不悟實醫者殺之耳

夫陰陽體用之顯於上下升降者以水濟火取坎填離也反觀其陽獨旺于上之時其陰必大虛於下是陽之能盛於上者因陰之不能濟於下陰之不能濟於下為本病陽之能盛於上者為標症法當治本為主治標為賓故法當治陰而不可獨治乎陽也經云「壯水之主以制陽光」實大法也據此觀論其用藥之原則有二一曰大補下元之真水以期以水濟火以坎填離以陰孕陽二曰引火歸源以期潛陽于陰火居于水陰陽環抱而其用藥當用玄參熟地生地

石棗肉（即山萸肉又名棗皮）山藥牡丹皮澤瀉麥冬五味子牛膝肉桂龜版生牡力生赭石磁石等藥消息採用之

從陰陽五行生化觀用藥之理論所謂壯水以滋木之訣也蓋水能生木木得水養而榮茂則木中之火不致有餘而循常度則上炎之勢漸平陽盛于上之症自消矣此經所謂「不治之治」也況又有引火歸源之品以平已發于上之陽乎此種法門謂之本標兼治陰陽兩賅

以上所述用藥法門亦觀陰陽不二然又非一之理以立治法者也由此可知丹家醫藥之理論與醫家有精粗之別蓋後者昧于陰陽體用觀耳

(六)杳杳冥冥其中有精恍恍惚惚其中有物如環無端相抱相負

此云陰中有陽陽中有陰體用相顯經云「杳杳冥冥其中有精」此云純陽之體象乃指氣而言也亦即形容空相是無色之物所謂空相無以名之名之曰「精」精者微也陽也不可見不可循故名曰純陽之體象也「恍恍惚惚其中有物」此云陰之體象是有質有形「其中有物者」言其有色有象可尋故名之曰陰之體象也此為陰陽在唯識觀上體用二面觀之界說「杳冥有精」乃陽之體象空無一物又名之為先天之「空」無有虛所境界之限制

因称之為無極然以其有「空」相又有「無」名故非真「無」真「空」而仍在「有部」可以第一圖解之

第一圖

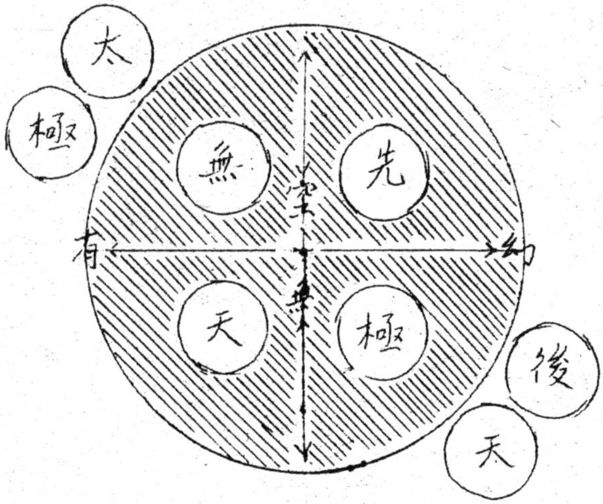


試觀画圈之後即為太極亦即由先天而生後天由無極而生太極遂有後天色相有後天色相即有大小黑白及人我眾生靜竹等等的相對差別以亂陰陽之作用是因陰陽體用互相顕現陽為空無由空無而產生幻有曰陰陰即是有圈之象有圈即是有處所境界之限制統陰陽二者名之太極又因太極有先天後天而和合亦即顕現陰陽之和合陰陽因缘和合之果即是太極圈然太極圈之色相是從空無而所生之幻有天地萬有亦復如是換言之即是由空無之「有」而化幻有之「有」而空有二者之妙化則顕現如環無端相抱相負攸有

**影印原件 021A 刻录本二一页**

基于知识产权保护及对周潜川医师和峨眉医学的尊重，本书部分配图做了防伪处理，替换为专属二维码。读者可通过扫描二维码访问人民卫生出版社图库，以查看正版图片。未经授权获取或传播图片内容均属侵权行为。

抱始有太極之形其象半黑半白所以顯示陰陽之和合也至於黑中有白白中有黑即陰中之真陽與陽中之真陰若無此「真陰」「真陽」則陰陽不能發生和合紐抱之循環作用例如一本線裝書係集若干紙頁用線串釘而成如不打線眼則不能成為一本書仍是散頁彼此不相联繫而不能起書頁之循環作用所謂陰中之陽陽中之陰其作用亦如書之有線眼也假設書頁是陰則釘空即是陰中之陽而釘空中所穿之線則又是陽中之陰矣茍能悟澈此理則陰陽紐抱相生不離相用如环可以領會無餘也

若將第二圖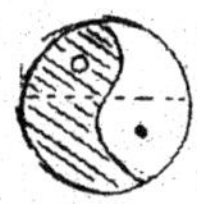作上下橫分為二而觀之則上是陰多陽少下是陽多陰少有多少比量即發生相勝與盛衰之象而不是發生紐抱迴環之用其原因可於此圖觀証之若不橫分為二則陰多之中有陽陽多之中有陰其互相紐抱之象恰如螺絲緊扣雌雄相對環抱無間若在其升降開合纏度上觀之則又似鐘之擺動如陰中無一點真陽（○）陽中無一點真陰（●）則成為孤陰孤陽之局孤陰不生孤陽不長失其作用故不能相因相循也例如觀諸花生其外殼為陽內仁為陰其仁中又有一胚胚即是陰中之陽其餘皆為陰植之於土壤中因有胚始能起發芽生化之用而胚以外純陰之部只能起長養之用而已此觀陽中之陰陰

中之陽陰陽互孕之理遠觀近擇推諸人身亦復如是見一、二、三圖

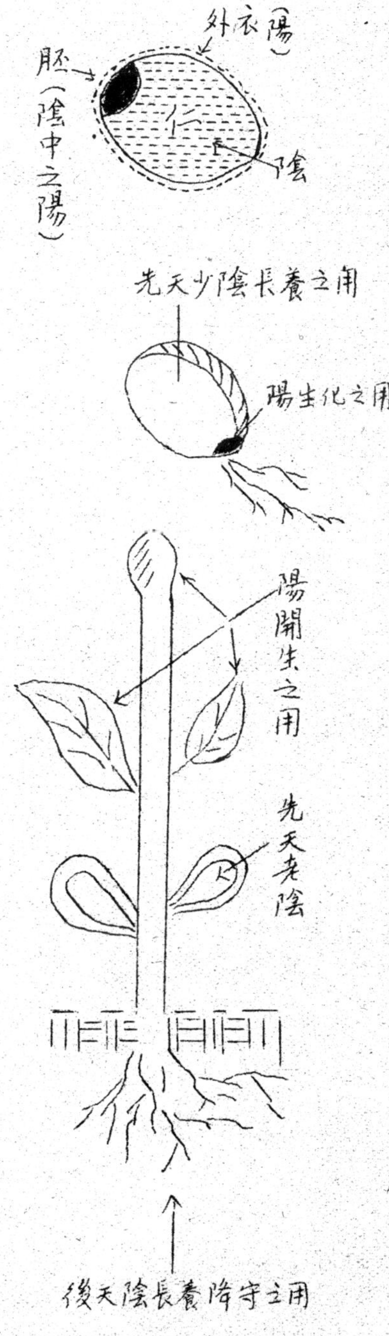


又觀太極之象上述者為平面示意圖僅足以表示太極陰陽相抱作用而对于相負之情因屬立體則難觀察所謂「相抱相負」「抱陽負陰」者乃謂陽為氣輕清而上升陰為質重濁而下降亦即天地陰陽之本性賦有升降能所之作用也因陰陽環紐負抱故有上下升降迴環相循之作用如陰陽不發生此種作用則陽升陰降背道而分馳各極其極不相連鎖相離愈遠遂成為陽上陰下天地否卦（☰☷）矣苟能陰在上陽在下則陰下降陽上升上下

相交反離為合是為地天泰卦（☷☰）也蓋依天地之法象觀之陰為地在卦為坤陽為天在卦為乾而依人身言之陰為足陽為頭背為陽腹為陰陰陽相交則成為相負相抱以致靜定中和之境界陰陽不交則相離相分成為浮動分離之情況靜者孕生之機動者伏滅之象天地之陽勝於陰則否而為明為晝為寤天地之陰勝於陽則泰而為晦為夜為寐人與萬物順應天地之陰陽晦則寐而得生之机明則寤而隨死之綱假設吾人七日來復晝夜皆寤而不寐必傷陰而致病苟長久不寐則必陰絶而死即此理也悟澈是理可類推於万有矣再觀草木直立其頭在下得靜止不動之用陰守於內者多而陽開於外者少故可千秋長存然不落於空即落於頑故無智慧蓋陰之體性為內守固則主愚也又按萬物之本性相同此處所說乃在用上言之而有差別也然以真如本性觀之草木固得靜守之用其顯現者則又為大智慧矣試觀其春生夏榮秋收冬藏順天地之機應日月之德而得長生住世性命之大道不亦宜乎而人竟不若草木壽者反夭壯者反病亦可哀矣老子曰太智若愚蓋專言靜旨耳又觀獸類頭橫比草木智慧稍高而壽則不及之人則頭上脚下成為天地否象然順應天地陰陽晝寤夜寐當寐之時陰守於內成為地天泰象得靜止生息之機故人類智慧比其它萬物

為高但以得靜止之時闇少雖在寐中亦顛倒夢幻其靜非靜故真陽不能潛於陰浮遊外鬧致犯五遁緣身之忌難期住世長命終致時空兩壞也

作如是觀後吾人了知陽升陰降陰上陽下當陽盛陰衰之時則陽進升而陰反退故陽則負陰而上作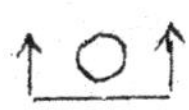形而陽之本性主開於外易散易消於是陽之升上由盛而衰矣當陽衰之際則為陰盛之時因陰本性主靜守內止不易消散故陰反抱陽而下作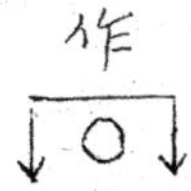形矣然陽清輕上升陰濁重下降故陽終必上升陰終必下降又因陰中有陽陽中有陰陰陽遂得相推相承患害互制如此循環週而復始遂演成「負陰抱陽」之作用以上所言乃升降循環為陰陽多寡之比量觀也亦大小週天河車運行之理也

復次第三畫表「—」為陽在八卦為乾「--」為陰在八卦為坤而陽在數則反為偶陰在數則反為奇蓋以陰中有陽陽中有陰而言其用上起用耳故陽之本象雖「—」而含孕有陰以「—」分之則成「--」既產生二即有陰相對如再分之則變為四、六、八故從陽中之數上言分二四六八而為偶數也又因陰中孕陽陰之本象雖為「--」與「—」相孕則成為三再分之則變為五、七、九故從陰中之數上言分三、五、七、九而為奇數也然此種變易生生之道

皆從一而生所謂貞下起元也亦即從一陽而生惟此一陽既非無極亦非太極蓋数度只能歸於一而不能遠於「無」不过可以逆推一之始至於太素太初太始太極乃至無極又可推其極極而証真空妙有之無生上諦又可自一順推演知於九以迄百千萬億之變此經所謂一為数之始九為数之終化百千萬億之変道也天物萬物人生交易之道亦作如是觀從體觀用因「有」「無」而有奇偶之作用三五七九為奇二四六八為偶奇偶相對相生相化易変無窮明此陰陽変化之理方可知醫药基本之原則縱天地萬物上觀之咸不離陰陽奇偶之用有天則有地有雄則有雌有大則有小有長則有短有黑則有白等々相對而繞根於性量現量比量三者就時空上以立觀法以宏遠觀近擇之用

根據数変奇偶之理就天地法象觀之有上弦下弦左弦右弦朔望盈虧等象此皆由太陰之纏度而推祘者也在節令上言之春生夏榮秋收冬藏其中又分兩分兩至「分」「至」之作用即陽中見陰陰中見陽春分秋分一在陰一在陽朔望盈虧運轉纏行均本此理不可不知也

在病理上觀之病之形成及病之変化一日太陽二日少陽三日陽明以至三陰七日傳変之

道見内經及仲景傷寒論然均有訛悮應予訂正如上文按太陽少陽二陽相會陽之極始為陽明也故傳至太陰少陰以至於厥陰而再傳至陽明則不再傳此為陽與陽相感也陽極化陰則與陰相感陰極化陽則又與陽相感蓋循環紐抱之理也

在醫藥治療上觀之根據陰陽紐抱陰陽互厚之理制定正治反治從治三種法門另詳后説專品此處僅淺釋之

陰陽相對為正治例如人患熱病熱即是陽陽之相對為陰故當用陰藥亦即用涼寒藥對治之也如患寒症寒即是陰故當用陽藥亦即用溫熱藥對治之此正治法門大旨也治法與症象相反是為反治例如三陽氣分有病其候雖為熱症而係源乎陰之不足故雖有熱症象徵不可治以涼寒當用辛涼或甘溫治之此丹經所謂「辛涼透表」「甘溫除熱」法也又按内因發熱者有由於陰少而不因於陽多則反當法主壯水以潛火苟係陰多陽少逼陽於外則法又反主溫中矣此反治之大旨也

從其性而治之是為從治蓋本乎陰陽相求相依之道也例如上熱下寒之症若僅治其上熱當用涼藥則上熱雖消而下寒更盛反之唯治其下寒則下寒未消而上熱反盛矣法當從陰

陽上下寒熱之性而治之較量陰陽寒熱之多寡而定其治療用藥之方針觀其陰陽之盛衰虛实而定其施治之本標次第如陽邪上实而陰又素虛於下者則以治陽為主為先為標以治陰為賓為次為本在用藥中分賓主則賓主相安在次第上分本標則本標無失故治外因之上熱多下寒少者當於用涼藥中酌入甘温或辛温之品此經所謂寒因熱用熱因寒用也又如治內因之下虛上盛亦即上有餘而下不足者所謂上盛者實源乎下虛因下之虛始現上之盛故上盛為標下虛為本此項本標之別又有陰虛陽虛之不同又假設因陰虛於下陽燥於上者法當壯水之主以制陽光必投以滋潤之品然上浮之陽勢必因滋凝而不潛於陰且更浮游於上故當少用引火歸元之藥重墜鎮下之劑以期潛陽於陰良以陰陽本性俱足異性相求同性相斥之能所作用故當用辛温藥與重鎮品入於甘寒劑中引甘寒之味直達坎宮以補下虛于是上之假熱可消下之真虛可補矣此經所謂寒因熱用以藥理而言者也又經所謂不治之治以病理而言者也要皆從陰陽之性以立法者耳

：

丁　陰陽用上觀分

甲、色相上分所說皆從本體上以觀陰陽之用此則從陰陽之用上以觀其體也亦即由用上

反觀陰陽之本體二者同出而異名經所謂體用玄同眾妙之門所以詮有無妙徼之觀也故丹經之陰陽大論實非玄說亦非偏執於形而上之唯心哲學实屬吻合科學之唯物論也何也以其有名像立法訣辯理論類形色別簡味如是等々皆以唯物為基礎以為觀法遠觀近擇莫離乎有耳過去一般不洞明中醫者誤為玄學遂稱之為反科學可為一嘆假定中醫非唯物非科學則其治病曷能生效而幾千年来醫藥歷史亦將不能存在試用唯物史觀辯証之一語破的不難獲得詳衍也

從陰陽本體上觀之以「有」「無」相因而產生太極之名相故屬之為「有」前無太極（☯）則體用皆非時空兩壞而陰陽之名像不能安立陰陽之作用亦不能顯現矣在體上觀之陰陽是從空而生陰陽之名相強名之曰太極曰兩儀在用上觀之陰陽統攝「萬有」而此「萬有」屬於後天然就大乘真空理論言之則先天之「有」與後天之「有」均屬於有部皆非「無亦無」之真空妙諦也

觀陰陽之色相須知「色」「相」二者為造「名」之因兩因相緣始有立名之果而名始得安立也試觀成「相」之因緣統攝於「形」「聲」「色」「氣」「味」此經所謂大

五行也凡後天有部皆統屬於此大五行亦即宇宙萬有皆以此五行包羅之醫家所論之金木水火土乃小五行也此云小五行者屬於大五行「形生」之中亦即大五行之一而已蓋金木水火土僅限於形生之生化因緣而不能統括宇宙之全故凡屬「形」生者均包括於金木水火土小五行之中而每行又各有其聲色氣味由此观之即知每一色相均由此大五行共小五行互為因緣和合而成以肇造天地萬有所謂大小相因大中有小小即是大也溯自漢儒偏論小五行金木水火土之後宋儒沿之歷代承襲其說以致捨其本而拾其末遂流為妖巫之說深入人心牢不可拔每為人治病視為反科學迷信之論良有以也陰陽大論真諦蒙污千秋亦可慨矣

大五行各括小五行形生中有金木水火土已如上述「聲」則有宮商角徵羽「色」則有青黃赤白黑「氣」則有香焦腥腐臊「味」則有辛甘酸苦鹹以上大五行各括小五行共化為二十五數行陰二十五行陽二十五共足五十而成大衍之數五十也凡所有色相皆網入此中然皆由一而生故經曰其用四十有九而生於一也如此洞知大小五行相因相緣始足以觀宇宙之全

人身在色象上觀之亦「形生」之一目故法象天地以觀人身之五臟辛金屬肺乙木屬肝癸水屬腎丁火屬心包及心經己土屬脾人身之六腑大腸屬庚金胆屬甲木膀胱屬壬水胃屬戊土小腸及膲屬丙火此以先後天而言小五行之用上起用也人之五志肺主憂肝主怒腎主恐心主喜脾主思此观人五陰之情性也人之五津肺主涕肝主淚腎主唾心主汗脾主涎此觀人五陰之津液也人之氣脈肺主開肝主升腎主散心主降脾主結（合也）此觀人五陰之氣機也肺金在西居位於右肝木在东居位於左腎水在北居位於下心火在南居位於上脾土得方位之正獨居於中此观人五臟之五方五位也苟以臟腑合观之則後天重土胃為中宮矣人之脈象肺毛肝弦腎石心鉤脾緩此观人五臟脈象之常也五臟應天地陰陽之氣機纏行有度合四時八節各有主時肺王于秋而主收斂肝王于春而主生發腎王于冬而主藏蟄心王于夏而主榮茂脾王于長夏而主和道于四時此观人五臟根蒂盛衰之用也五臟擬之於人事又各有官守肺為相傅之官秉鈞衡之權肝為將軍之官司號令之出腎為制作之官（醫繹作作強之官）操技巧之成脾為諫議之官發智周之用心為君主之官神明出焉以上所述皆就陰陽形生而观其用者也約為十六項列為表如左以明其大端

在於內景修持逆運氣脈外練筋骨皮內煉精氣神象天則地於法象之寄喻擬之於五臟亦各有所主心擬朱雀面南而位居離宮以姹女之情為用腎擬玄武背北而位安於坎眼以嬰兒之性為用肝擬青龍踞於東而怒於震乘巽風之用出於右而入乎左肺擬白虎靜於西而嘯於兌利坤土之用出於左而入乎右脾擬黃婆居間於中央毋儀鳳德化媒妁孕生之源此與醫藥息息相關亦人身陰陽有為有象觀法之基醫藥之究竟處所也

一生二二生三三生萬物天地一六相成水火相推仍歸於一

天地人大小五行相因相循相生相尅

| 大五行 | 小五行 | 土 | 火 | 水 | 木 | 金 |
|---|---|---|---|---|---|---|
| 天地五行 | 五形 | 土 | 火 | 水 | 木 | 金 |
| | 五色 | 黄 | 赤 | 黑 | 青 | 白 |
| | 五味 | 甘 | 苦 | 鹹 | 酸 | 辛 |
| | 五氣 | 香 | 焦 | 腐 | 醯 | 腥 |
| | 五声 | 宮 | 徵 | 羽 | 角 | 商 |
| 人身五行 | 五臟 | 脾 | 心包絡 | 腎 | 肝 | 肺 |
| | 六腑 | 胰（火中土） | 胃（土）小腸（火） | 膀胱 | 胆 | 大腸 |
| | 五志 | 思 | 喜 | 恐 | 怒 | 憂 |
| | 五津 | 涎 | 汗 | 唾 | 淚 | 涕 |
| | 氣机 | 結（合） | 降 | 散 | 升 | 開 |
| | 五方 | 中 | 南 | 北 | 東 | 西 |
| | 五位 | 中 | 上 | 下 | 左 | 右 |
| | 脈象 | 緩 | 鈎 | 石 | 弦 | 毛 |
| | 王時 | 長夏 | 夏 | 冬 | 春 | 秋 |
| | 起用 | 和 | 榮 | 藏 | 生 | 收 |
| | 官守 | 諫議之官 | 君主之官 | 制作之官 | 將軍之官 | 相傅之官 |

一六

观五行又互為生化互為尅制而顯現相畏相使相刑相成相得相彰相反相求相和相惡如是等等用上起用均由于陰陽相因相緣作用也例如遇酸之味投之以甘則酸減而味美此経云「酸甘化陰」之用也又如苦味内之以辛則味更惡此経云「苦辛化陽」之用也又如金本尅木然木非金尅不能成器故曰相成也又如火本尅金然金非火煉是為頑金而不為金之用亦相成之道也凡有形之物必有色相丹経所謂不有中有不無中無不色中色不空中空非有為有非無為無非色為色非空為空空即是空色即是色色無定色色即是空空無定空空即是色知色不色知空不空名為照了始達妙音苟能洞澈此理當知一切観法不可攏統真如也経云「常無欲以观其妙」蓋從陽以観陰也又云「常有欲以观其徼」蓋從陰以观陽也亦所以観陰陽二而一一而二體用双賅如如之观也佛家大般若心経首冠观自在之观字而下文綴以十八個無字所以观四大五蘊六根六塵以及十二十八處界要皆观陰陽之真空妙有也玄門太上清淨経之観無上清淨亦復如是因此「观」字旨諦所當體会為丹家治學之基始足以言修持與醫药之全也了如上義再從後天観陰陽之體用則陽以無為體以氣為用陰以有為體以質為用在醫药上観之首重「形生」蓋形為大五行

之首包括小五行金木水火土而與其他二十小五行互為因緣果見上列圖表從此圖表可見天地萬有均在小五行之中相因相循互為體用而又用上起用者也

觀人身五臟六腑亦不外五行之理然醫家以金木水火土小五行配諸肺肝腎心脾五臟尚合乎經論惟以五行配五臟五臟配六腑則誤以胃土配脾土而漏言胰腑又誤以三焦配心包絡是故丹家許之為捨有拾無自語相違離經悖論支離破碎之說也溯自晉王叔和皇甫士安起以迄唐宋金元明清歷代醫家均鑄此大錯而各立一說莫衷一是良可慨也按人身有胰可以解剖觀而証之李東垣為脾胃專家亦不明乎此惟丹家則以胰腑配脾臟而為表裡以為陰陽之用關乎此論誠非精習內景功法者所能知之亦難與語此也復次醫家以三焦為一經亦大謬之論蓋三焦以氣化而立論專言氣化之用故曰有名無相而有用內經亦明白言之矣既云無相當屬無質無形無色無味不可以腑視之更不可以臟視之既無色象尤非「形生」之屬又焉得有經道可循更何得妄立三焦一經以配六腑之數乎况捨有形生色象之「胰」而不論棄有以拾無其理不通勿庸駁斥彼宗即三尺之童亦可決擇之矣且人身所有咸俱大用「胰」之為物昭昭赫赫顯而可觀醫家捨此不論其何以自解耶所

謂三焦者經論明白揭示曰「無相有名有用」蓋言氣化之用亦觀陰陽之用上起用而顯現於三陰三陽十二經道奇經八脈者耳經論又明白昭示曰上焦如霧中焦如漚下焦如瀆所謂之上中下三焦者蓋為氣化之處所觀也亦象天法地擬乎人身而觀陰陽氣化之妙運耳試觀雲行雨施即可証知三焦有名有用無象之真諦觀乎天中之陽與地中之陽蒸水化氣而上升則凝聚為雲而後下降為雨再觀天地有名相水有名象雲雨亦有名象而水與雲雨化化於天地之間則不見有象然又雖有上升下降易变化後之名象此升降化化之用無以名之強名之曰三焦氣化又形容如霧如漚如瀆以狀上中下三焦氣化之用籍臟腑經道以顯其妙運亦即臟腑氣運化化清濁升降循環無端之用神耳故經曰有名有用而無象也又觀汽車之油箱油管有名有象氣缸輪胎亦有名有象而輪胎之轉動因汽缸之傳力也汽缸之升降因汽油化火爆炸而為之斯化氣以動之也此云動力其用皆有處所其象渺不可見是亦無象而有名有用者也適亦與三焦之義同耳人身之三焦膈以上（鳩尾穴以上）為上焦自此至神闕穴為中焦自神闕穴以迄會陰穴為下焦此三焦處所之分界也了知上義三焦非腑不歸六經尤不可以一經一脈位置之也不亦明乎又胃腑悞配脾臟之論另詳後

說五臟六腑分

經所謂「五志所主」即以心肝脾肺腎五臟各主喜怒思憂恐五臟又各有真神其神皆有名象有用另詳後說龍虎嬰姹兮及黃庭內景經宣讀綜篇不異也

观汗淚涎涕唾五津之為用由心肝脾肺腎主之苟其人時常出汗則係心陽外越大汗如油獨現於離火之宮者為心陽絶兆也观人迎風流淚則知其人肝有風候也如流涕不止是屬肺病也如終日常吐口唾為腎病也又如口角流涎又有臭味其病在脾也观其外則知其內观其苗則知其根观其表則知其裡观其形則知其氣观其色則知其味观其有餘則知其不足观其子母則知其生尅如是諸观法法圓通無所不中此观之大旨而該法之「望」字訣由是立焉

五臟之氣機作用對于修氣功者最為重要心氣降脾氣闔肝氣升肺氣開惟腎氣主散而又喜沉聚故腎病則現耳鳴頭暈目眩等症為最难治人受大恐則必失溺蓋腎為五行生化之源耳

五臟方位之說與現今科學家所謂交叉神经之論適相吻合丹家因修持內景功夫以內視

鎮健大師丹醫語録初稿　二八

方法而洞察全身經道纏行度數運用於治病故病在左者醫右病在右者治左在上者求下在下者取上上上者因而越之下下者因而瀉之在中者調而理之此中妙運神而明之不可思議非頭疼醫頭腳痛醫腳者可以並論也

今之生理學由人體解剖見肝在腹之右肺在膈之上與丹家所謂左肝右肺之說完全相反遂以為不合科學實不明內景功法之論也夫丹家之所以言肝在左肺在右者乃統「根」「苗」之體用而言氣運經脈也故曰肝之根在右其苗氣在左也經云「肺為華蓋」非不明解剖形生之體象而所謂在右者以其根在左其用在右耳肝左肺右均根據週天纏度之運行而言適合乎科學家所謂交叉神經之作用也例如口臉向左歪斜者其病在右而不在左法當治其左病之根此其証驗也

肝主血肺主氣血為陰故其運行之纏度從右而之左也氣為陽故其運行之纏度從左而之右也復次肺金主靜肝木主動又何謂耶良以肝主血為陰因陰中有真陽故曰「不動動生」「無動大動」也而生化運行皆以東方木性為先東為蒼龍龍體陰而性陽故曰潛龍勿用飛龍在天蓋以陰陽之體用觀之言之也又肝在八卦為（☳）震震以威猛為用用有生

滅之别故名之為龍雷之火又曰驚蟄以生迅雷以滅也肺主氣為陽因陽中有真陰故曰「動極返靜」「無靜不動」也西方金性為白虎虎體陽而性陰故虎先靜蹲而後動撲經曰金性靜止古之戰陣鳴金則止亦以陰陽之體用觀之言之也人之色身在氣脈上言易在肝肺二經得病良以其本性為龍為虎不易調伏耳右肝左肺之理再列左表以明

| 肺 | 肝 |
|---|---|
| 用在右 | 用在左 |
| 西 | 東 |
| 氣 | 血 |
| 陰中之陽 | 陰中之陰 |
| 金 | 木 |
| 靜 | 動 |
| 法相白虎 | 法相蒼龍 |
| 根在左 | 根在右 |
| 苗在右 | 苗在左 |
| 運行從左而右 | 運行從右而左 |

至於丹家内煉功夫綜合各宗各派法訣概如下述在煉氣言之以吐納導引為功法先則升降起火次則河車搬運以水濟火逆運周天纏行之度終則導氣歸元收還丹之功皆以調伏龍虎運轉肝肺為下手功夫立内外九氣吐納之訣所謂命功之修煉基礎也晋而就習靜言之以情性相制為功法而以採金成木為入手着力之基本功夫次則培之以土德濟以黃婆媒妁之用撮合金公木母於一爐之中所謂三家歸一也第以虎性沉而易迷易失难操鈞衡節制之常經曰牽將白虎回家養言

白虎肺金失其常而離其主也以上言性功修持之端倪耳若其詳者参攷黄庭内景經宣演稿此不重出之

醫家經論誤立三焦一經以配心包絡三焦有名有用無相非六經之屬其理已見前說溯自晋王叔和迄今一千三百餘年沿襲悞謬未嘗更改丹家以心經配小腸以其在用上起用觀之也且心為君主之官神明出焉不可稍犯如其患病則朝發而暮死也丹家将心經与心包絡分别為二所謂心經者言心臓行經之常軌也心包絡者言心之本臓有若宮禁而其氣机别出宮中通絡於相傅之經以鈞衡是所而主宰寰宇故循行於太少二陰之中此可以内視功夫證之者也然王叔和輩以心包絡為護心油或云心繫莫衷一是且忽視心經之用此誤於臆說而為斷見舍内景功法誰足為之證政者耶

小腸與大腸相連一為盛受之官一為傳導之官丹道家於此二者分而不分故在用上以小腸配心經以大腸配肺為臓腑表裏之用今之生理學家謂肺動則大小腸随起蠕動與此理相通醫家失内景之傳亡内視之真不明用上起用之理故鑄大錯又丹家以心包絡配胃陽明為臓腑表裏之用而非配以三焦此不特丹家以内視功法觀知心胃之氣机相應即一般

胃病患者亦每覺胃氣冲心常曰心疼而不曰胃痛亦體會所得者也蓋心屬火火能生土胃為卑土乃後天水穀之海為倉廩之官係五行生化之母居位於人身臟腑頭手足之中央故曰中土曰土母也五氣歸元化為紫氣上朝君主下入海底外溉四肢内潤臟腑宏厚生之用德故曰絳宮也又胃土為燥土與濕土脾臟則為先後天生化之用然胃土與心包絡則為表裡運行之用凡修持氣脈與用藥治病皆以此為正論蓋丹家觀其用而立論也十二經中唯胃與心包絡膜與脾手足之經顛倒相配以顯火土母子相生之用而宏六合之法象起足經統領手經之大用此丹家内景之心傳顛倒五行逆運氣脈之秘旨而証諸内視功夫煉氣脈於十二宮神者可資印証其說不虛此不可不知者也

五臟在四時八節觀之又各有所主各有王時脾得中央戊己土先后天之真氣王于長夏而運於四時故脾土為先天五行生化之母也心王于夏肺王於秋腎王於冬肝王於春又肝病生于春而死于秋以金尅木也故經云「庚辛不死持于壬癸起於甲乙」以水生木也肝得東方後天甲木先天乙木太乙之真氣而生故為五行生化之先肝在东方震位得巽風而為風雷反正之用時至蘊蟄木应風雷之正先萬物以生故曰春生也苟应其偏而見反用則招風

鎮健大師丹醫語錄初稿　三〇

發怒丹經稱之為「龍雷之火」蓋喻言倉龍之動象也肺得西方後天庚金先天辛金太白之氣王于秋而主肅殺故曰秋收也腎王于冬得北方後天壬水先天癸水玄英之氣靜守而歸下故主藏也又水生木為肝之母故為五行生化之源也心得南方後天丙火先天丁火乾元之氣盛明上下朗照四方故曰夏榮也

經云「節至而氣不至氣至而節不至」此以陰陽從五運六氣觀之皆為天地之災眚也例如目今已過大雪將屆冬至而氣候不寒依天地法象觀之是為天地之災眚而人与天地陰陽相通故感鼻乾口燥夜不安眠又如霜降節氣不应冷而驟寒反行冬令之氣是為「氣至而節不至」人感驟冷則病生矣在醫藥上當求中道以期補偏救弊之用吾人茍能深悉陰陽四時「分」「至」之理與人身之關係則可確定用藥之性味矣在修煉上更為精微其重要尤不可忽視之故丹家有四時攝生法門所謂緣身五道者也以近世科學觀之所謂氣压之高低空氣之濕燥其理與此相通不可怪視之孰能謂丹醫為玄說者哉

從陰陽用上觀五臟又發生尊卑官守之用脾為諫議之官智週出焉人身之津液從此分配其職務如古之司農今之經濟部長也心為君主之官神明出焉腎為制作之官技巧出焉（

醫経作作強之官亦符丹家経旨）肝為将軍之官號令出焉肺為相傅之官節制均衡出焉又观五臓職司失守則人身為病例如脾病則中土失運营養失調心主病則六神無主夜不安眠腎病則四肢思睡屈踡痿疲肝病則頭暈面赤善怒或面青筋疼肺病則喘嗽氣急凡上所述观陰陽有餘不足大概言之但举其凡耳

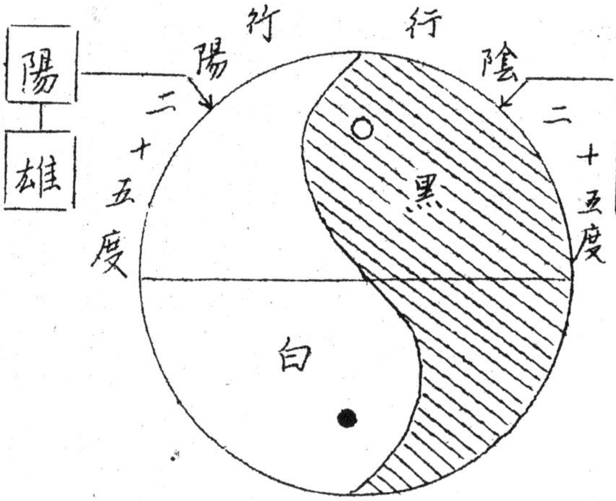


試观上圖可知陰黑陽白雌雄相守百千万億之变化統屬于行陰二十五度行陽二十五度経所謂凡夫習而不察蓋不洞明「观」之理僅观知人為萬物之盗而未观知萬物之盗於人也惟聖賢仙佛能依法以「观」體用而為反正順逆观之观朗照宇宙萬有不外乎陰陽此丹家所謂盗天地自然之秘者曰大盗蓋謂無盗其有無盗其無証得本自無無亦即証得有有為與無為之太上妙諦也

陰主靜而内守陽主動而外開例如晝為陽主動而色

白夜為陰主靜而色黑此以天地之道观之也推於人事譬之搆訟亦有陰陽色相盛衰之分敗訴者其理歪曲其色慘戚其像垂頭喪氣為雌伏之像是為陽衰然其心懷恚恨則又為陰盛矣而勝訴者其理伸直其色朗潤其像揚眉吐氣為雄振之像是為陽盛然其心懷暢喜則又為陰衰矣此雖莊諧並論為小可之喻而中有至理也儒家善用易理以詮萬物丹家讚之為「見見」其證見見者儒家堪入賢關佛門為二乘果位也

陰陽黑白於黑白二色之外據大小五行观之尚有赤黃青三色三色又化化無窮而何以僅言黑白以拟陰陽耶按五行化於四象四象化於兩儀兩儀之間唯黑白二色為生化之源耳又陽以氣為用陰以質為用故黑者陰之色也白者陽之色也赤極返黑陽極化陰也黑中見白陰極化陽也观乎紅火煅木則木化黑炭煉石化灰燒礦化白煉鉛化粉搏汞化銀可以証之又白赤黑化則生黃（赭石色）赤黃白化則為青是以赤黃青皆生化於黑而非白不顯此观陰陽之色变也如左圖

從用上順道观之陰主生而能育陽主滅而能化滅與生相对待陽為雄浮氣之純正故為白色陰為雌浮質之真精故為黑色猶白紙之上可圖萬有此观陽中見陰之理也如為孤陽而

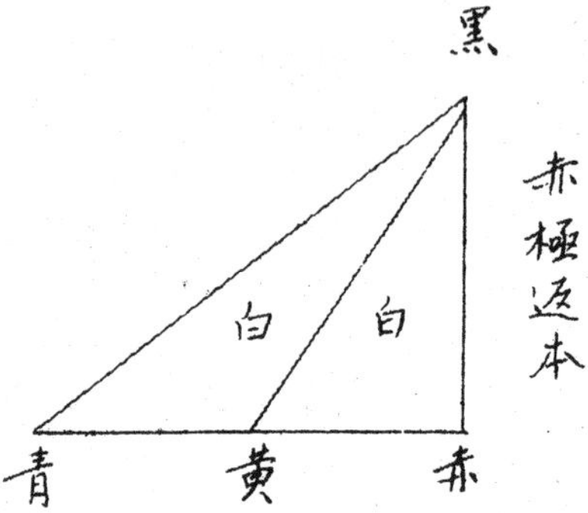


無陰則不能生顯盡備矣天地之大德曰生雖生之機在雌在陰然孤陰亦不能生故陰陽相循黑白相因雌雄相守始克孕育萬有天地位而萬物育焉

復次再從用上反观之則足以見陰中之陽陽中之陰陽性恒動能化萬有易变無端感通靡窮陰性恒靜涵孕應变惟受陽之化化而已又观夫雄性之物色極美艳獸類之獅虎豹等雄者均較雌者為美禽類之孔雀鴛鴦山雉等亦復如是人類色相概亦如是也良以陽開於外其精華外顯於表陰守於内其精華内斂於裡耳以陰陽之用不同而色象之观有異色本無美惡之標準要皆以陰陽為之異同也然陽之華適惡之彰而陰之短適德之美也第以陽動而不定其性不專难帰於一陰性靜而能守其性嫉妬不容乎二耳試观雌雄之会動靜之機於人情於物理可了了之矣

乙動靜表裡——此云不動動生動静相循表裡相應如影随形

動靜表裡含義有四動静相对表裡相对四者建合不可分開四者之作用及其在陰陽體用

上之関係與其分别之方法兹据丹经所謂「不動動生動静相循表裡相應如影随形」以説明之亦動静表裡之口訣也併見左圖

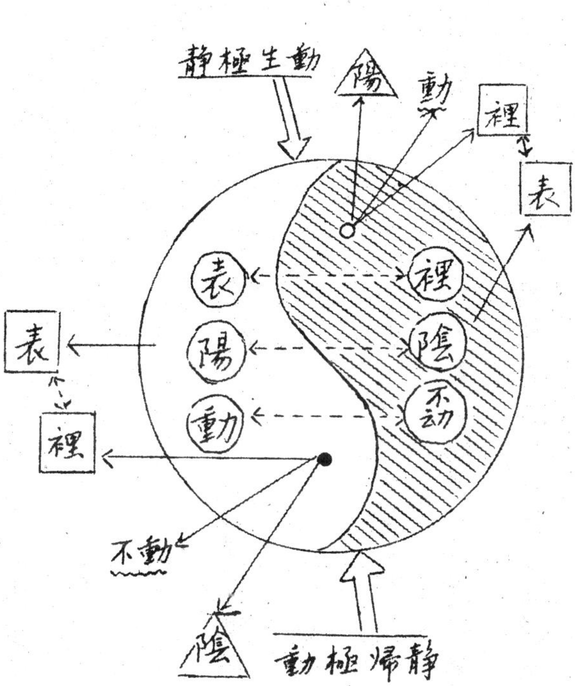


從用上观反观以動静表裡依缘為法即可洞知動静表裡之本体與用上起用之分别经云「不動動生」亦即生於無生也蓋陰陽本体本属如〻不動二而一者也然在用上以陰陽观之陽是動是表陰是静是裡彼此相感似影随形如响斯應此观用之第一義也

又观上圖太極生两儀陰陽纽抱雌雄相守黑白相顕動静相因再就陰上观之了知陰性静守本性不動然以其中有一点真陽故迺能由静生動此经所謂自為牝

牡自為表裡動靜相循也如陰中無此一点真陽則為孤陰矣再就陽上觀之了知陽性主動動極則滅然因其中有一点真陰故乃能由動歸靜此經所謂自為牝牡自為表裡動靜相應也如陽中無此一点真陰則為孤陽矣此觀用之第二義也再即就陰陽各別觀之而觀其自孕陰陽自為牝牡之道者也

自陰陽之整体觀之陽多則陰少真陰守伏于陽最旺之處陰多則陽少真陽歸藏于陰最盛之所如陽多而無此一点真陰必歸於消滅而不能起「復」卦之用反觀陰中無此一点真陽必屬於暝頑而不能起「姤」卦之用例如冬至一陽生之前火盆燒木炭其黑炭必置于下紅炭置于上火始能燃蓋此時陽当歸藏之際陽潛於陰氣機相恋故未燃之炭即因之而燃也苟在春分以後則紅炭須置于下未燃之黑炭反置其上雖星星之火亦得燎原蓋此時陽氣上升火性上炎故未燃之炭因之而燃也此就陰中真陽陽中真陰以觀其多少消長表裡動靜之用者也

動靜相因中其表裡作用如分上下左右而觀之則陰陽氣機上下之升降左右之開合苟不得其平遂蘖生偏盛而失中道修煉家洞明內景偏盛之理以內視功法深悉中道之所以失

觀得上下左右偏盛之情而尋求中道藉調伏龍虎嬰姹之功法以導引五氣歸元元氣居于黃庭以宏其修命之用推之於醫藥治療服餌飲食亦力求補偏救弊以中道為用也

在陰本位上觀之則陰中一點真陽為裡餘陰反而為表反觀陽之本位亦然即陽中一點真陰為裡餘陽反而為表矣觀其表裡之用顯現之象是為陽極則陰生陰極則陽長如此方可知陰極化陽陽極化陰之理例如百步之箭不足以穿素縞又以拋物綫觀之其初速平直上升之力量較大然距離愈遠升至降弧則力消失而下降矣此觀物理之陽極化陰由動歸靜也又如一潭止水投之以石則波浪四起起伏相循反遠不休此觀物理之陰極化陽由靜生動也以上所論皆言順正之道也故丹家治病凡治陽者必養陰治陰者必扶陽此立法之本也

又觀「陰陽相乘」亦即陰陽反逆之道也因有多寡比量故能相乘因有多寡故顯其相因之理順正之道例如陰多陽少有如下圖

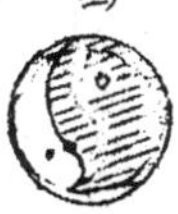

或陽多陰少又如下圖

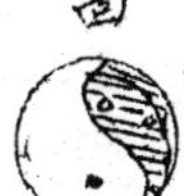

據圖觀相即發生有餘與不足之現量而其作用則盈者愈盈虧者愈虧陰多則陽漸虧而漸消陰則愈盈而愈長故顯有餘不足之症像也依盈虧消長常道而言則當陽開陰斂陰啟陽藏如陽有餘

而陰不足者在天道观之則成旱災酷暑如陰有餘而陽不足者在天道观之則成霪雨水潦如陽有餘而閞于外者在地道观之則為地裂山崩若火山爆裂斯其最也如陰有餘而陽不足者在地道观之則為色原沮濡若陸沉海澤乃其尤也推之於人在人色身上观之如陽盛於陰陽有餘而陰不足者則內熱外寒如陰多陽少陰有餘而陽不足者則內寒外熱此種現象皆就動靜表裡观之观其所发生之災怪而知其所发之由也

何謂人身體表裡與動靜據上述观法有如下述諸大端人之氣分是動是表血分是靜是裡五臟為裡為靜六腑為表為動四肢頭首是表是動而五臟六腑為裡為靜筋骨為裡為靜腠理皮毛為表為動此就人身色象观之而观其用上起用之差別也

又從人身之病厄观之疽為裡為靜癬為表為動傷風是表是動傷寒是靜是裡又自三因病理观之外因是表是動內因是裡是靜不內不外因是半裡半表半靜半動按三因之論丹経歷歷言之醫家則自陳無擇根據內経闡发三因之理並謂風寒暑湿燥火為外因喜怒哀樂憂思恐為內因析傷飲食為不內不外因以其非前二因所致既能入陰分又能入陽分例如破傷風有二種症象其一傷口受風中寒邪入於陰分則发冷战其二受風中熱邪入於陽分

則生煩熱也

從修煉氣脉工夫以觀動靜表裡運氣功夫是動是表習靜功夫是靜是裡修外景是動是表煉內景是靜是裡大週天河車運行為動為表五氣归元是靜是裡起火煉形与飛晶入腦是表是動玉液還丹与金液還丹是靜是裡煉津成精是表是動煉精化氣是靜是裡煉氣化神是表是動煉神還虛是裡是靜至於粉碎虛空有無無礙則超乎動靜二邊就佛門言之証大乘矣丹家又不足以言此境界也

丹道家在治療方面觀動靜表裡就醫藥归納之凡屬于熱者為動屬於寒者為靜而熱在經者為表在腑者為裡熱在臟者為裡中之裡寒在經者為表在腑者為裡寒在臟者亦為裡中之裡也蓋丹家從體性上以觀寒热以寒熱而觀動靜以動靜而探臟腑經絡以臟腑經絡而分表裡也列表如下以明之（表附下頁）

在風寒暑湿燥火六氣統一觀之皆是表是動而動則指體性言之表指用上言之蓋以六氣為病症狀觀之皆為外因非寒即热耳再從六氣本位上觀之則風暑火三者為動寒湿燥（燥因湿化故）三者為靜又從表裡變道上觀之其不中於經傳送於腑而係直傷於腑者則

**影印原件 035B 刻录本三五页**

**影印原件 036A 刻录本三六页**

基于知识产权保护及对周潜川医师和峨眉医学的尊重，本书部分配图做了防伪处理，替换为专属二维码。读者可通过扫描二维码访问人民卫生出版社图库，以查看正版图片。未经授权获取或传播图片内容均属侵权行为。

喜怒哀樂憂思恐是曰七情喜怒恐為動哀樂憂思為靜故七情之為病病腑者少病臟者多也若与六氣相对观之則六氣為動七情為靜蓋以七情發乎陰而發為内因病故靜也其症候現象概約有二其发自本臟而又癎病於本臟者是為裡症苟由裡出表由臟傳腑者則為表裡皆病也例如神经病之常笑者主心病也其常哭泣者主肺病也其常罵詈者主肝病也其常恐懼者主腎病也其常沉思者主脾病也若毆人狂走登高自噬大小便失禁者則外傳出於陽腑而為併病矣在治療上有难易之别大概出於表者易治結于裡者难医表裡皆病者尤难治也虽屬上工亦莫之為巧矣至於外因六氣由表傳裡自三陽傳入三陰由動入靜由表傳裡而見七情之類似症者亦為难治而由裡出表者則為可治也蓋由三陰出三陽因淂陽開之用為順道耳若内因七情者病結乎裡五陰之氣相結拒陽於外成為孤陰之局而為逆道故謂之难治耳茲列表於後以明其動靜表裡又七情与五臟六腑及眼耳鼻舌口意（佛家口作身）互相因缘表裡為用而為六欲之門又為根苗發三才之用观表可以知裡循裡可以度表相苗之發形於外知根之健運於内察發之通否求根之化化此望字訣之精義而為四診之首也故经云望而知之謂之神要皆於事物有據徵驗有由豈玄說空論也哉

七情
- 三動：喜、怒、恐
- 四靜：哀、樂、憂、思

起於內因發自本臟者為裡症
- 表——由裡出表者易医
- 裡——五陰氣結于裡難治
- 表裡皆病者不治

起於外因自陽入陰見七情之類似症者為表症中之裡症
- 表——發于表者易医
- 裡——由表傳裡者難治
- 表裡皆病者有治有不治

丙：升降開闔之為用也。

此云四正四隅五方五位相因相顕九宮八卦六合十方来去遲速等等

（一圖）

四正圖

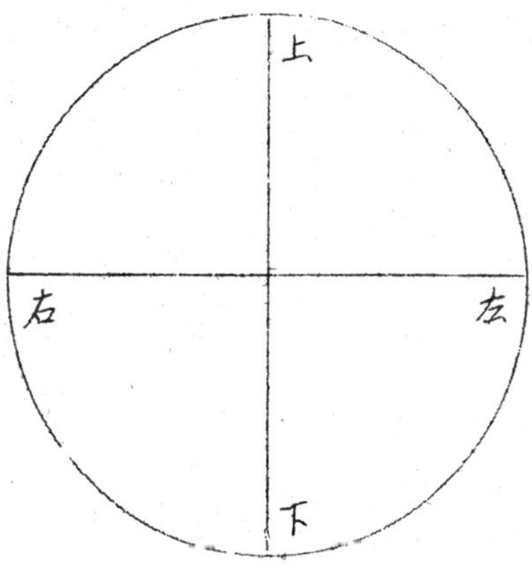


（二圖）

四隅圖

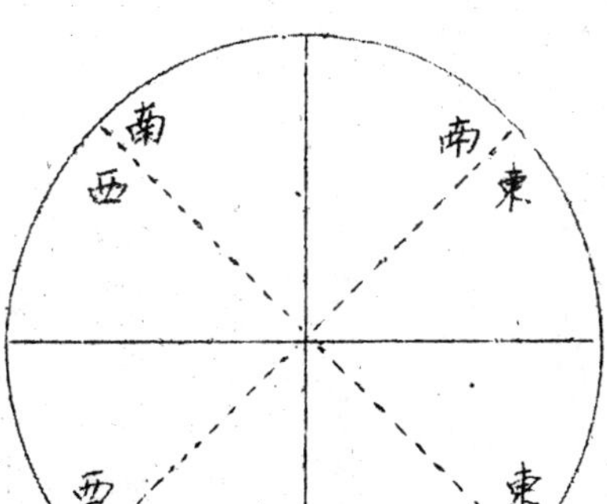

（三圖）

五方五位圖

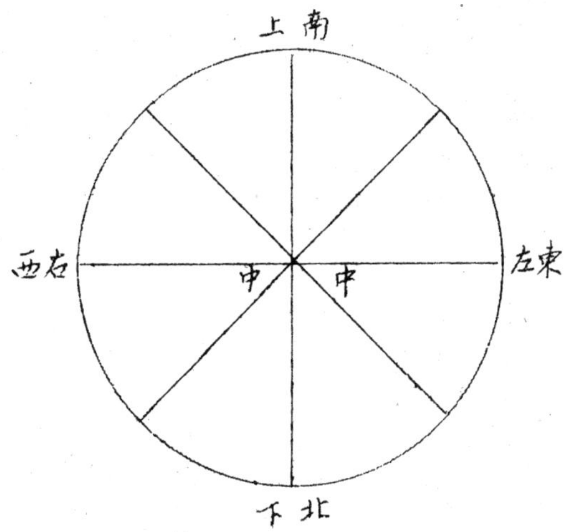


（四圖）

升降開闔圖

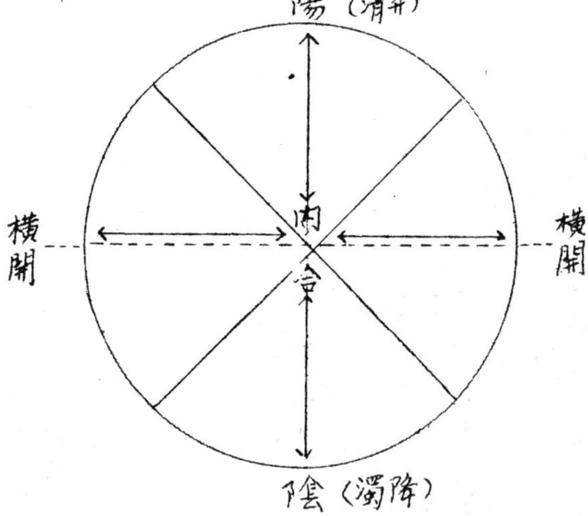


（內合指四正四隅相交之点）

天地之陰陽与人身之陰陽相同天地之升降開闔与萬物之升降開闔亦無二無别升降開闔用於四正（見圖一）而示陰陽體相之妙有用於四隅（見圖二）而顕現纏行之有度此观陰陽正隅之體用一如也陰陽氣機之作用本乎太極而太極則生於「空」「無」观夫未画 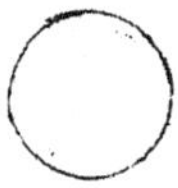 之前本属空無一物既画 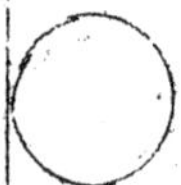 之後遂有太極之像又立有太極之名而更發生太極之用試观 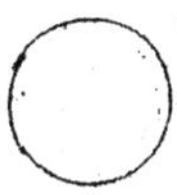 中划分「十」而不划分為 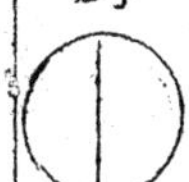 或分 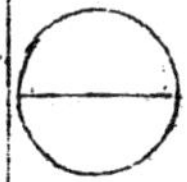 者蓋以如此划

分則將太極剖分為二互不聯繫遂致陰陽分離失去互相紐抱循環無端之作用故畫「十」以使陰陽分明而观其化所謂升降開闔四者之作用也即陽清上升陰濁下降陰居於左陽居於右上下左右四方分明亦即东西南北因此而定位焉而中央亦顯現其不動之用也四隅即东南东北西南西北不屬於四正若四正四隅之兩个「十」字重疊即顯五方五位八卦九宮六合十方以观陰陽合離之全貌可以概括無餘又观陰陽之大用亦可以無窮矣若僅观四正四隅則不能洞明陰陽開合升降之体用法象故定五方五位以上為南方而位离卦下為北方而位坎卦左為东方而位震卦右為西方而位兑卦「米」之交点則為中央為先天坤位也四正四隅之用皆從此出在天地之法象言之名曰中道在人之色身言之稱為中宮如左多右少或右多左少或上多下少或上少下多其用必变為盛衰矣此就陰陽現量而為比量之观也是故定四正四隅及五方五位以求其「中道」所謂「用上起用」「用上見体」者是也換言之观四正四隅方顯現乎「中」之妙有執「中」以求盛衰始知乎「中」之妙用也求中之法門如是而已豈有他哉

如何求中中之大用何在乎試观升降開合圖以圖上之虛线為陰陽之来观陰陽之升降以

此虚線為準观陽之上升超过此線則為有餘陽升不过此虚線則為陽不足反观陰之下降未逾此虚線則為陰不足逾此虚線則為陰有餘也盖陽之本性清輕而上升经所謂象天俯而在上也陰之本性重濁下降经所謂象地仰而在下也观此陰陽之有餘不足乃就陰陽多寡之比量以观之也

再從左右观之陽從中央外發開出適得中道如偏向左或偏向右遂發生偏盛推之人身則左多為血分盛右多為氣分盛均屬病厄之徵故汗出者有上下左右之分有偏枯之別中風癱瘓亦有上下左右之異也閤之作用与升降開三者相反且有賓主之別以左右横開為主以上下升降為賓因上下升降只以合為關鍵也而合与外開相對以內合為主以外開為賓盖無合之体則無開之用耳故開不能控制合例如試以左手握成太極圈形右手置筆管于其中可以自由升降如左手指圈内合則筆管不能自由升降故「合能控制升降」為升降之鎖鑰於此可見也又如修持氣功升氣太过欲令佈滿玉堂則以廻氣六字真言收之氣降丹田欲令壯緊則以送氣六字真言壯之按人身帶脉發開合之用而以之管制升降然不能管開之用盖開之氣机發自黄庭也從整個開合升降观之開合作用統制升降故純粹升降

在合之控制下可以将先天後天之氣分開即真氣下降或上升後天之氣仍可自由呼吸经云「天地其犹橐籥乎」此之謂也

再观内合作用不僅左右且及上下盖四正四隅五方五位八卦九宫六合十方均不離乎中央天地之法象如此可推而至於萬物由此可推九宫八卦六合十方而观四正四隅化化之大用也观人身之八卦位置腹為坤背為乾頭為離足為坎手為巽胸為兑中宫為艮九竅為震又有八脉在坤腹者為壬脉在乾背者為督脉在頭者為二維（陽维陰维）在脚者為二蹻（陽蹻陰蹻）在胸脇者為衝脉在腰者為帶脉在九竅者八脉各有所主為八脉吻合之處在上者為手三陰手三陽在下者為足三陰足三陽而在手者统屬於足经所謂足经之别支也又九竅為震雷用上之用如八脉合而不開則雷不鳴蟄不驚九竅将開而不通或歪而又斜矣又手為巽風如与震雷分離則失其開闔之用而風雷不應矣例如人之跪路其手必動双手握固其竅必張身躯旋轉其手必舞也

壬督二脉為八脉中最重要之部主管氣機之升降司河車大小週天之運行医家僅知此二脉而不悉其他六脉之妙用故医家滑伯仁氏竟以十二经合壬督二脉称為十四经此不知

十二正經与奇經八脈有所差別也

在炼氣功夫言之壬督二脈之作用司主升降一般初機炼氣士皆言氣機吐納直升直降有如「↑↓」形者所謂子午之用以上下升降而言也得調氣吐納之訣失修脈氣合一之傳故流弊滋多而不知氣脈之升降有如⟳形者更不足以言大小周天河車運行与五氣歸元之箇中幽微境界矣茲將人身八卦八脈之方位及氣機升降運行之内景繪圖表以明之有如左之圖表

| 人身 | 八卦 | 八脈 |
| --- | --- | --- |
| 腹 | 坤 | 壬脈 |
| 背 | 乾 | 督脈 |
| 頭 | 離 | 二維(陽維陰維) |
| 腳 | 坎 | 二蹻(陽蹻陰蹻) |
| 胸 | 兑 | 衝脈 |
| 九竅 | 震 | 八脈之吻合各有所主 |
| 手 | 巽 | 壬督二脈之外應 |
| 腰 | 艮 | 帶脈 |

**影印原件 040A 刻录本四〇页**

內景大週天河車搬運示意圖（氣始於靈空一竅亦終归于此）又在煉動功吐納功（功）夫上观之降氣扣少商井升氣提耳根勁并扣湧泉井使氣升至泥丸降至湧泉此亦調治壬督二脉升降之用也衝脉出入于下日月（即氣衝）其行經經道与乾背太陽經相对男身僅能上行不能下走而女身則能上至乳根又能下走胞中男身于十六歲女身于十四歲發身之際皆必見乳根結核又男子衝壬二脉榮于唇口故能生髭鬚女身衝壬二脉仅榮于乳故無髭鬚而能哺乳又婦人分娩後始有乳汁而月信無期但于月經来潮之後乳汁即逐漸減少此皆衝壬之為用也衝壬二脉圖如左

坤腹正面平視圖

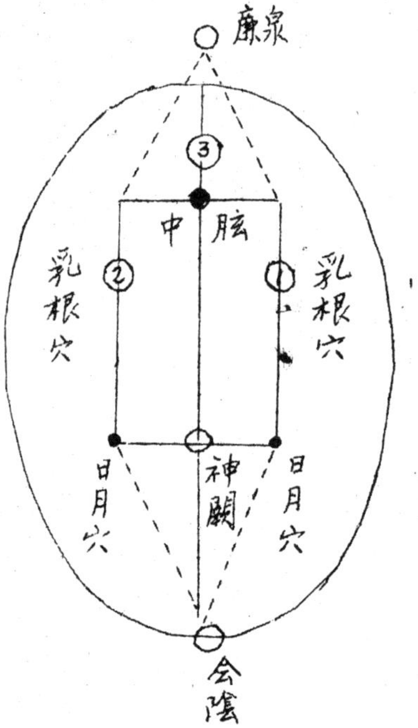


①②為衝脉
③為壬脉

背為三陽所主腹為三陰所主脐之周圍為腹下為少腹腹部為太陰所主少腹為少陰所主两脇為厥陰所主心腎二者為手足少陰經肺脾二者為手足太陰經肝經及心包絡為手足厥陰經又肝属木而生風故肝經經道能上至巔顶而其他陰經均不上頭也凡坤卦所主者為足三陰所謂足少陰腎足太陰脾足厥陰肝也巽卦所主者為手三陰然三者皆統属於坤也所謂手少陰心手太陰肺手厥陰心包絡也茲將手足三陰所主列圖表於後

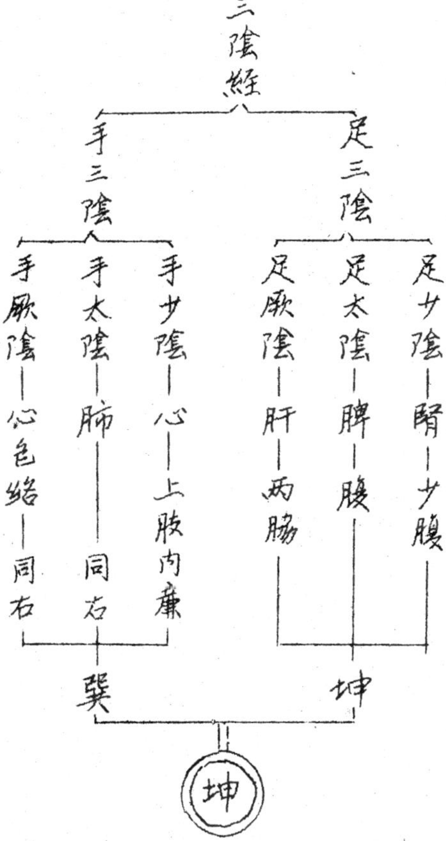

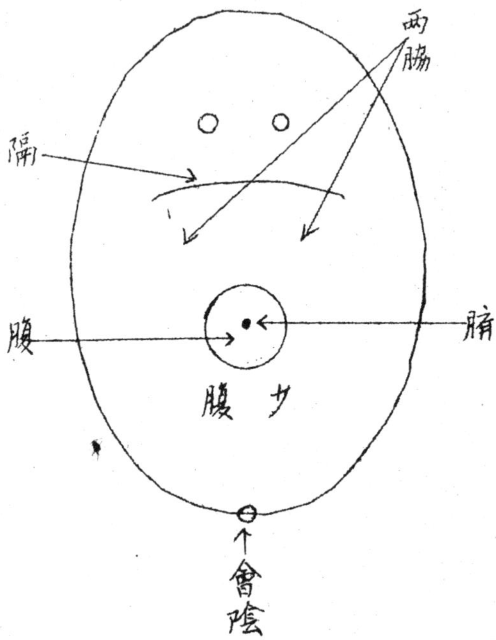


在人身病位观之例如患者称其少腹痛為足少陰病其病在臍当治其下真武湯主之如在臍週圍疼為足太陰病其病在脾当治其中理中湯主之又如在腹之上两脇脹疼為足厥陰病其病在肝併為少陽胆氣不舒当和半表半裡小柴胡湯主之

三陽之足太陽經循背挾脊由頭下走之足足少陽經行身之两側足陽明經行身之前与太少二陽經適為三角相會謂之陽明又陽性清輕而居於上故三陽經均自上下行由頭至脚也陰性濁重而居於下故自足上行入腹胃膈上至舌本也除厥陰肝經因得巽風之化故能上升巔頂餘皆不能上頭頂也如頭痛在後腦即病在太陽經如頭两側痛其病在少陽經如頭痛在前額眉骨其病在陽明經也三陽經圖如左

## 三陽经圖

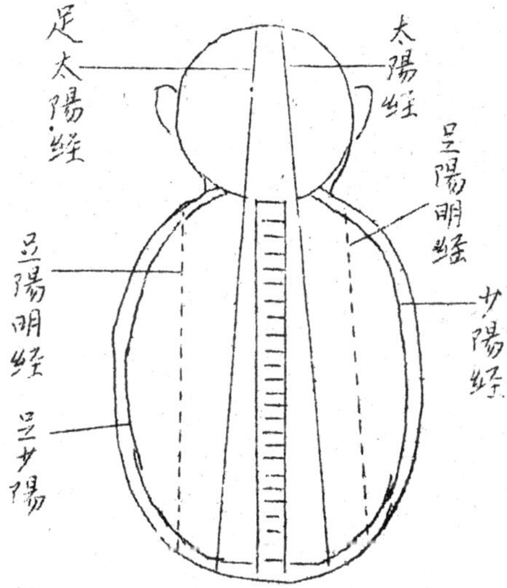


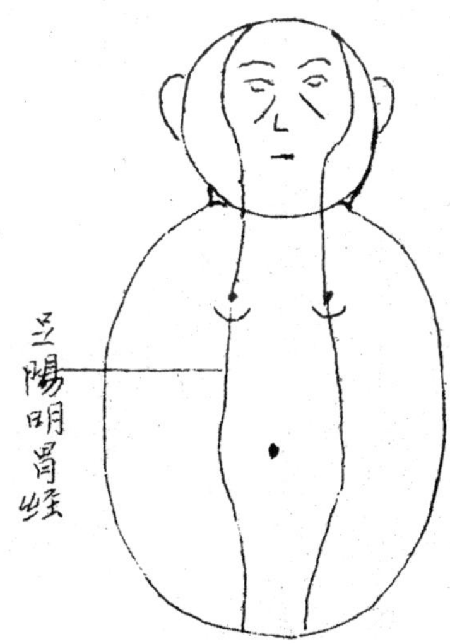


二维脉之作用即陰陽相交處為维脉其根蒂在足所謂陰陽相交之處即太極圖内陰陽相會之点如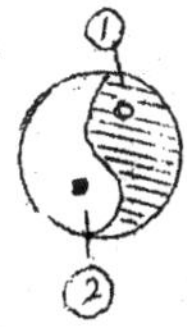圖中之①与②两点又在陰陽纏行度数上观之整個週天為三百六十五度所餘之三·一四一六数即维脉之作用其用纖微精细不可思議又陰陽二维在三陰三陽亦各有相交之處錯縱複雜亦有各個之维脉用針法或导引術療治之時必須尋找两维之處因陰陽氣機有餘不足均在维脉發生氣结或氣暴横以致氣機阻遏通塞為災例如怔忡症而言因心為神明之宫不可稍犯又因心之子為土故法当母病治子单取陽明或

兼取太陰也

陽維脈起金門（足少陽）在足外踝之前微下循脚背外肩胛項側上頸后至入缺盆復上肩井上肩上歷陽白臨泣結風池止於啞門与督脈會交

陰維起内踝之上築賓穴入腹會期門交壬脈之天突上廉泉

二蹻之根在足陽蹻在足中部之外緣陰蹻在足中部之内緣足部少氣少血惟骨最多為至陰之所陰性主静故足不及手灵活又陰主骨力故足較手為力大蹻脈為陰中見陽陽中見陰之象故起陰中見陽陽中見陰之用如蹻脈不起則湧泉穴不得上開而氣僅能下降例如在跏趺座中脚轉筋或麻木可將一枝筆管插于蹻脈之根二三分鐘即可恢復或以踊動勁導引之更神效矣

蹻脈在人身之作用名之為「陰中起陽」「陽中真陰」猶如桌椅具有四足其中之一比其他三足短矮則必以等高之木塊墊之使其端穩此木塊之用名之曰蹻惟於陰陽之用上观之各有差别耳蹻脈之意義亦於此可見矣

蹻脈者少陰之别也起於然谷之前上内踝直上循陰股入陰器再上循胸裏入缺盆出人迎

之前入頏中合太陽而上行氣并相還則為濡目目氣不榮則目不合

陽蹻起於外踝跟中在然谷之前（誤傳為后）合三陽之脈從脇循肩入頸項屬頏屬目內眥合太陽经終於睛明

陰蹻起於跟中亦少陰之別自內踝行上循陰股入陰器上循胸裏上咽喉交貫衝脈上出人迎之前入頏中至目內眥睛明穴以會於太陽

帶脉与脊會自十四椎起季脇一寸八分经五樞過章門維道共左右六穴

衝脉起橫骨氣衝夹臍左右各五分上行共十一穴男女不同

衝脉性不下行僅能上行如反而下行男身病屬走丹女身病為崩症或為带下如水虛則火炎于上陽盛陰衰衝上頭部則中大風又如陰虛火旺致水不滋木而木生火以自焚更甚乎脾土遂變土崩山拆為死症矣又覌水虛則因金不生水因水為金之子故金之長生在申而水中之金乃為真金也此就後天五行子母生化及先天陰陽孕化言之耳故金失去子母之用則因衝脉上衝陽明化火爍刑於金金圖自救不遑生水且拾子以趋援遂令水更虛於下矣故凡衝脉之病在病徵上是陽為病而其源实屬陰有病也

衝脉与帶脉相連蓋二者統出入乎上中下三日月穴以此為總滙也帶主開合衝主上升為水中之金以後天生化言之兑金右行得離火之用而化水以歸坎以先天生化言之則坎中一陽化乾陽之用左行而化金以居於兑又衝脉以帶脉為鎖鑰衝脉之為病又以帶脉為關鍵帶脉失調合多開少則陰多陽少開多合少則陰少陽多在修煉功夫言之為失去河車搬運之軌律在医道上言之為肺有病又因肺与大腸庚金為表裡故見便血咯血喘哮帶下諸症如変症及於脾胃為子病及母謂之土崩如陰多水泛則反浮木而使肝受病如陽多火炎則令心主受擾如是实症反正观之三反推之可去餘蘊也

九竅為八脉吻合之处如陽多陰少九竅則病其症為小便黄赤短少頭暈目花耳鳴畫浮口乾舌燥五味不調如陰多陽少其症為目不明耳閉腹脹雞鳴泄鼻閉不思飲食痞滿尿床身重短息等等症状

六合源於四正四隅以上下解剖观之也從中央向左右引伸一平行綫解剖观之得四正的上下正位四隅亦得上下正位中綫之上有三陽曰少陽曰太陽曰陽明中綫之下有三陰曰少陰曰太陰曰厥陰由少陽化太陽二陽相會方化為陽明在数上為三之小用厥陰生少陰

少陰生太陰观下圖可解此意苟從地天「泰卦」观之則又為三陰在上三陽在下而為「厥」「少」「太」「少」、「陽」「太」矣厥陰則反在巽宮位上也六氣司天在泉之訣即以此起用者也如下圖

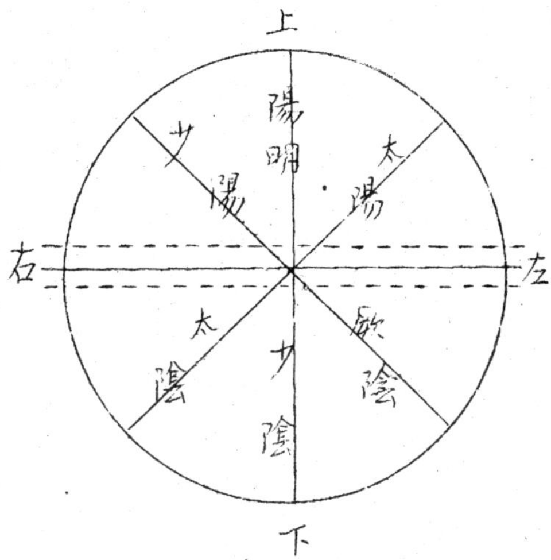


陰陽自為牝牡生化之象即為六合之作用從少陽化太陽再化陽明從厥陰化少陰再化太陰观天地陰陽多寡三変化推諸於人之色身其六合之用亦復如是也观夫人感受外用之病三陽之傳受先起自太陽者蓋以太陽開于極表故易中六氣之邪而為外因之病又太陽傳于少陽少陽者三陽之祖氣也二陽相会傳于陽明此经所謂三陽自為牝牡生化之作用与傳受之順道也三陽如此三陰亦復如是即太陰先受病而傳少陰再傳于厥陰從六合观之三陰自為牝牡与傳受次第亦順道也按医家所宗之内经及傷寒論皆曰一日太陽受之二日陽明受之三日少陽受之此誤於三陽生化之本而訛其傳

变次第也亦因年代湮遠经文闕錯有以致之此不可不知而当據内景功法之傳予以訂政者也又按三陰傳变之文曰四日太陰受之五日少陰受之六日厥陰受之其经文尚未訛悮又試檢讀素問及傷寒論经文亦有牴觸例如太陽受之之下素問無「背」字又少陽受之之下素問作「少陽主胆」而甲乙经則作「主骨」又如「三陽皆受病而未入於腑」素問則為「三陽经絡皆受病而未入於臟」皆互有訛誤者也諸如此類不勝枚举苟能執经義以求之不難辨之矣其順道之观有如左圖

人身六合

常道圖

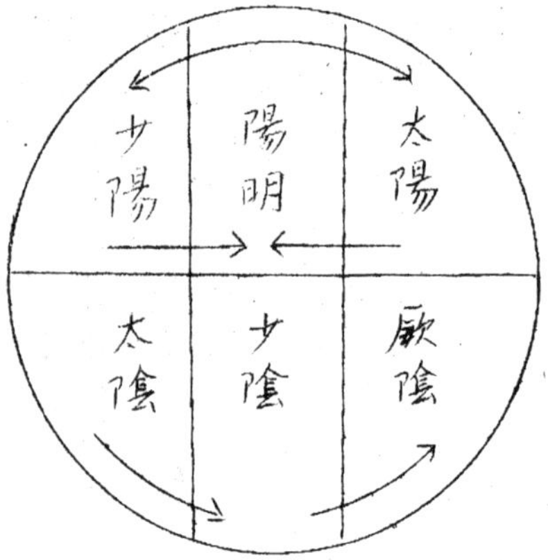


順道統以六合观之總名之為常与此相对者則為逆道名曰非常例如太陽受病逆傳於厥陰或少陰抑或太陰者此种现症為不循陰陽傳变之经常故稱之為非常也可以下圖解之

三陽得病可直接傳于三陰三陰得病亦可直接傳于三陽唯由三陰经七日來復

人身六合

非常道圖

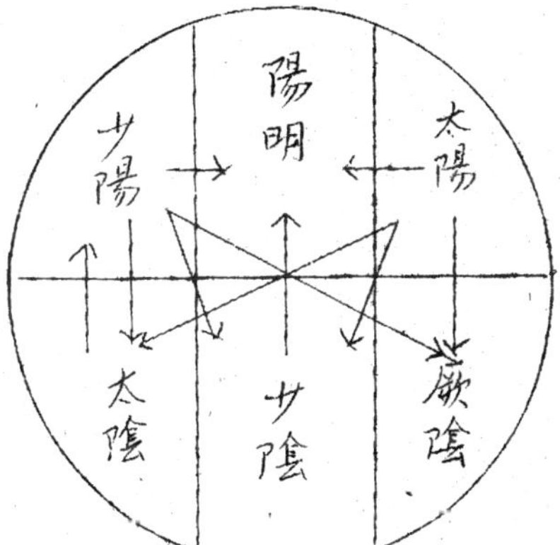


再傳于陽明者則不再傳亦有经十四日者因陽明為陽之極陽旺則陰衰三陰皆受其病而皆化陽陽之極則独盛於陽明而南明离火之宫发為亢陽火焦之下無餘類矣故仲景傷寒論謂「七日再傳陽明則不再傳」是為險症也故立承氣湯急下之法所以「驅陽救陰」耳又陽開於表易受六氣外因之病陰静守于裏易得七情内因之症是故.

内傳者以三陽為本三陰為標而由七情外溢者以三陰為本三陽為標此就内外因而言其本標之常也苟能知其常則能知其非常而明内外之因缘本標之变易以為重輕先後緩急取捨之訣矣可以左圖表之（附下頁）

例如瘧疾本為手少陽膽腑与足太陰病其根在脾故能食而無味胃納而不化然观其寒热往来現少陽病徵者以太陰与少陽之氣動静相循表裡相因両手少陽統屬於足少陽故併

六氣七情上下內外相感圖

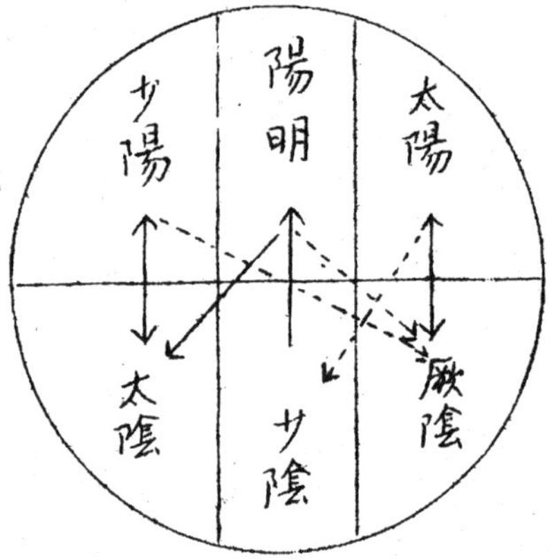


病於膀胆二經也又陰陽相爭勝負進退故陽勝則現热陰勝則現寒耳洞明此理則於治法当以脾為本而以少陽為標也医者常云「無食不成瘧」故瘧疾善後必須健脾亦得經旨者也

又如三陰三陽均病再傳陽明則舌苔黑而生芒刺口乾身熱譫語神昏煩滿耳聾囊縮而厥水漿不入循衣摸床此為难治之症蓋陽明者十二經之長後天生化之母也其氣血兩盛病亦俱盛而陽勝於陰陰則竭绝矣故立三承氣湯急下之訣所以驅陽救陰也

又如外因症一日太陽受之厥陰或少陰亦可同受之而致心煩者則法又当以太陽症為本以厥少為標而酌加梔子黃芩黃連以治之也

復次八卦定位本乎四正四隅又取子午卯酉四時之正以配坎離震兑以顯四正之大用也

又八卦因中之作用可変為九宮及十二宮辰与化三百六十五週天躔行之度數以顯陰陽鈕抱循環無端之妙用而極妙有之全

九宮以中為用亦即以五數而涵一九三七与二四六八為用也經云「一為數之始九為數之終」故一五九為一体也又三五七亦為一体也兩仪化四象四象化八卦八卦化九宮九宮化十二宮辰以顯數之為用也而故經又云「戴九履一左三右七二四為肩六八為足也」皆以為用神而宏無論數之如何変動皆不能離一五九与三五七之為用見下圖

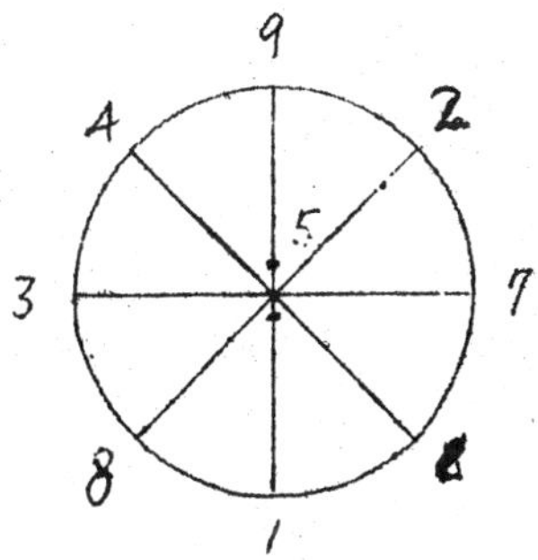


由奇數之小用而化化為偶數以孕陽生以顯二四為肩六八為足則四隅四正反正之妙臻諸萬有矣

又十方之義在數学上有「零」而無「十」僅有零一二三四五六七八九」即〇丨〢〣〤〥〦〧〨〩即0、2 3 4 5 6 7 8 9）我國數学以「十」為滿數無所不包無所不容經云「十方法界」所以顯數之大用安易無窮之義也

從陰陽用上觀升降闢闔有四正四隅五方五位六合八卦九宮十方十二宮之用而其用上

起用則以「五」為中蓋「五」既能包括一二三四又能化生六七八九也故為中央淨和合之道是以主開主合顯升顯降能宏表裏之用而生四正四隅以至化化八卦九宮十方十二宮凡得其偏者則各化為五行之精

「五」為數之中包括一二三四例如「五」以「⁙」「○○○○○」「○○○○○」表之即「一」與「四」或「二」與「三」為「五」又「一」與「五」為「六」（即○○○○○○）或「二」與「五」為「七」（○○○○○○○）或「三」與「五」為「八」（○○○○○○○○）或「四」與「五」為九（○○○○○○○○○）如此類推以至百千萬億觀其所由皆莫離乎「五」是故丹經煉氣修脈皆云三五归一用藥炮製與升煉修治膏丹丸散皆云一三五七九次第以示大遠小遠而以五為和合中道也

丁：週天纏度運行——此云来去上下遲速有餘不足盈虧消長春生夏荣秋收冬藏也凡天地陰陽法象皆屬之人身五臟六腑與十二經奇經八脈亦屬之

下啇総括陰陽体用觀之理論從陰陽体上觀之「正中不動」無二無三等教然此非觀「空空」之義乃觀「一」之真正也又從用上觀之則又有百千之变矣「正中不動」是真

一之体用观正中者陰陽之体位不動者陰陽之大用也因观其正中故知有偏倚因观其不動故知有大動正中偏倚静止大動息々相因反正相对是以「中而正正雖偏不偏」「中而動動雖動不動」此之謂一其道也苟失其道則因偏倚故有盛衰苟大動而失静守則天地為災怪人身為疾病矣观夫煉氣之士岔氣走火入魔所生一切動觸雖有手舞足蹈大翻跟斗種々分别而其規律則皆一致據吾人親眼經歷所及可為印証也兹以下圖表解釋之

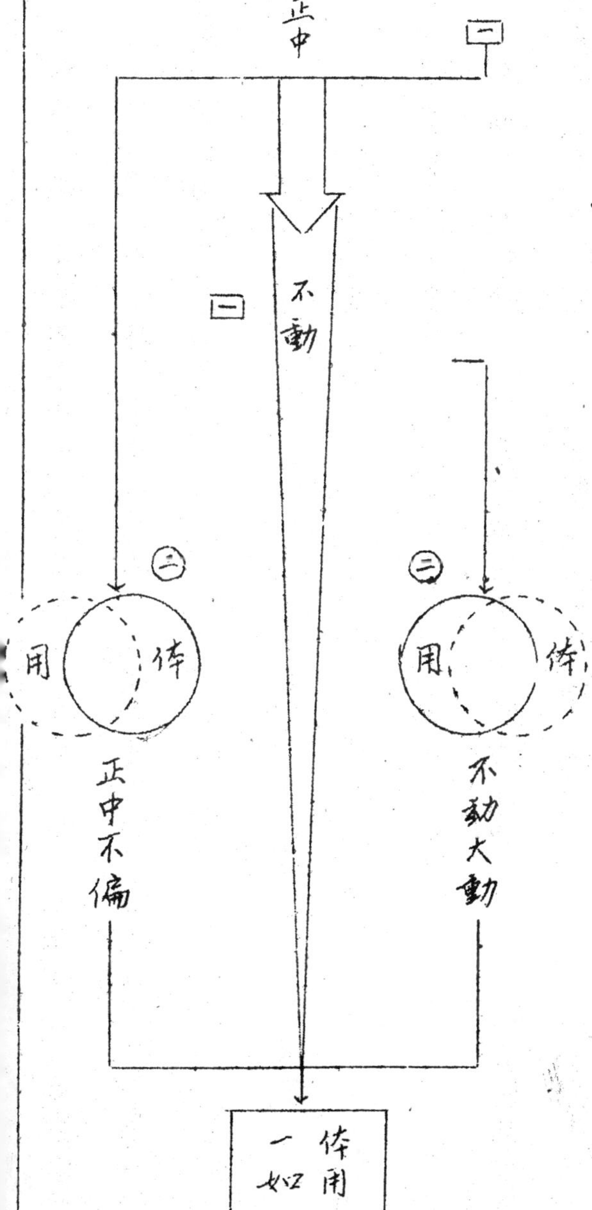

**影印原件 047B 刻录本四七页**

基于知识产权保护及对周潜川医师和峨眉医学的尊重，本书部分配图做了防伪处理，替换为专属二维码。读者可通过扫描二维码访问人民卫生出版社图库，以查看正版图片。未经授权获取或传播图片内容均属侵权行为。

坎（☵）中之「一」上升自左而右行超过中线卯酉正位從陽观之則為来是為少陽從陰观之則為去是为老陰從子午正位观之則為負陰而上之纏行在坎離上观之則为以水濟火越过子卯午三宫上左正位而進入午酉子三宫右下正位則為抱陽而下之纏行為陽潛於陰此言陽之本性右循而之左也反之陰之本性自左循而之右亦復如是也（圖上虚线表示过去实线表示实来）又来去之作用在四正上观之均以陰陽本位而論观蓋各以其本位而有差别耳来去相对降極則升升極則降上下左右（即子午卯酉）皆以正中為標準而定来去者也再從如環無端之升降观之自陽極化陰而論則陽以為去而陰則反观之為来反之陰極化陽亦復如是也又来去纏行必須循乎正中以正中定其賓主本位而以本位為观之起点也炼氣修脉經論所謂之上下升降左右来去吐納開合又候診色脉明晦深淺修治药物水火炉鼎等々法理皆源乎此也

陰陽来去在四正上所由之径路称之为纏道其来去之遲速則依四隅而定其度數名之曰纏度按周天纏度共三百六十五度而有奇故观遲速必須以四隅為標準所以數紀其度也在四正之纏道上僅足以观陰陽之升降開合所以定来去之正位也例如從陰極化陽言之

由降到升在四正缠道上以观其来去之常轨在四隅缠道上则定其遲速之常度如是观之則可見陽之上升為先遲後速亦即陽於初升之時陰多陽微故在缠道上之行度遲是為少陽与太陰之用经所謂陽初之氣陰則末之氣也越过子卯二間正陽之线則陽多而陰少故陽在缠道上行度速是为太陽与厥陰之用经所谓陽中之氣陰則行经尽也盖此時陽性清轻上升而又陽多陰少故在陽分則疾生速之作用也又观越过子午卯酉四正线中而循行於丑寅辰巳未申戌亥宫位時則又变化四陽之用具陰陽先后天八卦九宫反正奇偶交变之妙用矣從陽观之陰之速即陽之遲故遲速之观各因其主賓而有反正顺逆之分别也例如行到巳午陽已到陽明尤候陰則成為厥陰陽極盛而陰極少故以陰观陽在缠道上之進行也速反之以陽观陰則其行也遲而此陽之行度則又為真速也以上所述均為陰陽反正之观順逆之道陽極化陰陰極化陽之度与此相同所不同者惟陰左出而右入陽則右出左入耳丹家求証於内景修脈煉氣調蒼龍白虎之氣脈治病用药立左肝右肺之大法咸出於此也凡会内景功夫者皆能心領神会而知此説非玄玄之談李時珍之奇经八脈考讃嘆丹家氣脈经络優勝於医家盛頌張紫陽之言不謬良有以也

鎮健大師丹醫語錄初稿　四八

**影印原件 049A 刻录本四九页**

基于知识产权保护及对周潜川医师和峨眉医学的尊重，本书部分配图做了防伪处理，替换为专属二维码。读者可通过扫描二维码访问人民卫生出版社图库，以查看正版图片。未经授权获取或传播图片内容均属侵权行为。

陰陽先天之性体為一觀陰陽後天之啟用為二耳故由体生用為一生二發化萬有也又觀陰陽互孕陽「一」生二四六八陰「--」含三五七九易变無窮也又在用上觀陰陽各有賓主例如同為一個運行在陽之主位上觀之則与在陰之主位上觀之不同抝譬之於人事亦然例如某甲為某乙之父而某乙之子丙則称之為祖父因此某甲对某乙則為父对某乙之子丙則為祖父雖為一人而因其用之所在名之安立遂有不同蓋在主賓上以觀其異同耳是故觀乎天地陰陽苟不得中道偏陽則生動偏陰則死靜陰陽各有偏盛動靜即失乎衡陰盛則陽衰陽盛則陰虛遂不能起廻環紐抱之用更不能有週而復始之運行故在天地法象言之必須求中道也依緣气象候之則以二分二至為其中正也人身氣脉亦須依乎中正蹉個升降開合帶脉為之關鍵經云「其猶橐籥乎」即指玄空一竅而外莢於帶脉言之者也人身之氣机所以能發生陰陽之作用者以在两腎之間神闕之内小腸之下膀胱之上有玄空一竅又名之曰黃庭是為人之正中乃先天真氣莢源之处所也炼氣家觀黃庭之体用下手功法先以吐納导引之術以导氣归元而觀玄牝之妙洞悉陰陽氣机之啓閉闹合証淨陽開則陰合陰啓則陽閉從陽之性以升利陰之性以降如此參修循乎九次第可以祛病延

**影印原件 050A 刻录本五〇页**

基于知识产权保护及对周潜川医师和峨眉医学的尊重，本书部分配图做了防伪处理，替换为专属二维码。读者可通过扫描二维码访问人民卫生出版社图库，以查看正版图片。未经授权获取或传播图片内容均属侵权行为。

玄霜虹霓等的災怪如天地陰陽相疑則戰必蔟生地震非時寒暑等々災怪也推之於人身如陰陽有餘抑或不足亦蔟生陰陽相戰退進往来必致寒熱往来之症其寒盛者即陰勝陽而為寒戰其熱甚者即陽勝陰而為譫語概括言之約有五种病徵一曰寒多热少為陰盛陽虛二曰热多寒少為陽盛陰虛三曰寒热兼半為陰陽兩盛四曰单寒不热為陰太过而陽不足盛之極則為陽厥矣五曰单热不寒為陽太过而陰不足盛之極則為陰厥矣此五種病症各個不同变易多端其輕重傳变之情随昼夜十二時辰因緣陽六時陰六時而有盛衰例如单寒不热為陰太盛而陽太虛自寅至巳午最覺清寧午未之间次之由未至申酉則轉劇而為寒初生至戌亥則寒極矣既过子時則寒冷稍舒蓋陽生於子正而陰衰於子末也又如陽旺陰虛者從卯至巳午之間最盛不适以其人陽氣盛而適当陽時故也然自午至未漸覺舒服一臨戌亥最為安泰蓋陰生於午正而陽衰於午末也以上所論皆观人身病厄陰陽之盛衰因緣於天地陰陽而為盛衰消長者也五臟六腑三陰三陽盛衰之变準此推之不难三反得之矣

## (二) 陰陽升降度数

沉水入火自取滅亡自然之道静故天地萬物生天地之道浸故陰陽勝陰陽相推而变化顺此陰符经論顺道之旨諦也水宜升火宜降此黄庭内景经与内景元宗经論逆道之密義也自然之道静属諸先天天地之道浸属諸後天此丹经言動静相对之大用皆循自然規律以反正观其發展也性命之道以自然得之身静而得药謂之炼陰也心静而養火謂之炼陽也身心交會則有無相应陰陽定一坎離相合水火既濟炼精化氣与神合一謂之性命双修也此丹家修炼功夫小乘之初堦也苟能水火既濟上下適中盈虧消長皆循纏度則能天地合其德日月合其明故人之色身雖顺天地陰陽之盈虚以為盈虚然得其中正得遂其长生久視之用也医药之用悉依此而立補偏救弊之法訣故医药之為功只及十之半而内养之功則居十之半此丹家於药餌服食与内景功法二者為連鎖之观也

观天地陰陽之用知陰陽之氣化於天地地中陽而天中陰地為嘘而天為吸則為春夏陰為嘘而陽為吸則為秋冬以其陰陽相推而变化顺相推者以陰接陽以精合神而氣相通則天地定位山澤通氣雷風相搏水火不相射而变化都顺

顺也者「地天泰」而水火既濟也不相顺者沉水入火不相推也其性各極其極是為「天

**影印原件 051B 刻录本五一页**

基于知识产权保护及对周潜川医师和峨眉医学的尊重，本书部分配图做了防伪处理，替换为专属二维码。读者可通过扫描二维码访问人民卫生出版社图库，以查看正版图片。未经授权获取或传播图片内容均属侵权行为。

在陰陽用上观周天纏度共有六圖已讀其五一、四正圖二、四隅圖三、五方五位圖四、升降開合圖五陰陽来去纏行圖兹論陰陽升降度数圖前四圖尚易瞭解惟後二圖包括陰陽大論体用之全為丹家修炼内景气机吐纳脉道止观与乎施用药物審辨虚实定奪表裡皆以此為標準以後從学諸子读閱诸家著述均可本此两圖理論以辨其説之邪正也凡上所讀皆余依止上师傳授与多年閱藏所得再加融會授予諸子希详加参悟期得此中三昧成就「上工」宏揚丹家法脉而作個真实为人民服務之標準医生也亦即丹家自利利他大悲大願篤实行持着特为嘱咐勿負我望並为諸子致而祝之

(1) 观陰陽本性——陽之初「復」從子位子時向右而上升負陰而上是為陰從于陽也為陰中之陽发動也为陽之順道而为陰之逆道也陰之成「姤」從午時午位向左而下降抱陽而下是为陽從于陰也為陽之中陰发動也為陽之逆道而為陰之順道也陰陽順逆之道依其体用而观其不同從左观陽為逆道從右观陽則反为顺道從左观陰为顺道從右观陰則反为逆道從陽观陽为動为升從陰观陰為静為降是故顺逆之分依乎陽能負陰陰能抱陽而為「体用」「能所」之二面观观其異同而已同而非異異而非同不同中同不異中異

異其所以異同其所以同同即是同異即是異異無定異異即是同同無定同同即是異知同不同知異不異名曰玄同天地之根如是观法始達妙音苟能观此妙徽則順逆百変洞若观火矣試观先天真陽孕于陰中即坎「☵」中之「—」也先天真陰孕于陽中即離「☲」中之「--」也因後天壬水与先天丁火和合而化氣々化則升謂之取坎填離惟丁火不能尅化先天癸水俟陽升極則衰之時于是先天癸水发真陰之用挽陽而下降与後天之壬水滙合謂之潛陽於陰此経所謂坎離相交水火既濟也然癸水亦不能尅化丁火是故火雖居於水潛而勿用而順应天地陰陽之升降与之相应故於子正則陽漸生而一陽初動寅卯之交則陽大開而負陰上升如此循環動靜相因週而復始莫知其紀謂之週天河車運行也陽以升開為用故有兩ケ「升極則開」陰以降為用佔亥子丑三位三時在九宮言之僅子位為生門蓋以陰性本靜靜者生之机月是以陰多陽少而陰主姤孕故地噓天吸則為春生夏榮也陽多陰少陽主長滅故陰噓陽吸則為秋收冬藏也

(2)观天道及地道——天為陽主動主滅無形無象輕清上浮変而無窮地為陰主靜主生有形有質重濁下降変而無変天地之道秉乎自然之規律刹那変易生化发展妙有而無窮尽

妙無而非邊際然皆统攝於陰陽也天雖為陽而涵於陰地雖為陰而孕有陽陰陽相求正負相因如環無端週而復始莫知其紀豈劫無窮也又地噓天吸者地啟而天閉也因地中之陽成象化之用化質為氣氣則為陽故上炎於天天遂吸之又陽性上而開於外故能吸而感於陰々性下而静守於内故能噓而感於陽也試观地氣上升在天為雲下降為雨然後又化氣上升互相噓吸而成天地之法象施雲雨之用化顯春夏之生榮也又春主生發夏主榮茂者以陰極而天噓是時陽少而陰多一噓一吸乃見多寡之情狀有餘不足之比量也又反观陽極而天吸則陰少而陽多陽主滅陰主生故為秋收冬藏也亦观乎天中陰地中陽陰噓陽吸之用也

陰中有陽謂之真火此陽能化後天有形有質之陰而成初中末之氣惟此氣又非純陽也天為純陽同性相斥異性相求故起風雲雪雨冰雹此天地陰陽相斥相求之作用也又因陰陽有不足及有餘之多寡比量故有盈虧消長之法象盈虧消長謂之四象循环生发於陰陽兩儀者也盈与虧相对消与长相对不足与有餘相对名曰常道故在天地法象而以四時观之有二分二至春生夏榮秋收冬藏也如是循環不已盈虧相互生滅不息乃自然之道经所谓

「道法自然」者是也

与常道相对者名曰非常乃天地之災怪人身之疾厄也在天道观之為彗星孛星星殞日蝕月蝕狂风暴雨虹霓霰雹在地道观之為海嘯山崩井竭河枯地震旱潦在人則為四百四病疾苦叢生有可治与不可治之分在修炼家則為走火入魔形神俱滅也凡此種々災怪皆以非常观之常与非常当作如是观以推萬災義無餘蘊矣

復次盈虧消長四象在人身观之為生老病死亦即人身之四象也因人之色身乃形生之一故名有金木水火土五行之作用与春夏秋冬長夏二十四候互為因缘果经所谓用上起用分而不分合而不合皆统攝於生滅法門者也丹道家之無上清靜境界佛陀之究竟寂滅境界乃超出三界不生不滅名為真空亦即观自然之道以証真空妙有者也若观天地之道則為陰陽兩有是為後天乃天地之名象也按教理观之自然之道假名之曰性天地之道假名之曰命性命二者在体用上分而不分如影之随形也兹以水与波喻之性如止水投之以石則起波浪大投則大動小投則小動此能動与所起波浪者為先天自然之靜道亦即水性之能与所能也

又例如風視之不見捕之弗着為虛空之象但因緣之則顯動观舟帆之用障風則帆舟兩動因有帆之相緣故风始得发其能所之用也在虛空中本无動象因物之性而動此先天之观也亦陰陽之本性也若在後天观之天地之道則屬有部矣例如桌上之「大前門牌香烟」若无此六字則吾人不名其為「大前門牌香烟」此经所謂心随境轉也從先天本体观之則屬無部從後天陰陽法象观之則屬有部在大乘观之此「有」此「無」皆在有部仍屬生滅法中非真空无生上諦也

丹家修持根据此理謂之性命双修從自然上証道從后天返先天從有為入无為從動返静身心相合在性功上則能靜定得以归真矣在命功上色身則成大药能採大药則因進陽火退陰符而得純陽矣此经所謂心腎相交坎離相塡水火既濟降龙伏虎等々法門也足令色身得長生住世証得无上菩提亦即性命双修從小乘以臻大乘次第行持之義也

(3)观人身之病厄——震宫「☳」起用在左而氣開於寅始乎肺金盖以金成木也当春雷发動化陰中之陽为少陽太陽以至陽明達于陽極之時升至午時午位陰陽相交則又陽極化陰為少陰太陰以至厥陰矣雷動春到春氣屬东方乙木而開於寅寅為花果之木故草木

萌芽至夏則荣至秋則收至冬則藏一年四季暑往寒来水火相推循環不已週而復始故四時之病亦因緣氣化之常変而有時行感染氣机相应经所謂三因病理六经傳変也是故春宜治肝夏宜治心秋宜治肺冬宜治腎四時治脾治法当分虚实表裡子母上下左右交叉用葯則分平瀉補潤春当平肝夏当瀉火秋当潤金冬当壮水此四時病症治法之大綱与四時摄生服餌之常法也又從五臟可观六腑臟腑互为表裡治臟即所以理腑治腑即所以護臟也例如潤肺即所以潤大腸盖肺与大腸互為表裡其餘勝義可三反推之矣

復次子午定位從左右以观人身疾厄例如右臂寒痛其病状雖現在手少陰之经然病之源則屬諸厥陰肝木盖木為火之母母病及子法当治母故治肝木也又木氣循左纏行故法当右病而左治之也了知上義故不足之症痛在右者易治在左者难医也又如陰有餘陽不足是為陰症其病微微痛而不腫紅治之不易如為陽症又紅又腫又疼則治之雖艰也

又观中風与傷寒陰陽之别按中風為表症陽分受病也傷寒為裡症陰分受病也如太陽症自汗頸痛項強惡风发热均是表症是以太陽病当用桂枝湯也知陰陽者治陽必兼治陰故桂枝湯中佐以白芍使和真陰分也又傷寒病症状無汗頸痛項強惡寒發熱身強陽邪由表

入内也於法当用麻黄湯内有桂枝杏仁甘草及姜棗蓋以麻桂開散解肌出表以治其陽杏仁升降以解内傳棗草酸甘化陰以調中而治其陰耳

陽之為病其来也速其去也速其治也易陰之為病其来也遅其去也遅其治也难從上下以观之陽病在上其勢雖危而安苟陽病反及於下雖安而危何也第以上為陽之宮位陽動而易拔下則為陰之宮位陽乘於陰々静而难撼也又反观陰病于下其勢雖危不危苟陰病反及於上雖安為绝何也蓋陰犯陽于上陰聚于陽也例如中風者苟源於陰虧雖能食而口乾舌燥面如塗硃或似被酒夜不入眠腿軟而痿先則手足发麻次及唇面最后必麻及舌根則凶兆踵至矣蓋陽閙於極表故手足先麻又陰虚於下陽無所居之地逆而不潛火不能拔於水炎上而不下且因陽明之经萦于面故面赤如硃又因陰陽相求不相捨離交战於陰止之处陽起之區故唇面舌麻也又舌本為厥少二经氣脉所止之处舌又為心之苗因陰中之陽虚極故舌本現麻又观人之將死舌根強硬唔不能言厥少之陽绝故也

復次從四時八節以观病症陰陽之象有人於春夏兩季精神爽快蓋春夏陽多陰少対于陽少者甚為合宜秋冬兩季陰多陽少対於陰少者合宜皆順应天地陰陽氣机之盈虚也又一

日十二時中亦分陽六時与陰六時炼氣從鼻孔息道之吐納可以証之右鼻孔為陽子寅辰午申戌屬之左鼻孔為陰丑卯巳未酉亥屬之陰陽六時与呼吸息々相關常人呼吸其鼻孔亦左右收分陰陽互用互為通塞由此以观其陰陽一日之用感应於人身有如是者孰能精观至此乎

再從五行以观陰陽之於病症例如秋冬兩季金水旺時肺病患者在此時可有转机春季屬木夏季屬火木能生火火能尅金則最不利於肺病患者故经云肺金之為病「发於丙丁死於庚辛」即夏日病篤至秋必死又云「庚辛不死持於壬癸起于甲乙」換言之肺病者至秋不死必能过冬以水能尅火又能生金又春氣屬木金能制木故病势可大减然至夏又当復发週而復始否泰交循故肺病患者可帶病延年而不若其他本臟真病命期促短也

再次從一日以观陰陽則以子午卯酉為四至其陰陽氣机比較平均中正如陽有余者而患瘧疾必發于巳午輕於未酉亥子之交最為舒適然陽生於子則热漸生寅卯之交漸々大作至巳午則最甚矣又如陰虛者而患瘧疾日間陽多陰少巳午之時最為舒適然至未申則寒冷大作子時陽生則漸々陽和此逆道以观陰陽之虛实也又观小孩陽少陰多故多熟睡老

人陽多陰少故反少睡又觀陽虛於腎臟者其腰痛夜間尤甚日則漸輕又觀腎脾兩病陰虛者每至鷄鳴必致瀉泄又觀陰虛陽旺者天明時虛陽上升而兩顴发熱又觀脾肺陽虛者每於午後長作嘆息如是觀法可推其餘亦望聞問三訣之所由立也

（3）人身小五行之陰陽觀

一、肺与大腸

肺在陰陽「形生」之中屬小五行而為金部又分先天辛金擬配屬肺臟後天庚金擬配屬大腸腑故肺与大腸為表裡之用也以肺為陰為臟又為陰中之陽臟擬之於事物形如華蓋擬之於人事職為相傅之官承君主之命秉節制均衡之权其色為白其津為涕其音為商其臟神象白虎其位居西方設闕于兑宮其真神名曰浩華字虛沉（黄庭内景經作虛成）每受三尸毒虫（即三彭）之蠱惑行气不循其經道纏度遂失上下左右均衡之職又其神秉白金張白魔蓋衣白衣而白裹黄絲腰帶足履玄舄其精气顯于白睛碧眼黑睛者为調伏純淳之象其氣幻化月輪清淨去塵銀光灩瀲修持内景外景功夫名之曰水中真金又曰金公苟採得水中真金大藥得手者為金来归性之始也苟失其偏則其氣幻化如滿天星動大地

霧籠之象以此观其有餘不足故内景功法立有伏虎調金之訣也又在五味五氣观之肺属辛腥故肺病有餘治之以辛肺病不足則投之以润又在小五行生尅制化观之為土之子為水之母受尅於火相畏于鹹相成于火相佐於辛相表裡于庚金大腸

大腸為庚金又為陽腑与肺為表裡之用其形象金之圓其职升為傳导之官濁陰之滓出焉肺氣燥則大腸津液枯而大便秘結秘為不足於陰津結為有餘於陽火一实一虚不可混同也肺氣寒則大便鶩溏塞热之有餘不足反正求之上下循之故经論有「肺移热于大腸」之症有「升提肺氣」以治便溏便秘之訣也其餘肺与大腸諸論見後說人体陰陽生化分并参考諸经所述可耳

肺性属金在后天八卦宫位為西方兑卦「☱」在四正之右故有右肺左肝之説乃指根苗氣化之用而言者也古人既謂肺「形如華蓋」何以又言右肺耶盖丹家以内視功夫观肺氣之運行從左出而入右生子在左而苗氣行右耳又以肺金氣化生子而為左腎左腎居於坎卦「☵」是為水宫故腎司水而为肺金之子也又水中真陽受右腎命門陽火之化变升陽為老陽至西方化為兑金故性反静止也又右腎命门司氣机之闸是為君火又為真陽左

腎司閉是為癸水又為玄陰此經所謂玄牝之門天地之根也惟兩腎之間臍中之內小腸之下膀胱之上有灵空一竅如如不動者此即性命之根黃庭是也經所謂「其猶橐籥乎」蓋言玄牝与黃庭之用身如水火啓閉而有偏盛則陰陽即有盛衰而色身為病厄矣如左二圖

一　圖

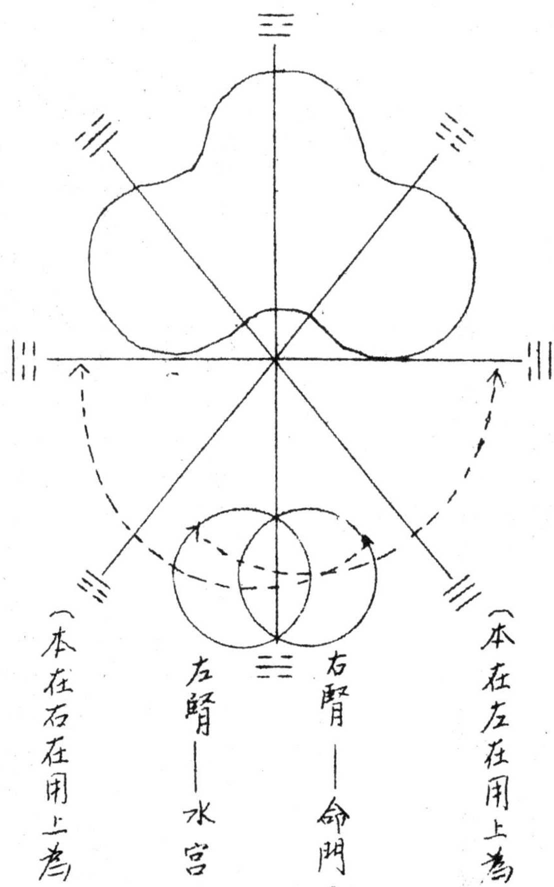

圖二

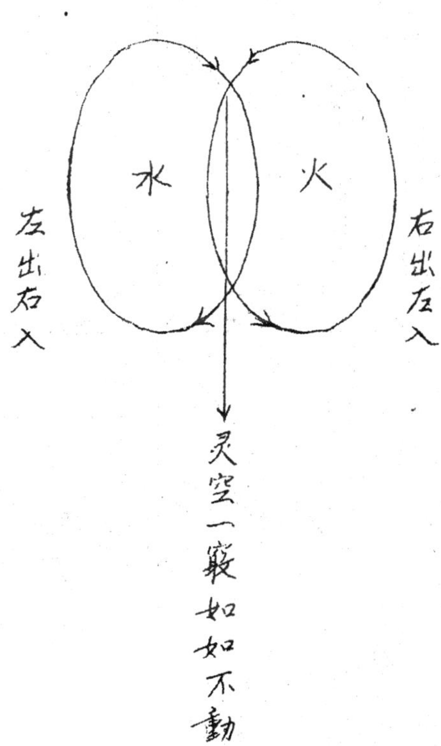


從陰陽以觀肺脉候診之道苟不能即身証得内景之真諦則昧於脉道周行之実况而惑於諸家強立之假名以左診心肝腎以右診肺脾命既不明以「寸」「関」「尺」分候臟腑之所以然安得肺朝百脉脉會太淵之妙義乎溯自王叔和撰脈經以後歷代宗之以盲导盲去真愈遠後之医家造論說脉各立臆說愈出不經若高陽生李平湖輩固無足論即丹家太素脉經仍本流傳失真亦遠且久矣仲景謂脉道难言豈我欺哉関於脉学当别為專品論之茲謹按「寸」「関」「尺」者為大淵之大會受百脉来朝之所也肺之神名浩華者謙府

度受會于此经曰「肺朝百脉會于太淵」是也盖肺秉承君主之命佐君主以治節制均衡之用主司升降調濟開闔君主元神得安定清静而視听於泥丸之宫此肺為相傅之大用也從脉道上观之「関」前一寸為陽開之所故名之曰「寸」「関」後一尺為陰合之处故名之曰「尺」「関」猶関隘也所以定尺寸之分野耳其位正当手腕高骨之后故「寸」「関」「尺」者非左候心肝腎右候肺脾命也而经謂有左右之分者候陰陽氣脉出入纏行之義也又謂候五臟者謂陰陽氣机之升降開合也是皆就肺朝百脉々會太淵而言之故丹家太素脉经秘旨名之曰太渊脉也夫肺脉候於太渊之府者乃十二正经与奇经八脉之一部耳焉足以知廿部脉道之全哉观仲景傷寒論諸经歷言候趺陽脉也候離经脉也候人迎氣口諸脉也其義可知矣豈丹家獨創之異說或丹家私有之技乎常以学人未深究之而未得其傳耳

心為陰中之陽体陽而性陰肺亦陰中之陽惟体陰而性陽脾在中宫王於四時無上下左右肝為風木居於震（☳）而以巽（☴）風為用当陽極化陰之時則起風揚之用陰極化陽之時則起雷震之用又肝為厥陰厥陰者陰行经已尽也又陰之末也故肝之用合於少陽而

介乎半陰半陽之間（即爻于☰与☵之間）以起陰陽生化之用從陰則陰先從陽則陽先經云肝為五行生化之先者良以此也

腎為陰中之至陰為真水之源居於坎宮（☵）陰中有陽名曰真陽兩腎之作用亦因之不同蓋右腎為相火之源化肝木而起風雷之用左腎為真水之源化金液而分散水之淫又合兩腎之用火居於水是為水中之真陽名曰君火蓋陽潛于陰火居於水腎心相交宏嬰姹之用顯夫婦倡隨順正之道得坎離相填水火既濟之正也是故心火反為相火而与水中君火体性有別也又音通藥寒作热是為外邪名曰邪火併相火所謂君火者水中真火也亦即心腎相交之用坎離既濟之象也丹家以為病者在入定時從兩腎中藥玄関牝户啓闭之用運轉河車所藥生之火其滋味美妙無匹者是也惟常人之君火不可妄動如其外越則君主失位為出奔蒙塵之象人命必危且絕矣然修炼氣家用修炼方法以炼津成精炼精化氣炼氣化神炼神還虛自為牝牡自為炉鼎以採炼自身之大藥如是等法皆以君火為用者也法雖小乘然自有為以造無為去為而無不為亦足以次第抵於大乘境界噫豈易易者哉黄庭經云「後使六丁神女謁」經旨奧義謂真火運行能退尽六陰符六陰符者六丁也以六陰之

陽言之也又能役使神女來謁者即降伏六陰也以六塵之陰言之也六陰又名之曰六根亦即六賊有内外六塵之别所謂眼耳鼻舌身意色声香味觸法内外表裡之用也若修炼者能進陽火以退六陰則「我命由我不由天」而獲祛病延年長生久視命性双修証得道基矣

肺脉爲太洞之府爲十二經之一若併奇經八脉觀之則又反为二十分之一矣丹家辞脉不局限於寸関尺凡手足十二經与奇經八脉在々处々皆有法訣其法要依緣「性量」觀摩「現量」辨証「比量」以此三者爲「因」以定臟腑陰陽之上下盛衰表裡虚实左右出入互相爲緣而爲候診之「果」以補偏救弊执中之道而爲「宗」以望聞問切四法而爲綱此丹家脉法之真諦与大旨也其中三昧「玄之又玄」百千变化神而明之实非口筆可得而尽之者也虽諸法萬殊然以類攝種々归於数則繁簡一如也统攝之道以「人与脉合」爲法是爲「人見天天見人」也亦爲丹家最上法門因不局於診病平脉一端也内景修持功法亦有賴於二十部脉道之候診也

肺在臟腑爲陰中之陽臟僅就其本身自爲陰陽以觀其表裡根蒂之用則其本臟爲裡皮毛爲表如觀其人毛髮枯槁而或焦黄是爲肺陽有余金受火刑也如其人面身皮膚出油太过

是為肺陰外洩失内守之用二者皆属肺之病厄也如观其人皮色白淨是為淂金氣之偏而生以化象金形故用药宜辛润之品也又修持内景功法当利其性以炼肺金為下手功夫也如其人皮色青是為木形故用药宜酸甘之品前者肺主之後者肝主之肝肺两臓之不同于形体色相观以别之此「望」字訣之大旨也餘可類推之

观肺臓之氣脉其經道為手太陰經其氣會於膻中之後再出於「雲門」循臂臑之内廉行心色络經之上沿下入「曲池」而络於手大指之「少商」与大腸經别會於「合谷」之陽成表裡之用其别支則出「中府」下络大腸也

依臓腑陰陽观之肺則為裡大腸為表肺属先天辛金大腸為後天庚金以氣机观之肺主升降為裡大腸主傳導為表再依色相观之大腸為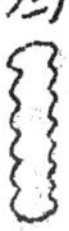形之環肌組织為圓圈之象此經所謂金圓之義故大腸之象肖金形也先天辛金升降開闔後天庚金与之相感随之而动其運動之情有如下圖

近代生理学家称之為大腸蠕动与此同義因此可知肺有病則大腸亦与之俱病矣如陽有餘而陰不足肺金受热於上者則大便秘结於下蓋大腸陽明本性燥金去金而与之俱病則

失其润下傳導之能耳如肺金陰多陽少失其陽剛升提之用（則大便溏洩蓋以大腸失去蠕動之源下焦失氣化之用）而陰濕下注耳

在息道上观之肺氣升降先後天氣机相混不易分開惟收闭関竅始可自由吐納而先后天氣机可以因之分開按後陰为大腸之竅为肺经之外应自中府穴入胸膺膈而下络大腸者也故後陰於息道吐納息息相関也練氣功夫有提肛倒氣之訣所谓闭地户收合阴蹻庫壽法

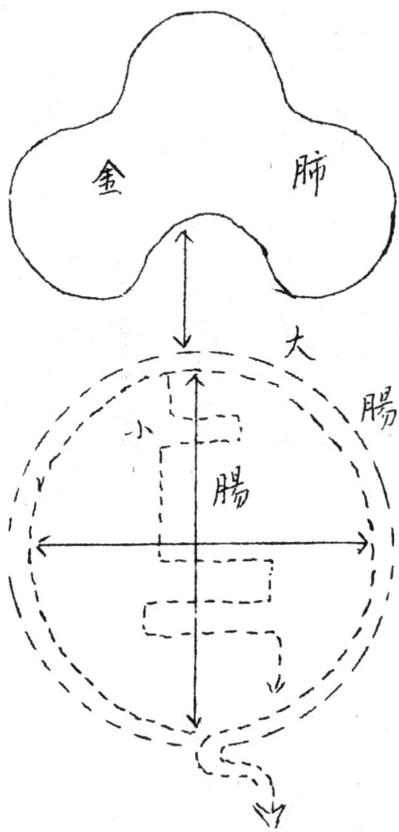

訣皆以後陰配合前陰以為用此丹家内景功法之秘音也詳勤功天字莊口訣誦授

## （二）心与小腸

心為火臟為陰為裡亦為陰中之陽臟体陽而性陰者也為君主之官神明出焉其神名曰元丹字守灵丹錦飛裙形長九寸居位泥丸之宮心居位南方离卦火宮故為赤帝其臟神象朱雀其臟象如倒懸蓮蕊其神著絳衣而綵帶繫玄青之帯法象姹女其性志喜其氣反降其声為徵族而為哈哈在十二經為手少陰心經与手厥陰心包絡其味為苦其氣為焦在表裡觀之為裡而以手太陽小腸為腑宏表之用以足陽明胃為心包絡之腑而配表裡之用丹家以心臟分為心經及心包絡二者与医家解釋章句大有差別蓋以心為火宮火性炎散故其氣脈独出而分為二歧合於労宮別走小腸之經也又以心為主君不可稍犯所謂心經者言心行之軌道亦言其外也所謂心包絡者言心之本臟有如宮禁亦言其内也以脈觀之心脈如鉤以四時觀之其氣王于夏

觀心包絡經氣脈之經道出「腋下」行臑之内廉下入「曲澤」入掌中「労宮」止於中指之「中衝」又心經之氣脈出「腋下」起「極泉」循臑内后廉下肘尖入「少海」止

於小指之「少衝」

小腸為受盛之官与大腸庚金為分而不分用上起用故与心経為表裡之用蓋亦猶心色絡与心経之分而不分耳在十二経為手太陽経以顯火金之相成也在氣机观之与心経互為陰陽虛实之症其義另見硃批之経論中茲篇不重出之也又五臟惟心分为二部一曰心経乃心之経道二曰心色絡乃心之本臟心臟为君主之官不可犯也如稍犯之輕則朝發夕死重則立死矣一般所謂心病者乃心経之病如西医所謂心房擴大或心瓣闭鎖不全等々皆本臟已病為难治之症也唯藥餌服食氣脉双修二者兼施可以見功然捨丹家之正傳孰能生死人而肉白骨乎

丹経与内景所論皆云心為南方离火之宮赤帝居之神為朱雀形如倒蓮重十二兩有毛三根上智者七孔中智者五孔下智者無孔所謂有孔無孔者非謂心房之孔竅有多少也乃指智慧之利鈍与五官七竅之孔道内外之门根苗相应而言也所謂目覩十行耳听八方舌奏八音鼻吸九氣之清口呼九氣之濁手握足躡身觸意妄如是等々皆以心為用此内景之要義也

依五行生化觀之心為肝之子盖肝屬木木生火耳又為脾之母盖脾屬土火生土耳舌為心之苗而通竅於目其氣机又旁通左右耳中丁火通乎右耳丙火通乎左耳耳中有所聞二穴乃九大奇穴之一為丹家大尊引術之密傳乃制龍雷之火之要穴此不可不知者也又汗為心之液苦為心之味焦為心之氣徵為心之声又心經以小腸為腑顯火金相成之妙心包絡以胃土為腑顯火土母子之化苟心神不守於舍則神遊上中下三丹田為外物所戕劳於視听夢寐与之為七情六慾所苦而不得潛居藏密於黃庭之關則病死之危伏机於不覚矣

觀心經有病現水火相尅之象以心腎不相交不得相濟也心受邪而血壅者為怔忡也善悲苦者心氣傷也心氣亂者不覚而重語也心氣不足者嗜苦味也面赤如硃者心氣有餘也面青黑者心氷也多忘者神離心也

觀心經陽盛者往往口舌生瘡又中風者舌不能言以舌為心之苗其經通止於舌本也又夢焚房屋夢見血光等皆屬心陽為病如夢中見紅衣紅裳小兒來往者是心陽太盛也若白日瞌時張目亦見之者是為真神外出則為死症其人為行尸走肉矣小腸与膀胱二腑為手足太陽之經其病有小便短赤癃閉蓄血蓄热蓄尿赤痢白痢及七疝諸症

丹家用哈字诀以治心氣又於四季攝生心王於夏宜食辛辣減少苦鹹四月宜食蒪菜鯽魚湯又宜食杏仁大麥夏至后不可食羊脚猪肉

内景功法於心臟法象之說四季攝生圖論与黄庭内景經互有詳略当併究之唯内景元宗經謂心神上遊於泥丸宫即上丹田也蓋以泥丸宫乃為太乙老君明堂之所故元神以之為外府而反失黄庭金闕之宫此凡夫之所以為迷也又心形如蓮花倒植於火中蓮花上坐一個真人此言元神本性出現也亦即佛门之花開見佛也

又观心与脾胃母子之用脾為先天之土居五臟之中是為卑土又为濕土丹家炼神循脉下手功夫皆以炼先天脾土三家归一為用也又胃居於五臟六腑之中為後天土母是为阜土又為燥土炼氣換形則炼后天胃土炼津成精為用也此云氣脉功法着手之大旨丹家炼精化氣炼氣化神炼神还虚根源之所肇起經論之密義也又脾胃二土虽分先天後天皆為火之所化心為火宫土為火之子故脾胃二土皆为心之子也又二土同宫則忤以陰陽相仵燥濕相反故丹經不以脾胃為表裡之用而以胃腑配心包脾配胰腑手足顛倒相配以為表裡之用独異於他臟蓋以順逆為用耳按其餘諸經皆手配手足配足而以手統於足蓋順道也

鎮健大師丹醫語錄初稿　六二

脾受病与胃受病治法不同能吃而不想吃者脾病也想吃而不受或食而嘔吐者胃病也脾陽不足治用「温中」陰实中滿治以「理中」胃氣不足者為虛当用「温」法胃陰不足則用「潤」法胃傷飲食法用「消導」李东垣造脾胃論深明丹家内景之妙知脾胃為生化之母故無論何項疾病均以調補脾胃為主以培其生化之源竟成名家非偶然也常人所謂心口痛者非真心痛也是屬胃痛蓋心臟在用上分為二部一為心经闸氣於外行经之常道有病尚可施治二為心包絡為心之本臟若真心疼則朝發夕死矣猶賊来犯城集衆城外尚可捕治若已破郭入城則君主必殉社稷不済事治矣如热邪深入心包尚可以牛黄梔子等藥圖萬一之挽救也如心包内因七情之病可用九節菖蒲遠志鬱金等藥惟菖蒲用法陰虛气虛人皆大忌之不可妄用也

（三） 腎

腎臟位在北方壬癸水宫為黑帝之所居其臟神如鹿而兩首其臟形生橢圓如石主多水氣灌注一身如樹之有根也右為命门左為腎宫内有真火察潛水中乃生氣之府死氣之廬守之則存用之則竭也其重一斤一兩対脐附腰脊而生在五行生化為肺金之子肝木之母其

真神名玄冥号曰育嬰衣蒼錦之衣形長三寸六分其氣為腐其津為唾在五志為智故曰作强之官（內景元宗经作制作之官）技巧出焉在形為骨故经云久立傷骨而又傷腎也其声為羽其味為鹹其脉為尺象石之沉其竅在耳其苗為齒此观腎名象而官之也又观人身之病齒疼者腎受病也耳聾者腎虚也齒多齟者腎寒也齒齙者腎風也耳心痛者腎氣壅也多欠者腎氣逆也腰不伸者腎水也面色黄黑者腎衰也多呻吟者腎邪自入也腰膝膀胱冷痛小便餘瀝面色黑而齒焦体重咳嗽盗汗耳鳴隔氣而食不下夢入黑處及見婦女色鬼淫舟走馬奔奔皆為腎病之兆其四時損生之道冬宜有鹹而增苦勿食葵及牛肉多欠者即心陽入腎也腎水者腎陽不足也腎邪多為內因病如夢中或清醒時常見穿黑衣人或黑胖人者是腎绝也经云冬不藏精春必病瘟故冬令必須煉腎气归藏從天地陰陽之氣以温養中和也

腎在八卦為坎「☵」主司水氣左主水而右主氣為生死之府爐開則為生闭則為死腎水受陽火之化升而填離循環不息謂之水火既濟地天泰卦之用

黄庭炅空一竅在两腎之中神闕之内小腸之下膀胱之上丹家元嬰煉就元神定於黄庭如

其外遊則五氣不能朝元三花不能聚頂終敗道基矣

損鹹者以鹹能入腎其味滲透而傷腎氣也冬水当靜而不宜動故冬必須归藏冬水有餘心陽不足須增吃苦味以壯心氣心為姹女腎為嬰兒兩小無猜謂之心腎相交有食鹹味節其滲透分離之用以助「兩小」好合也牛肉補土土旺於四時土本尅水補土則土旺更能尅水故忌食牛肉癸花子專走太陽膀胱小腸為滑瀉之药又為催生之品大傷津液故亦忌食之

观腎藏气脉之经道為足少陰経起自「湧泉」受膀胱之交於足小趾之下循股之内廉入腹貫腸出於「腧府」上喉嚨并人迎挾舌本而終

龟性静而龍性動故冬月当如灵龟以自守接玄龟善服氣以神氣归於意土故龟能長壽但陰中有真陽外雖靜而内仍動強靜之而弥盛故龟性淫而反辜修龄也其能得长生者蓋擅長操運静中之動々静相因深侔不動々生之旨而於行深靜定之中又兼能用動々之命功也以故外道旁門以此妙要惑人欺世曲解房中御女等经旨罪之魁也

丹経顕義謂腎臟真神法象白鹿蓋以腎為金之子以水中金為丹頭故其色白兩頭乃象兩

腎一源而歧出一体而二用也在形主骨在脉為督脈按鹿角在三伏中脫角在秋分前生角一晝一夜能長一叉名之曰馬鞍桥至三天而三叉成至七日未後則角老矣蓋鹿之督脈最旺故補督脉之药首推鹿茸一般药店出賣之鹿茸多属偽品难得其真又獵鹿者不可以槍斃之免傷其角角傷血出則力薄繳當用套繩以活擒之又辨别活時取下之鹿茸名曰血茸反吹其毛而毛立回者始屬真品如死後取下者反吹其毛而毛不復也又觀鹿角尖頂凸出是其茸精血未被盜去如角尖凹入是精血已被盜去矣此言鹿茸辨識之概要也知丹医者当知药品之全不特明药理之用且当深辨药材之形象産地之差别深山採药道地無差始堪入药此丹家開炉立鼎水火炼宝之基本学識也

用药应取当年之鹿茸隔年陈货服之頭上生瘡或背上癰腫又鹿茸不可見火法当切成薄片以绸囊盛之置于童男腹上三天取下研碎如粉蓋利於水者不利於火利於火者不利於水也血肉之品丹道律令如是修治之又不可用酒釀服鹿茸易使陽精走洩蓋酒釀生湿而又燥氣耳（按即榜糟也）

鹿全身皆药列為壮陽上品鹿茸補督脉鹿腮（又名鹿鞭）专治陽痿為五十種陽药之一

鹿心血专補男女心氣不足怔忡驚悸确具殊功為丹家珍重之品鹿肉無横順纖維紋理如太極製為鹿脯大補脾土鹿筋壯肝鹿尾強陽禦寒鹿毛能除濕通氣故用作馬鞍墊如氈以獐毛尤佳多用之為防濕臥具鹿角膠須水鼎煉成較鹿茸性緩而力能持久佳品之上選也

鹿角霜治凍瘡有神功

又丹道家覌鹿之生活見一羣鹿中僅有一雄春秋之際一雄鹿一日能交百牝完畢之后雄鹿倦臥食鹿含珠草而淂緩其精力按鹿含草形如車前草李時珍謂之能除濕利水而不能補益腎陽蓋医家不明此草之用於補劑在珠而不在葉梗也鹿含草珠形如櫻桃朱紅如火甜如飴蜜微有苦味能補督脉壯水中之火誠草本中之上品也又腎主骨齒為骨之餘故齒通於腎為根苗之用其為病也非火有餘即陰不足如牙齒浮動而不紅腫怕嘗酸味是腎陽不潛当服引火归源之药若牙痛而口舌燗陽火上浮是腎肺之陽有餘当服辛涼之药又若齒牙冷痛喜食熱惡冷是腎家陰中之陽不足須服甘溫之剤又如牙床紅痛喜嗜冰冷是胃脾腎三家之陽有餘係屬热症当服苦寒之品此以症之虚实而言治法之概要也其中又有風痰寒痛虫疼之别另詳雜病品兹篇不与也

齒与牙有別小者為牙大者為齒六个四齒俗称大牙是為腎齒上门牙屬心下门牙屬小腸虎上牙屬胃虎下牙屬脾左盤上牙屬胆左盤下牙屬肝右盤上牙屬大腸右盤下牙屬肺耳為腎之竅耳聾耳鳴乃是腎虛氣逆耳痛亦是腎病齟齒咬牙夢中咬牙皆是腎病牙龋者為腎家有風也

腰痛而不能俯者是內因七情腎家病湿也法宜温補下元入腎去湿又腰痛而不能仰者是外因六氣風寒入腎也法宜温腎闡解又腰痛而不止者雖腎經之病乃脾湿之源也法宜温利脾腎又面黄起油是土有餘而腎衰又面黄如敗土是土太盛而腎水绝水不清火成土崩之色乃絕症也又经云腎邪自入者即腎中之陰或腎中之陽因盈虛之勢自為相乘陰陽相战遂成呻吟之象陽不足則呻氣內吸也陰不足則吟氣外吐也呻吟之音虽以羽音為本仍以十三灰韻定律以判其上下虛实不特能知病之所在即智愚老幼之分意念動向之所指亦可以闻声知之此闻字訣修法之要旨也

（四）膀胱

膀胱為腎之腑与腎为表裡之用足太陽是其经也為州都之官主濁水之敗出其神名曰水

曹様字号玉海總滙五臟之津液氣化而通三焦故三焦之病经謂其根在膀胱也凡治腹水蠱脹肺水逆上不離乎此又膀胱為病据经論言之約有四証曰癃閉曰蓄热曰蓄尿曰蓄血苟膀胱閉脹悶重小便不下因而痛絶者三日死惟其死時当在鶏鳴寅卯之交蓋陽氣不能順应陰陽生化而開外也又按膀胱经穴双行各六十四穴共一百二十八穴其委中穴是三陽之大会非陽毒之症不可以稜針刺之出血刺則必逆惟点穴導引法门推其不足開其陽氣則反為要穴也膀胱主濁水之敗出腎主水火之潛藏腎本臟与膀胱均主乎水互为表裡但腎為臟為裡膀胱為腑為表耳

足太陽经甚為重要委中穴虽為出血之穴唯限於痧症霍乱并陽毒之症始可以稜針刺之出血其症重而急者血可迸出一二寸高若刺之而血不出者為危絶之症也水属瘰癧症可以本门卅六手天罡点穴法導引之切不可妄施針灸以其為三陽總滙如妄灸之則三陽之氣愈聚以致陽火之毒愈盛而变為坏症抑或使三陽之氣独聚于足太陽一经而失其回陽宏開之用以致寒邪不解

上中下三焦全依氣化籍膀胱之用而顕示上焦如霧中焦如漚下焦如瀆之用故膀胱受病

或内因相乘或外因傳變使膀胱氣化不化則三焦不行而水道不通変為逆症矣

(五) 肝臟

肝為將軍之官号令出焉稟东方太乙真木之氣故号尊青帝为五行生化之先在六经为足厥陰經在氣脈為升法飛龍之用其性喜風摇善動而又能静体陰而用陽者也在卦為震在方向為东在五位居右而出左故经曰「左肝」又曰「左蒼龍」也其真神名龍烟字含明青衣青裳形長六寸其胜神法象蒼龍其声為角其志為怒其津液為淚其色為青其味為酸其精為胆汁其官為將軍司掌号令統屬宗筋其華在爪甲其子為心火其母為腎水其能主藏血以应君命灌溉全身其宫在震而化于巽風其生在寅王氣在春而经行尽期則在丑其先天為乙木後天為甲木其腑為足少陽胆经而顯表裡之用其循行经道与少陽胆经併行於身之兩側其经穴共十四双穴起「大敦」止「期门」按甲乙銅人等经祇十三穴而多「急脉」一穴此穴在足陽明胃经「氣衝」之旁五分為与陽明之會合處又肝之為病男女虽同而為女科之主故治婦女諸病莫離乎肝也又在修持工夫上观之用調伏龍虎之訣故经曰「以龍尋虎戰於玄黄」又与胆自為牝牡之用故经曰「以蛇遶龜陽投於陰」也

此不屬於医药之部乃習靜法门習靜功者当為别论之另詳佛门安般守意经及天台宗小止观摩訶止观戰眉臨濟宗蓮花宝筏丹家黄庭内外景经陰符经缘身经龍虎经胎息经以及参同契悟真篇漁莊錄琴火重光等等

肝在六经為足厥陰与少陽胆為表裡肝经行人身之兩側故人身之脇肋有痞满疼痛者為肝胆病也肝為臟為裡胆為腑為表如人口苦者屬胆腑為病口酸者屬肝脏為病此言其概与常也男女之肝胆病相同惟婦科諸病其立法為治終不離肝故無论不足抑或有餘虛々实々法统乎此也如得瘟疫病用大承气湯或小承氣湯急下之後其善後調理皆应以柴胡白芍之類以養营清燥而條達肝木為根本之药也如不注意治肝服药之後必致飲食劳復难期痊可也

肝在九宫八卦為震（☳）与兑（☱）金东西相对而相尅相成肝在震宫经过巽風之化得風木而化生如果陰中之陽上行经过艮宫陽極化陰感於巽風則能化雷故雷鳴驚蟄之候木則萌芽含苞得風雷之用則為花果之木而宏其大用矣肝之母為水以水生木也由坎（☵）水经过艮（☶）土故肝木以土為假母蓋木無土不能生長以木得土中之水氣而

生也肝木在五色屬青象龍故稱之為蒼龍又在震位故經謂之為「龍雷之火」其性喜直最忌鬱遏觀夫微風吹木動起微末故肝木易受內因外因之所感傷而最易招風也其根在右而苗在左故經謂曰左為青龍所居而龍出乎右右為白虎所息而虎出乎左也

肝體陰而用陽故配胆為少陽之腑而其汁極涼也又肝統屬宗筋而生疼痛故週身之痛悉生於肝是以治諸疼痛必主治肝也又肝木之氣王於春故治肝木以春氣甲乙而定生死之机也其經穴十四双下起「大敦」（在大趾）上迄期門（在乳根穴下）考銅人經甲乙經僅載十三穴而缺「急脉」一穴為肝經與陽明經交会之所是以當從丹家之傳訂正為十四穴也

厥陰肝經受病或少陽胆經受病不可發汗或下或吐必須用和法施治之肝木不足之症其人善忘暈眩肝氣結鬱則兩脇脹痛肝虛則胆小肝氣逆發（不循經順行）則耳聾鳴面紅有似被酒肝氣弱則兩脇留飲咳嗽失尿肝氣聚集久則發生瘧疾肝有病者晝夜靜而惡声噎若頭暈目眩眼花肢腹腫脹小便不通乃肝之絕症也又有一种难治之症即发热发冷四肢動轉不得而其脉象又不弦不急是金尅木之象虽非為死症而在可治不可治之間矣胸

向舌燥為肝陽不足肝陰太盛則夜不能視又所謂鸡盲眼者為肝冷也婦女経期諸病治不离肝

肝陽上衝頭痛頭暈可用針刺百会穴令之出血痛暈可止又可用天罡導引法以「鴨嘴勁」導引之肝陽旺則眼紅而脹肝陽不足則眼無力睁開皆可用天罡导引法以「蝡動勁」左右取之以出金花為度又可用針倒刺百会穴深入三分然後使之出血法皆佳妙

在医道上观肝臟婦科無論内因外因本病兼病均以治肝為法調理善後皆以肝是務治肝胆二経皆忌发汗多用和法入胆肝專药為柴胡白芍龍胆艸鳖甲之類凡医治肝胆病无論如何不可缺少白芍柴胡按柴胡共有三種竹葉柴胡馬尾柴胡銀柴胡為治肝胆病之要药竹葉柴胡川産者良馬尾柴胡浙産者佳銀柴胡産于河南以竹葉柴胡為上品馬尾柴胡次之唯銀柴胡非専入肝胆之药乃専治骨蒸发热不可与前二者混用也

竹葉柴胡之用法有二(一)全用(头与葉全用)為和解肝胆之專药(二)只用柴胡首(即用根部)能升发肝陽及升发土中之陽為兼走陽明之用此一般药典之所未言僅見於太清药要与徐洄溪本艸百種録詮註章句而已丹家之傳試之不誣金玉之論也

肝癌為陰毒之症难治之絶症也癰腫為陽毒之症可治之症也肝癌在未成形之前尚可用「移山过海」法使之外出于多氣多血之經穴此丹家之秘傳医術之神巧也據「從陰化陽」「内托外消」之理立治療之訣此氣化論之卓越療效也又陰症如反現疼痛而不可忍受者則成危絶命期已促矣又肝癰腫可專以青灵丹治之又胆為多气少血之經故為陽腑而其汁為陰又胆之形生只有去路而無来路腑中之真陽真陰自為牝牡化成胆汁滲入于胆囊之中此經所謂以蛇透龟陽接于陰之義而用于医道者也

肝氣痛在導引術中可用天罡指穴法「落雁勁」導引之又小兒嬉戲每頭向下倒翻跟斗往往肝叶因之摺叠疼在右脇蹺卧不疼伸則大痛按之亦痛在導引法中可將病者置於地版上輕輕使之仰卧用「翻云勁」握其兩足以推而送之使其氣向上下行從其勢而使肝叶复平即可疼止应手而瘉

肝陽有餘常夢高飛或閉眼欲眠之際自覺魂欲离体当服鹿角膠肝陰不足常夢遊於園林及兵革之爭当服生珍珠母生龍齒又肝氣横蔟成為狂症俗謂之武痴子或終夜不眠成為癲症俗謂之文痴子二者均可以食塩水润濕燕子巢泥用桑皮纸包之塞于耳内自然安静

入眠盖耳為腎之竅為肝之母鹽得水中之精陰能入腎竅以子病治母令子就母耳燕得春来之氣燕子含泥製巢取春王之氣借土以生甲乙木之意也又癲狂之病治法各別然皆不離開竅解鬱補氣化痰寧神清心之訣五臟五志各有所受症象亦異法当消息而為治未可概用鉄落飲一類重鎮之劑也吐下和解諸方皆当選用合宜唯最忌只化痰開竅而不補气否則愈治愈危也

在修持上观之肝胆之用為龜蛇相交药以肝木反调肺金為以龍降虎战於玄黄盖以两腎為玄牝二関左曰玄関右曰牝户互為启闭息々相循而為陰陽牝牡之用升降開合之机週天運行之大本也玄関為真水而属血份為肝之所出肺之所入也牝户為真火而属气份為肺之所出肝之所入也是以人身氣脉子午流注週於全身始於寅肺終於丑肝十二時中陰陽氣脉之運行謂之行经盡也此丹经所謂龍虎调伏金公木母始终之用也黄庭处于玄牝之中即灵空一竅也其于氣血陰陽出入之經道有如橐籥循環無端週而復始莫知其纪見左图一 二

图見下頁

**影印原件 069B 刻录本六九页**

基于知识产权保护及对周潜川医师和峨眉医学的尊重，本书部分配图做了防伪处理，替换为专属二维码。读者可通过扫描二维码访问人民卫生出版社图库，以查看正版图片。未经授权获取或传播图片内容均属侵权行为。

## （六）胆腑

胆者金宫之精水宫之氣淂肝木之陽而化者也為中清之腑与肝為表裡之用為謀慮之官又曰中正之官決斷出焉按胆不在五臟虽归于六腑然又不可專以六腑為用也盖胆亦下受水氣受坎宫之化道也故别立胆臟為半表半裡可陰可陽故也黄经内景经与四季摂生論别立胆為一藏在六经為足少陽经其神名曰龍耀行歸威明其臟神之象如龟蛇相交其真神長三寸六分着九色錦衣绿花之裙其形尘如懸瓠其色为青重三两三錢中盛木精二合黄庭经云「主諸氣力摄虎兵外应眼瞳鼻柱间脑髮相扶与俱鲜」盖胆与五臟相表也其经穴為四十二穴左右共八十四穴起童子窌止于足竅陰穴按銅人经甲乙经等为四十三穴皆訛誤也应将「上关穴」移入足陽明胃经故為四十二穴也又「听会」双穴应移入手少陽膲经而手少陽之「絲竹空」双穴則又应移入于胆经証之坐功氣脉運行流注之情信不誣也又胆之性主勇毅之氣又使人纂善和邪绝奸止佞欲行直道故曰中清之府謀慮之官斷決出焉也凡玄水發病其根在胆故法当治胆也胆虚者則傷于寒々則無故恐畏头眩暈轉每懼独卧也胆实則傷于熱々則驚怖精神不守起卧不寧也又胆邪傳胃則呕

清汁也胆胀则口苦舌下痛太息心中澹澹似被人捕逐也胆热者多睡也胆虚者无故泪出也胆虧者爪甲乾也胆不足者好食苦味也胆受风热者毛燋髮燥也胆衰者梦与人斗争及与鬼交也胆脉与肝脉合诊在太渊之部肝则候左关上胆则浮上候之然肝在十二经则又当專取青龍脉左右之窍及出入之門又当兼候人迎气口脉也胆经则独取日月双穴候其明晦之情也又观胆之宫位缠行之度则属巽（☴）宫而其化化则下受水气于坎（☵）宫也丹经又谓胆为「中正之官」与「谋虑之官」名之安立虽二其義相通二而一者也在十二经中唯胆独具半表半裡半陰半陽之用虽列入六腑而又不専以六腑为用故丹经以胆别立一臟又按以五臟配六腑医家無論如何拟配之皆不得其宜如除去胆则六腑又缺其一矣此盖未洞明内景体用之精義与气脉運行之实际証浔也虽知其為半表半裡而不知其究竟者耳

肝木下浔艮中「土」「水」之气而生化而胆则下浔艮中金水之氣而生化故经曰皆同通于坎宫也胆為半陰半陽者以其精汁陰寒其形質則陽热也盖胆浔癸水之精化為玄水亦所以养木制木故曰木之精汁也（医经称之為懸水者誤解經義也）其象以蛇入龟蛇

侍蒼龍胆侍玄龟又胆仅有一出口而無入口自為陰陽牝牡苟失其和陰陽相战則陽盛往陽陰盛往陰故頭陰陽相勝寒热往来之象为少陽症之特徵也在修炼上如龟蛇不相交則少陽祖氣過欝蒼龍将失其雲行雨施之正而妄乱無度息道难調不可入定矣在医道上則肝胆不能起表裡之用而為病变矣

舌下痛者以厥陰经止于舌下也肝本臟脹則眼脹眼腫唯水臌脹及泄青色水者則病根在胆是曰玄水症胆有水者從頭腫至脚与脾水腫有别脾水腫从脚腫至頭老医有云「男怕穿靴」即從脚腫至頭腫至鳩尾膻中者必死又云「女怕戴帽」即从頭腫至脚腫至神阙下及湧泉者必死盖婦人以肝致病胆絶則肝亦绝且亦经驗之訣也

用望字訣观肝与心子母之用候其人指甲下之血还与不还及还之迟速例如和其指甲当压下時色白放開時色红赤白两際分明且放開立即还原其色红活明润是為子母具旺如放開手良久始还是為肝血与心陽不旺又如十指甲色現烏黑是肝血已敗心陽已竭為不治之症

此症多属於中毒之症

胆热症極难治胆寒症虽危不危寒之極疸黄者為陰黃症則生胆石其疾甚苦胆熱極疸黃者

為陽黄症黄之極亦生胆石其疾尤苦凡此二者经名之曰黄家所谓陽黄者色如金桔陰黄者色如敗土难治之症也

我門中有傳方二法可以消黄(一)以五星草為君药三角风為臣药以治陽黄另配以梔子茵陈蒿湯或配五苓散或四苓散消退治之(二)以三角风為君五星草為臣配以附子理中湯以治陰黄二方皆入二明丹冲服之凡此二法百族百中救人多多矣又有外用药一方專消陽黄藉以補内服药之不足缩短退黄疗程用伏黄散主之

伏黄散為專取陽黄外用药貼于左右手关脉上男貼左女貼右经時一晝夜則起大水泡用銀針破之去浄毒水经二三日則黄退浄矣

## (七) 脾臟

脾為足太陰经与手少陽胰经為表裡之用而胰為之腑也助胃土旺於四季正王於長夏宏先后天土母之大用也又脾為諫議之官智周出焉在方位為中央在色為正黄故曰黄帝在生五行生化為心火之子肺金之母在五志所生為意其臟神象鳳其真神名常在字魂庭長七寸三分衣裳皆黄縠白履朱冠在卦為坤得坤土之氣為土之精先天已土也与後天艮土

皆主生化顕孕生之慱大也其津為涎其声為宫在五氣為香在五味為甘土生萬物萬物亦归于土故甘入五味皆和又甘為五味之正故曰「稼穡作甘」也其脉象為緩分经候診法取色原發其泪湿周荣之情也其形生如复盆在心下三寸重一斤三两濶三寸長五寸口為之竅鼻為之苗外通於眉能制意辦其神多姤又以脾無定形而以燥湿為用蓋主陰土也姤亦無定准故女身多姤乃受陰氣也

观内景功法以脾掩於太倉為中部老君治平明堂三尸神彭質据之故主發而為形骸之笑伏死之机也又宫声為五音之長律应黄鐘故脾闻乐則磨丹家有梵音音符調脾樂磨除伏三尸之訣也又脾為元氣之本助胃氣以王于四時而荣周身故脾傷則質傷質傷則神損矣又脾為先天己土居五臟之中央為先天五行真氣生化之母調配嬰姹降伏龍虎既濟水火皆以脾土為黄婆媒妁之用得归一之真定于黄庭始謂之「五氣朝元性命双修」也

在经穴观之脾足太陰经凡二十一穴左右共四十二双穴下起足大趾之端内側「隐白穴」止於「周荣穴」穴在肺经中府穴下一寸六分陷中仰而取之

脾為先天己土又為寄土湿土位居五臟之中与後天戊土胃腑有别蓋胃則居人身之中央

故曰中土曰中宫又曰阜土燥土也脾居五臟之中央乃以先天湿土助胃燥土宏生化後天之用而旺於四時榮於長夏又脾之本臟其氣亦王於長夏而旺於四時蓋二土合其德耳又後天胃土為水谷之海宗氣之源灌溉全身週榮百脉先天脾土則專主意志上則散精於肺下則流溼於腎故在五行生化上观之胃為后天五臟六腑生化之母脾為五臟先天生化之母也

按黄庭内景経秘義謂氣脉工夫於脾之所能能将全身真氣引归黄庭惟有極大缺点即脾為三尸虫彭质所据故反多姤而其本性在五主意志極难剥伏故喻之曰意馬难拴也蓋以其意神為業蕉而為妄念如烈馬之狂奔耳

丹道家用药專治嫉姤所謂伏三尸虫也用鸍鸘鳥火鼎煅煉為治姤專药若以此鳥羽毛置於枕下可以安夢又用雞矢藤入水鼎内以白菽擸炮治擷取太陽真火月魄寒精陰陽交媾涵孕於中配白龍丹服之亦丹家除伏三尸虫普遍之药蓋以鸍鸘鳥為稀世之品耳

五味辛甘酸苦鹹各有所用惟甘味大補脾胃甘与甜有别直接刺激舌者為甜由淡而生者始為甘例如唉飯久嚼而味甘是也甜反能塞脾胃故患飽脹痞滿或酒客為病者皆不可授

以甜当以甘淡為用也

例如甘草性味甘平因製法之不同而有三种用途之别（1）炙甘草為行药其制法应用水润湿生甘草然後入火鼎蓋封炒之始為炙甘草此因化甘味為苦焦故反能消导脾胃近世一般药店用蜜糖炒制以為炙甘草則反更增甜味失炮治之義遠矣故服之反致腹脹益增痞满也（2）生甘草梢通利膀胱及减心经陰火皆以通瀉為用也（3）生甘草則大補脾胃能引心火下行使心腎相交仲景所立甘草减心湯及炙甘草湯引火入水心腎相交皆以甘草為君药而為甘草之大用也

木得土中之酸火得土中之焦甘乃土中之淡亦土本宫之正味也故五穀食之初淡而终甘也又黄為土之正色凡色黄而甘淡者皆具補性蓋得土母色味之正也例如黄耆人参黄精是為黄色皆上品也

脾為先天在志主意凡属内因病皆意所主故内因病法当兼脾用芳香醒脾之品主之外因病則須兼胃法用健胃消導之品主之皆隨其虚实陰陽消息治之然總其善後之治皆不离脾胃也

脾与胰為表裡丹道家称脾土為「中部老君」或称為意神又名意馬又名黄婆又名意土名具喻意者也又三尸虫主饕餮故好食某种品味皆三尸虫为之祟也人在弥留前突然思食名曰「除中」或久病而思食腥臊怪味亦是三尸虫之為祟死机臻至矣丹家与佛门皆过午不食名之曰齋戒佛家谓飲食飢渴為業報故曰食為「地獄五条根」之一也按「財」「色」「食」「名」「睡」五者地獄五条根也

脾在五音為宫宫音為五声之長故人之好音樂者為脾土意神之用故丹家以细樂為馴伏意馬之訣立名种梵音音符之秘密法门大小煉形气功与性功煉魔咸以此法门為無上大法也观夫母親对小兒淺唱催眠曲能令小兒入睡安眠按小兒会知乃其意神默化於歌声也由是观証音符之用神而又妙岂虚語哉惟此绝学流傳於丹家者已不可多闻妙音几成绝響矣

患中風有脾陰先虚陽旺於上患中疾者脾陽先虚陰凝于中二者脾均出血尚有可治之机如急性中風則脑溢血而為绝症矣中疾虽不易死然為难治之症盖以陰有餘而陽尚不致绝耳又陽明之经急而中風則為口眼歪斜也又脾胃陰不足而中風則為脱症故大小便失

禁法須兼補气血也又脾胃陽不足而中疾則為闭症法須補裏開竅化疾不可混治常須識此也

脾脈以緩緩為其正常脉象所謂一呼一吸或一吐一納脉來五至浮中沉均見緩脉以其得中土之正也又脾病視其色象有多种分别例如嘴唇青黑面皮黄而焦枯有若敗土者是為脾絶不可治也腹脹蠱及臍外翻花者亦脾絶之象也鼻為脾之苗如病者鼻準經常發紅是為酒病或脾太燥也如偶而發赤是脾燥而大便秘也紅赤之分燥有微盛赤色在皮之外赤点如墨红色在皮之内肉之間如雲如菌此形色处所之分别失之毫厘謬以千里矣如久病者不能言語而無故鼻現笑容者必死之兆也如鼻上疾厄宮現青黑色者五臟有陰毒之症其症之來漸而不覺及覺為病則為绝症矣唯鼻準独現灰黯者則為水泻或鶩溏之病也此望字訣之概旨也

脾足太陰经左右共四十二穴医家以本经止於大色穴而不知止於周荣穴此经文之誤傳也証之坐功氣脉之運行内視之观察皆止於周荣而与胃经之乳根穴適成色原之用丹家之言不誣也

## （八）胰腑

胰號太倉之吏為脾之腑也与脾為表裡之用為手少陽経其経穴凡二十三穴左右共四十六穴甲乙千金諸経以「絲竹空」双穴訛誤入于三焦経該穴应移入足少陽胆経而足少陽経之「听会」双穴則应移入于胰経此從経穴立論以观之也

次由経論考据观之胰腑一経自晋王叔和以后経論皆遗此不論而悮以三焦為手少陽経更悮以胃陽明経配脾之腑更為表裡此大誤也按三焦之義経論明示謂其係有名有用而無象者又謂其统三陽之化運為中清之宮主上中下三焦水道而以膀胱司州都之用者也故曰上焦如霧中焦如漚下焦如瀆盖言其气化有上中下分野界别而又狀其气化之情皆以内景立論也医経竟誤会至此更捨有名有象有用之胰而不論訛立三焦為一経尤不知胰為太倉之官為脾臟鳳神所居之府也在経穴二十三穴亦誤訛為三焦経而不知三焦係人身陰陽氣化之大用不可以一経論之故丹家評之為捨有言無自語相違也

胰腑生于脾之下連脾之大絡而生亦猶胆之与肝也在医籍所称之中土脾病各症除内因病之癲癎二症外皆非脾之本臟受病而係胰腑受病如瘧疾之因乎飲食者乃胰病也胰亦

喜燥而恶湿与脾同宫故用药多主芳香也又因恶湿而反为湿所遏者则反化燥化热而为湿病或为陰黄症亦即所谓之湿瘟或湿热症为难治之症也盖燥湿当用温化药则热愈增平热当投清凉品则湿愈积耳按内经明示三焦为有名有用而无象既无象矣安得有物可循又安得实无其物而立为一经乎是故立三焦一经配以心包络者实以讹传讹也自王叔和后一千三百年来沿袭此误非内景功法谁为之改误者耶谓之屠夫尚知有胰而医籍忽之是尽信书不如无书也近世科学昌明解剖精晰益足证内景之言不诬丹家评此臆说谓之捨有言無自語相違者不亦宜乎

陽明胃經為後天戊土脾為先天己土二土有别同宫則忤犯則衝破一般星相業及粗知五行論者均詳知之而学者既昧於内景功法又習而不察统称之曰脾胃不明其用故治法揔统推李东垣知此妙旨耳

脾胰与肝胆生化之義同惟受氣有别凡六腑皆属乎陽胆兼得木中之火性受坎宫之水气而生胰得土中之火气而生膀胱得水中之火气而生胃得火中之火性而生（故為心之子）大小腸得金中之火气而生又陽明胃土消纳五味五穀為宗氣之海脾胃偏属弟兄不能

互相生化関于此論邹衍之後唯漢儒知之而后世則忽之矣尤誤解邹衍大小五行之説竟流為玄玄之論亦可慨也

所謂脾病是屬胰病凡神经病為脾本臟受病食癪胰減等々均是胰病也以胰得土中之火而生与坤卦（☷）同宮胰為坤位以表為用故胰病多屬胰腑也

五臟病在本臟难医胰本身為卑土之腑惡湿而喜燥陰極而化陽化热故湿温症故為难治之病也蓋以湿多化热若用热药以燥湿則热反高用凉药以平热則湿反增施治难得中道而莫得其手矣按湿温症治法首当審定湿之与热孰多孰少然后分别賓主厘定重轻酌别先后度量緩急消息治之如热多者則当平热為主利湿次之如湿多者則当先燥湿利湿平热次之最后再用醒脾疏達之药採用甘淡之品消息調之如蓮子芡实薏苡仁等凡生于水中者均能平热去湿且其味甘淡大可平燥利湿而補脾如欲燥湿当用香焦雄烈之品如砂仁柏子仁荳蔻蒼术之類如氣滞者酌用藿香沉香木香之類如調達脾氣則当用蘭花或佩蘭叶或腊梅花之類

据内景密義胰经之听會双穴与手太陽经之听宮双穴會於耳心中此穴主辨五音為意神

鎮健大師丹醫語録初稿

益

持戈甲士之所守是穴為九大奇穴之一丹經又名之曰「所聞穴」不可以針用之於导引術中以通天勁取之可以制伏手足少陽手足厥陰之氣脈所謂雷龍之火凡坐中頭搖肩動不能自止者以通天勁制之立手安靜神效立彰另詳动功口訣与导引術講授茲不重出也

## 脾臟胰腑補記

脾臟胃腑生化之差别：

脾在五行生化属先天己土為畀土為濕土归類於五臟其經為足太陰也胃属后天戊土為阜土為燥土归類於六腑其經為足陽明也胃得脾助入納五味腐化水谷為倉廩之用宗氣之源而為色身后天生化之母也脾則諫議升斗上散津於脾下流濕於腸唯顯生金制水之用是以先天助后天而完生化之大用也先天脾臟在五志主意故人之智識脾為之主黄庭内景諸經謂其神象鳳又謂之曰意馬蓋喻其作之大法而用之难一耳是故氣脈双修皆以黄婆為媒妁也後天胃土則專主色身一切生化備諸妙有至於兩者之方位脾居五臟之中而胃則居五臟六腑四肢人身之中故称胃曰中土曰中宫曰水穀之海而主生化五行是二者之差别也

脾臟在修煉上之作用：

坎离相交婴姹相配龍虎相調均以黄婆為媒妁故水火既濟陰陽交媾金木相成非脾土不為功也脾為意神之宫其能所之用將全身真氣循陰陽經道週天轉運导引之还入下丹田而归元於黄庭黄庭者丹经所謂灵空一竅也其左之玄关右之牝户啓闭出入猶如橐籥能起升降開合之大用而脾为之导引意神為之主宰也然脾為三尸神彭质所据其神賦性嫉妬有如野馬不易馴伏凡修炼氣脉功法三尸虫随人之意為人之大患经所謂害莫大於有身良以此也夫气脉功法属於命功依缘色身而起修是以归諸有部执著諸有难期活潑自在遑論遠虛破空此氣脉功法之所以為小乘也又以諸法之用各具專功用之於正則見瑜用之於偏則顕疵是故氣脉口訣三千六百門八万四千法皆重师傳秘授此密意之所以密非私利之所獨私也凡此皆以杜絶脾土意神為患经義不我欺也了知上義故丹家立「色」「受」「心」兼治之訣所謂炼氣化神炼神還虛亦所以馴意馬耳

附記：　專治嫉妬病之專藥丹家将鵜鶘鳥火鼎煅炼成炭疗治男女嫉妬之病所謂伏三尸之丹药也将其毛置放枕下能安眠無夢又雞矢藤散配白龍丹亦主之

甘与甜之辨：

甘在五味属脾亦五味中之正味也凡甘味而色黄者均補益脾胃民生賴之蓋甘生於淡々者去五味之偏咀而久之廻甜生津者曰甘是故由淡而生者始為甘之本味也若入口即感膩舌而久留於舌根者曰甜甜能滞塞脾胃乃甘之太过非甘之本味也了知上義故炙甘草能消导宣通而生甘草則補滞脾胃故酒家与痞滿皆忌之而生草梢則因近土得土中滲利之性甜而不膩故能泻心利水也经云稼穡作甘而不曰土味甘者蓋万物皆生於土唯五谷独得土之正味也其色正黄其味淡而生甘吾人经常服食者若谷麦之属皆淡而甘者也归纳药性言之凡黄色而味甘淡者皆補药也如黄精人参黄芪玉竹薯々内外皆黄得黄之正色者是也他如水之精为鹹木之精为酸火之精为苦金之精為辛均得土中一气一味之偏不若甘得土中之正味也

医药於甘味之用法

脾胃有餘者宜宣通消导而忌补蓋尤不宜甘味也心经心包络有热則非生甘草梢不可（按甘草以近土者為梢此不可不知也）蓋心经有热為水不滋木水不濟火而心腎不相交

又非黄婆為媒不可故以生甘草梢上引心陽下潛腎水皆以脾土為用以期嬰姹得配水火既濟是故長沙以甘草瀉心湯宣瀉相火治心陽有餘之症以炙甘草湯治心陽不足之症疏导脾陽以出其脉二者皆用甘草為君药有生炙之别治有子母之分然皆以脾為用以先天脾土助後天胃土則后天胃土能起大用早脾又主意故意神為病属諸内因应以理中温中和中諸法重治脾臟而外因病七日轉变以至於陽明致成胃家实症者应以急下法訣治后天胃土是故内因不离乎治脾外因不离乎治胃也

甘草制用法：

炙甘草之作用為消导宣通能宣發脾胃之陽盖经炮製之后变其甘而為焦苦以宏消导升發之功修治之法用水浸湿入火鼎密封以炒字訣炼黑存性火候老嫩以鼎内沙沙作響為度則化甘味為焦苦也坊间所用炙甘草則以蜂蜜或紅糖炙之是則不但不能化甘為苦焦之用反更增其甜不但不能得消导宣通之效反而滞塞脾胃成中焦脹满之患悮人大且多矣又生甘草能补能泻悮用之反能补塞脾胃唯生甘草梢者甘草之近土之部也專用以通利心经相火膀胱水道盖梢近土得土中之水气甘而不腻湿而不燥故能泻少陰心经与太

鎮健大師丹醫語錄初稿 七七

陽膀胱之相火也

脾与胰之表裡作用：

据内景经義言之经云脾掩太倉太倉者胰腑也故经名胰為太倉吏也丹家称脾土意神為中部老君而神遊居於胰府因三尸神「彭質」窃据於太倉之府故饕餮飲食肥甘之所積百病從口入釀成人身災怪观夫人於臨命終時多有反常喜食厚味腥味者謂之「除中」即三尸虫為祟也至於五味各有刑尅经所谓辛多傷肺酸多傷肝鹹多傷腎苦多伤心甘多伤脾也蓋胰脾已病則五臟各受其害是皆貪飲嗜食自伏死机也故佛道二家以食喝為飢渴宿業而过午不食者以伏三尸虫食業之災害也丹家五遁缘身法訣有慎飲食之戒与宜忌之文亦以此也其論甚精且詳修持医药咸應信学行之

脾与音樂之関係：

脾在五声為宫宫為五音之長律应黄鐘式依蘆管而定以厌音良以此耳意神好音樂以脾聞樂則磨故人於食時宜聞音樂也又丹家有仙官入樂佛家有禪唱梵音不特可以伏意神且足以伏天魔蓋魔聞樂性情陶醉昏昏欲睡故丹家以音樂為降魔之無上大法也立有大

小煉形伏魔煉性廿四种音符大法皆秘系之部也用之於袪病延年其煉形廿部音符实属神妙不可思議惜此妙音幾成绝響矣試观孩提小兒闻慈母催眠歌声則睡且酣矣以此習常之事証之經論所言足資深信要皆因意神好樂使脾臟之氣磨而運轉乎引五氣归元耳

脾之症候：

脾在五行生化观之為先天五行生化之母胃屬後天五行生化之母故七情六慾均為脾土所生之病中風中痰脾均出血法皆治脾標中風為脾陰虛於下陽旺於上是為脱症法宜補氣救脱中痰為脾陽太虚水凝於中是為闭症法主行氣開竅佐以化痰中風中痰二症其人脑出血者均為不治之症惟中痰者不致即死耳又因脾陰虛而影响足陽明胃土及手陽明大腸致令陽明之经急故有嘴臉歪斜之症此可治之候也

脾脉

緩為脾脉之正象一呼一吸脉来五至候之於太淵者当上中下浮沉取之均見緩長無多寡偏盛得其中道為無病之脾脉也若分经診候法当据太素脉经之秘傳不可従王叔和高陽生之謬論另詳丹家脉法品

脾病望字訣：

观之嘴唇枯焦青黑者為脾绝不治之症也蠱脹病臍眼外反者亦為脾绝也鼻準發红發赤者為脾燥或酒病也偶然红燥者大便秘結也準上煤黑或現灰色者脾濕水瀉或鶩溏也疾厄宫上青黑者臟腑有陰毒癰疽内伏也久病不語而其鼻似笑者将死之兆也

針法：

刺足太陰经隐白穴須用经道子午剌法刺入三分不得彈針尾刺周荣穴須用針身小週天法肥人取三分瘦人取二分应停針三、五呼此律令之文常須識此

胰腑：

胰為脾之腑与脾為表裡之用為手少陽經其經穴凡二十三穴左右共四十六穴甲乙千金諸经以「絲竹空」双穴讹误列為三焦该穴应移入足少陽胆经而足少陽之「听会」双穴则应移入於胰经又胰腑一经自晋王叔和以后医籍遗亡胰之实有而误以三焦氣化無形為经更误以陽明胃经配為脾之腑而為之表裡此大誤也按三焦云云者经論明示有名有用而無象又謂統三陽之化運為中清之宫又谓上焦如霧中焦如漚下焦如瀆皆言气化

用上之分野非言其实相是以主上中下三焦水道而以膀胱司州都之用者也医籍大误至此更指有名有象有用之胰而不論尤不知内景之妙胰為太倉之吏為脾臟凤神外居之府也夫三焦既無实象非形生之物可知乃气化之用甚明是故三焦不可以立為一经也胰脐並生於脾胃之下連脾之大络而生亦猶胆之与肝也諸家所称之脾病各症除内因之癫痫与意神所主者外皆非脾之本臟受病如瘧疾之因乎飲食者乃胰脐病也胰亦喜燥惡湿与脾同宫故用药多用芳香也又因惡湿而反為湿所遏者則反化燥化热而為温病此医家之所謂湿温症為难治症也盖燥湿則热愈增乎热則湿愈積耳

三焦经之考政：

晋王叔和唐王冰皆詮註内经而胰脐一章仍付阙如医家宗之以致误将三焦列為一经以補胰经之缺文不知三焦有名有用而無象别無形生色象之可循是故不能成為一经也胰則有名有象有用而並生於脾与脾相配成表裡之用千三百年来歷宋元明清諸家造論皆習而不察仍沿王叔和王冰之訛误而忽於胰脐之用且以陽明胃经与脾臟相配表裡之用按胃為阜土苟与脾土相配則二土同宫皆為土母混同先后天之作用故二土同宫則見姤

鎮健大師丹醫語録初稿　七九

忤之情致失五行生化之本則將何以超子母生化之用乎按陽明胃土得火中之火而生為心之子為金之母陽明為宗氣之海故以心火配胃土為表裡之用猶肝木之与胆火為表裡也（胆稟木中之火而生）脾土配胰火為表裡之用（胰稟土中之火而生）方能得其先后天生化之妙用也是以十二經中唯心包與胃脾之与胰獨為手足顛倒之配合有異於他經蓋以先天后天之用而為用又有順逆之别耳

医药：

胰居卑濕之位与脾同性而異用故亦喜燥而惡濕也得土中之火而生為陽為腑故宜用芳香之药也又与脾土同氣於坤艮二宫而為陰陽表裡之用一般所称之脾病除癲痫及意神所主者外多為胰病胰腑陰極化陽則濕多反熱致脾土中之火鬱而不宣是故因濕化热而成濕温病者濕热相因互為消長难得中和之道故為难治也丹家則比量法門观其濕热之多寡分賓主而施治若热多於濕平热為先燥濕為次反之則以燥濕為主清热為賓此經所謂急其所当急緩其所当緩也然後用醒脾疏達之药以善其後無不中的矣用药如蓮子芡实苡仁等甘淡之品以補中州神曲砂仁蔻仁等以宣通消导如陽不足而气滞者则用木香

藿香之類如僅須調達脾气者則摻以蘭花佩蘭叶腊梅花玳玳花等清輕芳香之品

胰穴正誤

千金甲乙等經悮以三焦代胰経致胰経之穴亦有錯悮具見胰腑講錄如「听会」双穴应屬胰经又「絲竹空」双穴应移入於足少陽胆经

附囑之

按本文為諸生筆記此虽重出亦所以補前篇之不足也蓋此講关係甚大多集一記為詳实之文與多聞記耳其義虽同而其文体則異從学諸子細味之則当另有所悟也希勿以重複之文輕忽視之

丙申正月十五日戌時初稿閱竟

五臟六腑十二經及奇經八脉在用上觀之已如上述茲再列一表統攝之以示其手足相統臟腑表裡之関係并將其用上兩主之異同生化所起之順逆作由博返約之說明

| 五臟 | 六腑 | 十二經道順逆相統 | 奇經八脉 | 起用 |
| --- | --- | --- | --- | --- |
| 心包絡 | 胃 | 手厥陰×足陽明 | 督脉 | 主周天河車升降行身之背 |
| 肝 | 胆 | 足厥陰=足少陽 | 任脉 | 主周天河車升降行身之前 |
| 脾 | 膵 | 足太陰×手少陽 | 衝脉 | 主升而無降上行於身之前 男身至於唇口 女身至於乳根 |
| 肺 | 大腸 | 手太陰 手陽明 | 帶脉 | 主开合為升降之関鍵鎖鑰行腰之周圍 |
| 腎 | 膀胱 | 足少陰 足太陽 | 陽蹻陰蹻 | 陽面為陽蹻陰面為陰蹻陰中見陽陽中見陰在足兩側 |
| 心經 | 小腸 | 手少陰=手太陽 | 陽維陰維 | 陽與陽交接為陽維陰與陰交接為陰維陽根在頭上 陰根在四池 |

上中下三焦之用清濁別焉為中清之宮不成一經也

手足十二經之用手三陰三陽統於足三陰三陽而手足上下表裡之用唯心包絡與脾則配胃膵獨異他經為手足逆道之用而顯先後天子母生化之本其餘則皆順道也蓋以先微天而觀其用耳

丹家内景元宗经黄庭内景经以及内经中苎经等均有三焦之論惟上中下三焦之定名為顯現十二经道奇经八脉妙運之用言其用上之事非三焦实有其物另有一经道也溯自晋王叔和唐王冰詮註内经時已遠失膜腑一章故医家经論無膜腑一经而於脏腑表裡之配合無法完整各立臆說強而齊之莫衷一是故医家以三焦之論強立之為一经与心包络经為表裡鑄成大悞見前辭諸分

医家以胆為肝之腑而丹道家据於黄庭内景经与四气根生畐諸经論則别立胆脏一章蓋在用上起用观之胆為半表半裡可陰可陽可以為腑又可為脏也胆附肝而生為少陽祖气故丹经専列胆脏者良以此也而又以胆為腑者以其坿生於肝化於肝木也医经祇言以腑為用而不言用上起用蓋不明半表半裡於内景气机可陽可陰之实際印証耳黄庭内景经中池章顕密二義皆言之詳实练气之士当能深会之

医经将脾胃配為表裡之用殊不知脾為先天之土胃為後天之土二者同為土母一主先天气化一主后天形生可资互為提携而不能互為生化况二土同宫則相忤相抗何可混擬表裡故丹家将胃配心包络以先天丁火生後天阜土心有所依胃居其用以顯現子母之妙用

也脾胰之用亦復如是惟脾主意与身俱生其先后天之用倒逆為用而已修性功者自能証得之故此四经手足顛倒逆而相配独異諸经以手配手以足配足也亦表裡之用顕於四象者也

心包络体虽属陽為太脞為先天丁火然以陰為用故曰体陽而性陰也又為元神所主故其動止不能随意也在十二经為手厥陰若無少陽之蔟動則真陰静守於内不能起生化之用是故心包络由陰化陽必始於少陽祖气而化陽明胃土也胰腑在十二经為手少陽為三陽祖氣之一環又手经繞於足经故心包络亦与胰胆二腑相呼應是以三者皆為相火也相火动極則因水火相尅順逆相推而恩害相承故每感君火亦動也水中之火坎中之陽始謂之君火君火為病天地之根浮動飘摇則难為計矣

奇经八脉不属於十二经然無奇经八脉則不能顕十二常经之正用故奇经八脉实為十二经道運行之统帅河車之鎖鑰以主持升降闸合上下左右動静相因流注磅礴灌溉全頁备諸妙用者也故八者虽用上有差别然不可分离而各别觀之医经皆以奇经八脉猶江河之於湖津為流注溢满之用此管窥其一二而未見全牛也非精通内景功法谁足為之証明非

個中人难与語此矣壬督两脉分行身之前後主週天之運行衝脉主上行於身前出入於日月女身止於乳根男身止於唇口帶脉主司開合行於腰之週圍陽蹻陰蹻為陽中見陰〻中見陽其根在脚之陰陽兩側陰维陽维為陰与陰交陽与陽交陽之根在頭上陰之根在四池蹻维陰陽之用皆假諸经之道以為用分而不分不分而分不可分别而观也

## 坿記井营俞经合淺釋

井：通也由上通下由下通上之義能于陰陽二经以相通如外邪自三陽傳变而之三陰為有餘之症者宜針之針三陰之井穴所以由下通上和其荣卫也盖三陰在裡伏邪由裡出表耳

荥：细流也凡諸经諸脉所起灌溉营衛全身之作用猶路途之於驛站大川之滙细流耳

俞：舟也載負之義如舟運由甲地到乙地載負進出来往输送之義也在经道上有如江河之於湖澤可容水亦可放水

经：十二经道奇经八脉所经行之路径而不可變更故经曰经者常也经者道也

合：滙也陽与陽滙陰与陰滙或陰陽大滙之義也猶四通大路之相合百川之相滙也如肺与大腸滙在合谷穴此二经之相合義也又如足三里為胃经之合土穴此言本经之合義以五行生化自為牝牡而言也医家諸经論解釋稍有差别以靈枢為正

井荥俞经合統括三百六十五穴統属于此五字訣之作用由此可观人身头手四肢百脉循迴週於全身因此針灸大法依据人身用上观之而立定三百六十五穴法周天之数也其最

主要者前身卅六穴法天罡之数後身七十二穴法地煞之数以及三陽五会三陰七會十二原十五络為其主要之穴而諸穴之生化作用則又统属於井荥俞经合五要穴子午流注針灸大法完全以此五行立穴按日逐時取治於此惟三陽经多一「原」穴三陰经虽去原穴而以俞穴為原盖陰性内守陽性外開故也因此子午流注針法總共六十六穴即因三陽经多一原穴故也此中勝義另詳針灸品另立專論了之

附取癆虫法

三尸虫為化生羸虫也俗称癆虫其面如人其身有翅生於男身者鬓短女身者鬓長附生於督脉吸脊骨之髓又癆虫共分六種形態上言者為最厲者耳取法用燒酒調雄黄将一指濶之黄表纸条入雄黄酒浸透之貼於脊骨上自大椎骨起循脊柱下至尾闾骨止視其先乾之处即是癆虫潜据之所以墨點誌之用羊肝一片置於大蒜片上貼於墨点处再置艾绒於羊肝上灸之癆虫即咬破是处外出如蝌蚪之出縠经灸一小時後虫头先出須候其头翅已半出於外即以鉗急挟其头利其势而取出放於预置之大火盆中烧滅之若虫头出而翅未出其半者鉗之則头断而身缩入还归脊中仍可生头為害若候其翅全出而不及鉗着時則癆

虫飛入他人鼻孔中亦為傳尸癆症也故必須俟其翅出來而鉗之候虫破口出处數以拔毒藥外丹如法施治以内服藥調理之

患者受灸時疼痒难忍必須堅定忍受又不可使灸之羊肝片移动部位此医者所当注意者亦可以外用神龟散貼于墨点处三日三夜則癆虫即死於脊内在此三日夜间期内患者亦必覺奇痒难忍若不堅定忍受而去其藥則無效而功敗垂成矣此法虽可收效一時終身戒食腥臭及戒女身色否則於三五年后重获則為不治亦不得已而為权宜之計也

又驗其有無癆虫之方法用乳香沒藥等分拌匀燃薰炉中仰掌受薰以薰手背之外劳宫穴薰之距离约為五寸又於手上复以白绸巾籠罩全部薰烟经一小時後取去绸巾病者手心内劳宫穴有毛（如豆腐上霉状）者為有癆虫無毛者則無虫白毛為可治红毛為难治黑毛則為不可治矣此觀而定其治与不治之訣也

又丹家另有伏三尸虫法其法見諸「枕中经」然其法為秘家藏之一重在師傳非照经行法即有感应者也此又係晋而言之儒宗教家事於医藥無関者矣其服食之雞矢藤散当配白龍丹又鵝鶴丹則為上品矣

# 人体陰陽别論分

人体陰陽溯其源有先後之分未成色相時謂之先天既成色相後属諸後天先天之根其本体亦稱自陰陽所謂父精母血也父精母血各秉先天陰陽真一之气因父精母血之真陰真陽因緣和合而成众是众渾圓如水泡故強名之曰沤其未太易和合之先乃沤之母既和合緣生之后乃沤之始亦人生太素形生之始也丹经於此有太初太始太素太極之論為气化論立論之基礎也当父母交媾陰陽二氣与人生先天真如之性天相感内景元宗経名此曰炅根於是人之本真与沤相感相合之後因緣和合結為一体但受假樂而忘諸苦又因人之性天本体具並識「第八識」之用此用更因种子之強弱其族於用也有先後次第由是知人沤与沤和合一体之後則淫念暫時归並於是乎第六五四三二一各识种子因第七識「傳送識」之用不斷族生此八种识中各因其感受之不同及因環境因緣之各異而受族遂有次第先後因之於沤体中最先感受者即為鼻根鼻根主嗅於母体中受血分灌溉而感腥气乃母体血分陰中之陽不斷薰灼其腥燥之气特濃性天中嗅根与之相感遂先成鼻众其位

居中為土母之宮故人稱始祖曰鼻祖者取此義也次則生耳十四日而成再次生顴額十六日而成再次生眉四日而成再次生眼六日而成此三十日之中據太陰數度推移遁得盈虧氣机之半正乎天地之象眉目別為眉清象天為清陽之象如穹窿而無殼為腎水坎宮真陽之華位於人面最高之處眼濁象地為濁陰之象五陰之精萃会於此故有漏有竅於此時天地之象虽剖判清濁而陰陽先天之气未得和合後天之气僅母体以為用以通血份灌溉全身而气分并不呼吸唯口啣紅鉛先天真炁自為牡牝而已故眼閉合須待降生後得後天之气与先天之气交泰三日而眼微開五日而開其半七日來复而開其全九日而後始開睜自在也再次生顴々通鼻竅得木土之用十日而气化始成再次口成形十日而成惟齒出生後真陰得陽火之化化骨有餘始先生门牙次生犬牙再次曰齒皆陰陽对生每出為二不獨出也至於耳額次第生化之道与鼻同理再十六日頸頤顎顙始成共七十六日又五官為五臟之苗竅当是時也五官与臟腑表裡為用苗秀而根亦實矣涵養二十四日象二十四候共足百日而成人体再經週天气運十數滿足而降生降生之期超十月者為先天气足不及者為气不足苟得純陰之气孕七月者能生孕八月者得孤陽之气太过生必夭折九為數極十為微

滿皆常人也至若孕期不足七陰之數者其氣化之元始運與周天運皆為不及人体虽成生而曰流產矣又陰數七于人身為女七之初變為十四故女身十四岁而天癸至七之陰極為四十九而天癸竭也陽數八於人為男八之初變為十六故男十六而元精通八之陽極為六十四而元精竭也於是天地陰陽肇造夫婦人倫立焉此言人身之陰陽而悉言其常也反之謂之變謂之非常如女身天癸有早遲通竭男身元精亦有早遲通竭女身真陰月信之潮汐男身虛陽寅卯之興盛凡上所例非時而至不得其期者是謂之變又名之曰非常也變也者病厄之根恆道之所由立也

## 人体陰陽别論分補訂記錄

丹家据黄庭内景经之密義於人之色身依缘有部剖述人体之生化观其生化之由察其偏盛之理為立内景气脉修持法訣与医药服餌法門皆属密藏之部而不顯言之故曰别論也人体之整个陰陽从其源而观之有先後天之分先天属諸无部後天属諸有部先天者為人未有色象以前之性天作用後天者為人在母体時已有色相之作用从无化有為人之生从有化無為人之死从常而變為人之苦業從非常而變為人之病厄也故无也者即為人轉生

之先天经所謂本性也藏識也識有八種即眼耳鼻舌身意及傳送識藏識也八識之能依性發用以成後天亦即先天本性之所能也因先天識根種子有强弱之差别故其發用遂有先後次第之分先天以色根為最强故悅男女之交父精母血二五媾精遂成滙象識根与涇因緣和合而後次第發生其他各識种子之作用因先天之本能所發為後天之色象遂成人身悅男者為女悅女者為男皆因淫色之業識而為生死輪迴也

鼻耳：　母体中血分腥燥之氣特濃故先發嗅根而成鼻腥為金之气耳為金之苗故第二生耳经后天之气化十四日而耳化成按先天之气一日為後天一年之用丹家謹字訣候診口訣分别耳主十四年行運周天謂之年癸十四天行气流注謂之月將以之推斷人之疾厄何時發病何時死生可治与不可治如是等法皆据此理而立法為仲景治王仲宣病案有云公四十岁後当落眉一百廿日死服五石湯可免王氏受其方而不服其葯后果如仲景候診之言其訣法亦沿於此也故经曰望而知之謂之聖豈易言者哉

額顱：　位居於离午之宮屬丙丁火母胎内水火輪轉互為感應受陽火之化以坎填离而成額陽之初變為十六故十六日而額成

眉：　輕清上浮象天之变化無窮主天吸地嘘之象故人之情慾外徵於眉也因陽火之化其形如穹窿覆盖五官之上清陽濁陰上升下降之運行以四象為妙化故四日而眉成

眼：　六日而成五脏六腑皆通气於目象地之厚博与眉為天地之徵其五气六運之數為六地六成之故六日而成眼於是清濁判而天地分也由鼻至眼次第發用生化共為卅天得太陰朔望盈虧度數之全眉眼分而天地位矣惟在胎中尚未与後天之气交泰故須於降生后歷经九日得后天陰陽气机之大用而眼始大開也

顴：　陰陽判天地分於是土木發用而始生顴

口：　本体是陰々極化陽故最后生又因水宫作用得陽之初变以四為用而為四象之徵故顴頤顎類次第以成

五官五脏互為根苗表裡之用依苗以观根观表以知裡察其五官推知脏腑依此观法為診断疾病之应用望字法訣於焉以立為四診法門之首经云望而知之謂之聖其源皆出乎此要亦观法之入乎精微者耳

形生依於環境处所及大小五行相缘而成不外先天後天唯气与質之態所作用也从陰陽

用上体上反正观之即可推知其形生色象之偏正以及一切種類之盈虧盛衰消長生滅之所由若子母之相生五行之相尅上下之相通左右之相入不足有餘之相因表裡榮衛之相倚五味之相和五色之相顕五气之相反五志之相佐五声之相調五運之相推虚々实々之相应生生化化之相循如是萬法骨统乎此皆可观而得之是故丹家於四診法門首重望字訣法依缘形生色象而望其根苗之用足以斷其人水火之状推其人死生之期明其人嗜好之性計其人寿夭之數量其人智愚之差度其人窮通之運察气色而探五脏之生尅观格局以索一身之畸形至若揣人神韻他心可通循彼動止意嚮能知此又望法之神化者也凡是观法丹家立法二百四十訣歷祖相承師徒密授試之於事实皆驗而不爽有足取者良以諸法之立全屬有部依缘色象经驗之積累种类之統計实唯物而辯証之学非玄談妖論也亦祖宗遗產之最宝貴者也

人体陰陽别論續篇分

「鼻」：後天以土主事鼻為土之苗金之竅而主乎嗅与脾臟為根苗与肺臟為表裡之用故鼻孔通气兼陰陽黄中達理之用而左右二孔各主陰六時陽六時也於母体中因血

分灌溉感受腥氣因稟母体中血分陰中之陽薰灼两藏故性天中嗅根種子与之相感而成鼻象夫土者万物之母故土象先成而後其他各官生焉

「耳」：

鼻成後十四日而耳生成耳屬金之苗水之竅為土之子与肺金為根苗与腎水為气竅之用金性寒能殺而主声故能听能聽陰中之陽也凡人嚎泣則酸鼻者以土金母子感通也陰數居七二七初变故十四日继鼻而耳生又陰中有真陽少陽祖氣遂以先生金能生水坎以填離故续生顱額顱額屬離火之宮火也者土之母元陽也火性炎上故臨高位又火為陽之數居八二八初变故十六日而成相孟坎為陰水水中之陽升蒸而為元離故額不凍洌又額顱為離火之宮故大汗亡陽者見生死之机於額也於此三十日之中依太陰數度計之得盈虧之半而真一之氣行陰二十五度行陽二十五度合為大衍之數五十其用四十有九而生於一故為數五十也其生化之數基於五行陰陽各行二十五度加五行母數是為三十以故盈虧消長以三十為朔望此太陰生化歷數纏度之本也又陽外闭而陰内斂人体法象一小天地得陰陽之大用亦成天地之法象於是眉目生焉

「眉」：

眉稟清陽之氣位於五官最高之处形如半環穹窿之象取乾天之象也四日而

化成盖数一生二二生三三起小用而生四四象成而天地位定故生眉之后清浊始分喜怒藏焉

「目」：目禀濁陰之精坤地之所化也故為精神之家宅心陽之竅道陰之所寄肝木之所通也继天而成地天一生水地六成之故六日而成相也眉目之象共十日而化成於此十日中天地之象剖判焉然僅属先天陰陽之氣故眼竅闭而未開待降生之後得後天之氣与先天之氣交泰经陽九之化歷九日而後眼大開也

「顴」：顴禀木性為肝之苗得水土之氣乃生而通竅於目得土木之用十日滿數而氣化始成盖天地分而萬物生东方寅木受太乙祖氣化花萼之象故木先万物以生而顴亦先之也凡人相火炎上者其顴必見燥赤其有实火者其顴鼻亦後如是

「口」：口為至陰之地水庫也脾之竅也水土本性相尅亦能相逆而相生所謂反正之用陰陽環抱之理也十日而成者以十為滿數全水土廣博之用也至此則諸陽之用踴苗秀於首面諸陰之用伏根藏於胸腹失餘則咸涵养於十数之中頤頤顎頰鄰於水庫至陰之地得陰陽之半陰中有陽々數八一變為十六各得其平各為四日齊而涵育之故十六日而

四廓成也是為兩儀四象生化咸備而五脏五官根苗之氣併秀体用之妙臻諸妙有矣

「齒」：　齒於人身出生之後始得生長盖齒者骨之餘也真陰也得后天之氣交泰而生故孕於母体潛而弗露既生之后於一歲周天運氣中靜而不用六至十二岁应大周天月令之數得陽之化乃脱穎而双出既至胃陰漸老故尽头齒壮年始生也以上共七十六日而成相凡是生化之道莫不本乎陰陽也至於五官与脏腑根苗相通相感表裡之用据陰陽生化五行生尅之理不难三反以推知其餘矣

·人体陰陽别論续讀分

面部五官望字訣之診斷：

面左小而右大者為先天要氣真陰不足反之則真陽不足也盖血以左為苗氣以右為苗故察其面之大小即知其陰陽气血之有餘不足也

鼻為脾之苗肺之竅高大者脾土必強食不喜素而嗜肉食又鼻大者主脾大鼻小者主脾小小根半斷者為先天不足正中顕青黒气色於皮之内肉之外表裡之间者為内脏有陰毒之徵又鼻準旦夕间忽現红色在皮表者主大便秘燥经年蔟赤者則主酒病或脾燥之症鼻準

鎮健大師丹醫語錄初稿

青者為大便水泻黑如煤煙者主内脏陰毒绝於旦夕又鼻之色黄而明润為大吉久病而鼻現笑容者死期促也

内景经義以脾居五脏之中喻為黄婆媒妁之用能使心腎相交水火相濟与鼻為根苗影響与口為氣竅出入蘇黄中遺理之用在息道功法定鼻吸鼻呼鼻呼口吸口呼鼻吸三种调息吐纳之訣而统根於九氣之用

鼻衄救急簡便法門：

一、独蒜搗爛如泥炒热左衄貼右湧泉穴右衄貼左湧泉穴左右皆衄者左右湧泉穴皆貼之血止則即除去不可久貼

二、金龟蓮或旱蓮草生用搗爛如泥貼印堂穴又旱蓮艸散治金針傷口出血針灸家宜常備之

耳屬兊宮為腎水之竅肺金之苗与肺腎為根苗竅道起相应作用故聾耳如受雷震也又金生水耳為腎竅故天寒易冻以其性相感故也耳輪屬先天耳廓屬後天故有天城地郭二穴為导引術之要穴也少陽膽氣入胆经圍繞耳之四週耳孔中心為聽闻穴乃九大奇穴之

八九

一針不能及唯用於导引術則以离経指通天劲取之能伏龍雷之氣坐中搖擺震蹕者用之神效应手立止也又耳大者听觉較差是為渾金之体也凡聽耳者必生狐臭听觉甚敏而性惩特強又耳枯而黑者為死症又已久病者耳白如玉虽危不危又耳如因外傷脱落速即接後原状外用关门散易於痊可如無医师在旁則将脱落之耳趁者自行啣於口内以保持温度速至医处再吐出接续之又耳之外廓黑色而暈者肺金病也兼及两哦呀黑而暈者母子皆病肺腎皆傷為难治苟再黑暈上泛离宫危而将绝矣又耳赤者肺有热逆也又相語而耳忽赤者其人内愧也又耳見寒光有似臨波者耳鳴其甚者有似青石則為耳聋也又耳黄色如敗土者脾病及母尚屬可治苟面頰皆如蒙塵黄如敗土者輕則為陰黄症重則為脾绝矣耳見紫气氤氳者上吉之徵病者兆愈鳏寡兆嫁娶貧窮兆富貴也

頰額属离宫為純陽之所萃賴坎中之水以成既濟之用如見大汗如油如珠滚滚而下者為亡陽之兆例屬不治若汗出而如珠如豆拼額而不下者則尚在可治不可治之间法当急救其陽挽回生脉如离宫現一片焉黑之色其气滞黯者為腎水上泛真陽已绝而其人自謂無病者名曰行尸走肉若离宫如萎黄色黄如敗土而鼻与額皆冷如冰者為脾陽已绝十死之

症也青系上行循少陽厥陰经道者肝木受鬱為可治之症若現横紋貫穿三陽者為绝症也白如猪脂者肺与大腸受病為亡血之徵紅如赤火者為陰陽兩热之实症亦為陽明傳经热症法当急下之以驅陽救陰（見瘟疫論講義）

四時八節二分二至皆以十五日為朔以十五日為望又行陰与行陽各廿五度者大小五行之所化也如大五行以五為用之基數透為廿數此太陰數理也如陽生之時陰病得陽而解據此類推可推之於六气司天与新生死之訣朔望者彼盈此虧此盈彼虧陰陽互為消長之像暑往寒来水火相推之源也

眼之瞳人為心陽之神黑珠為腎水之精其黄睛為胃土之英眼白為肺大眼角為大腸小眼角為小腸上眼瞼屬肝下眼瞼屬脾淚堂又曰龍宮屬胰眼形生之大小屬胆肉皆屬膀胱五脏六腑之炁皆通於目據上所述可观脏腑之盛衰与情慾之所蔽心性之所寄病厄之所在要皆三焦气化主之经云「肝通竅於目」者謂其气通於目故以為肝之竅也观人之怒其气上衝見於两眼名之曰怒目益可知矣又观瞳人坏者為不治若人亡神為元神已失距死不遠矣又露水灑瞳者不治内障眼治以金針撥瞳術外障眼治以消翳水中金丹赤紅腫疾循

经旋治之又修持諸经論皆不离乎止观法門所謂「机在目」也尤以黄庭内景陰符参同契諸经皆明示及此盖以目根最利為外六門之先六賊之首耳

顴得土中之水气而生以土為假母故顴与鼻相通肝為东方乙木故肝之本脏先万物以生而顴為其苗則賴土旺而反後成也观顴頸燥赤面如塗硃者為木生陰火水不滋木是為肝陽有餘肝陰不足將見中風之徵色青者肝气抑欝為易怒帯下等症是以婦科以治肝為主蓋女身稟坤陰之气而生也色白者金来剋木為衄血便血咯血之厄色黑者水盛浮木為肝陽不足主失眠腹脹痰多等症色黄如敗土者為木剋土主脾病土崩之徵色黄而明润者得土木之用是為正色

治肝有「平」「伐」「疏」「和」「滋」五法常施用於婦科

平肝：陰陽略有偏盛其气不見太过平其有餘濟其不足也

伐肝：肝陽太过其气横蔑因而損之是為伐肝与平肝之義有輕重缓急之别也龙胆泻肝湯芍药甘草湯羚羊角散主之又肝以泻為補以損為益蓋陽之有餘源乎陰之不足耳

疏肝：肝气抑欝而不条達木喜風摇而忌曲喜直故法当从其性以疏导之也

和肝：：陰陽相争勝負相乗寒熱往来各不相讓法主和解小柴胡湯主之然当審其寒熱之先后以定用药之陰陽先寒者為陰盛当君陽药宜用半夏為君先热者為陽盛当君陰药宜以黄芩為君寒热兼半者半夏黄芩等分以治之此小柴胡湯剂之用神也

滋肝：：肝陰不足者当益其不足法主壮水以滋木此子病治母也玄参麦冬熟地等药主之此与伐肝為損益相对之法门也

口：：唇红如硃者脾胃内热也红似络雾如露珠欲滴者為正色也黑色者水逆於土為脾土之陽虚主腰疼腿酸大便鶩溏又唇内红中有白点者為有虫之徵児科最多又唇皲燥而裂者為脾肺燥象又青及於口之周圍者為肝气鎖口急惊風多見之為不治之症俗呼七天風者尤多見此又黄色現於上下週圍者為脾绝之症或為大痳瘋悪疾之預徵又生口瘡為脾胃实热此观口唇之大端也

齒為骨之餘為真陰所化真陰之中有真陽陰滑陽火之化童子初齿必蜕而重生乃真陰充沛也修炼家行持有得者亦能齒落重生亦以此也齒得至陰之气為後天真陰故腎病者齿亦病也雖然齿皆生根於腎而辨其症候則与脏腑气脉之别支息息相通故循经有如下之

分别也上门牙属心下门牙属腎上虎牙属胃下虎牙属脾左盤上牙属胆左盤下牙属肝右盤上牙属大腸右盤下牙属肺此牙齒分经之詳也然治法均不离乎腎次則以引经药達其所病之经此治法之要旨也

舌為心之苗心為君主之官臟腑諸病陰陽虚实皆必望診之諸家所記皆有可取望色之複雜莫多乎舌立有卅六種望診法訣然在色言之不離乎五色之变化而各有所主也在象上言之统概於長短厚薄繞五種各因气机升降開合乎五者之用而各異其形也丹家修持氣脈功法去論動静功夫皆極重舌之用所謂舌触上齶舌繞重樓舌封鵲橋関攪赤龍漱咽玉液華華是也另詳黄庭内景经中池章講説

五官五脏六腑四肢髓髮髭筋骨齒甲膜絡肌肉皮膚毛髮痣紋之陰陽生化分

五官：「在頭在外為苗」頭為諸陽之首清輕而上浮法象乎天故位人体極高之處

五脏：「在腹在内為根」陰質濁重法象乎地故内守而位下

五官与五脏頭根苗之用源陰陽五行而生生化化成子母之用化反正順逆之妙須主虚实

表裡營衛風寒暑濕燥火喜怒哀樂憂思恐五色五味升降開闔中汗吐下和補如是一切炼气條脈口訣与医道法門皆自此出此亦內難諸經之最高原理唯丹家內景元宗綜闡發最詳推先天之氣之理而印証後天色相与四業之情狀為補偏救弊之道此医道之所來由亦專言有部非徒玄說空論者也故內經首言至真之道有真人聖人等等之分次言人体針砭医葯之術也業医者司人生命其权与天地同參与君相同用故人讚嘆為精參造化功同良相非偶然也明乎此雖不能臻上工之妙亦不遠矣（按治病愈十之八九者謂之上工愈十之七八者謂之中工愈十之五六者為下工）

「鼻」為脾土之苗肺金之竅

「耳」為肺金之苗腎水之竅

「眼」為精神之窟乃心之竅

「舌」為心之苗經曰心為君主之官神明出焉故曰眼為精神之窟而舌為心之苗也

「口」為腎水之苗脾土之竅

「顴」為肝木之苗肝木無竅而通竅於眼睛子之用為用也其別支者兼通竅於鼻依乎土母

浮水气而生也

「胆」与「膀胱」皆僅有去穀而無来穀

「髮」為血之餘「齒」為「骨」之餘甲為筋之餘

土為火之子火為土之母土為金之母金為土之子金為水之母水為金之子水為木之母木為水之子木為火之母火為木之子此陰陽五行之母子生化関係五行化於陰陽而以爇火為先盖火陽也陽主動也火虽生於木而木僅具孕育陽火之能須一陽初動木始萌芽木火為子母之用火爇而木先受之故曰木得东方乙氣之先又為五行生化之先也火尅金金尅木木尅土土尅水水尅火其用如環無端此言其正尅言其常也若夫非常則言其逆也例如水本尅火苟係車薪而杯水則水非特不能尅火反增火之势此陽浮陰之濟而起反用也又如金本尅木苟係巨抱之木以針刺之無傷乎木也此賓主之势不同尅而不尅此言其逆也至於相尅反能相生此言其变道相尅而相成相畏而相使也例如金本尅木正言之具相尅之用反言之則非尅無以成其用盖木非斧斤剞劂之雕琢之不能成棟梁器皿之用僅係先天赋木後天朽木而已明乎此則五行生尅反正常变之用可以类推了無餘蕴矣至於刑尅

二義名有含義之不同夫刑者死傷之義也尅者制限之義也其用繫乎反正反正源乎賓主賓主源乎因緣因緣之用名爲和合和合而成果則生生化化天地位焉万物育焉

六腑：　六腑与五脏爲陰陽相对表裡相用者也六腑云何大腸小腸胆胃膀胱膲是也就陰陽之性量观之六腑爲陽五脏爲陰六腑爲表五脏爲裡其表裡之用有如次述心经与小腸爲表裡肺与大腸爲表裡腎与膀胱爲表裡胆与肝爲表裡脾与膲爲表裡胃与心包络爲表裡是爲陰陽六经之用又有手足上下之别凡諸经論及諸家述作言之甚詳兹篇不贅述之惟脾配膲胃配心包络手足顛倒逆配表裡之用丹家之論後按前讀可也

四肢：　五脏五官陰陽之化化根苗之通顕天地別而成形復因陰陽之大用而陽蕴於外於是手足出焉名曰四肢以顕四象正陽之用经所謂二四爲肩六八爲足此陽之極變也故手足皆具义形陽火之象也手指足趾皆具五数五行鑽簇之全也又陰守於内水道通焉爲三焦氣化之用水性趋下出於濁陰循膀胱大小腸卑濁之经故膀胱爲周都之官小腸爲感受盛之官大腸爲傳導之官也如是表裡水火之化各極其極則天法地之用大備於全矣「手足四肢」顕四象之形正陽之用於是陰陽两儀与四象之生化大抵於全矣又手足四

肢涵蓄於周天數內与脏腑五官等齊生化蓋陰陽迴環之道也手足四肢与手肌肉皆屬脾土主之良以土性博厚四陽向之耳以人体之陰陽而言脏腑為陰為裡四肢為陽為表又以脏腑而言脏則為陰為裡腑則為陽為表唯不屬於表裡其半陰半陽半表半裡者惟少陽一经耳当在「六经」中另論之

筋骨：　骨為精之宅神之源陽也髓居於內至陰之主陰也二者顕太極兩儀之象故骨皆中空節有圓孕髓則依骨作形象似鴉子白静而不動凝而不固密而不溢磨而不燋蓋真陰之中有真陽為人身生化之本观乎幼童骨髓实而陰精強惟陽化不足初得少陽之氣化故骨軟而多睡既过童关由少而壮得太陽氣机之化陽闸於外与陰等齊故由蹣跚而蹐壮健既至「七陰八陽」之極數則因陰陽氣化之消長是為老陰老陽故陽常有餘陰常不足矣又观乎老者少眠因骨髓枯而骨節硬陽火有餘而燥金肺金主乎皮毛金受火尅故鬚髮斑白而皮毛槁矣

筋為髓之苗骨之衣百络之母也具调節陰陽生化之用陰陽盛衰受節於筋故風寒暑湿燥火中於人身而生疼痛強直酸麻痉挛痹瘫諸症皆責之於筋也又筋屬肝木主之肌肉之络

皆繫於此而生化井营经俞合穴道之用百脉蒙迴週於全身表裡之用由是备焉針灸之法由此而立全身穴道共三百六十五穴法週天之数其主要者前身三十六法天罡之数後身七十二法地煞之数也手足十二经又各有所祖所谓十二瘕道也内景之妙十二瘕道不為人知者久矣故針灸之行於今日自李唐之後内景之绝续不見於医家僅高响於玄门也全身骨骼共三百六十五象週天之数内经及針灸諸籍雖皆言之而図圖难解尤未詳言其生化之理降至宋代洗冤録書成傳世其言骨骼筋肉亦僅得内景之半然為歷代法医所宗实傳書之足貴者也溯自唐宋以还内经骨度之論代遭物議疑謗蝟集蒙污已久惜哉洎乎今世西医解剖谓骨骼僅二百四十餘節中西医生理學大有出入此因西医未究陰陽生化之妙唯見其形生色象之外部而忽其源流昧其生化次第専務外求者也例如胸骨西医解剖以為一條而内景所知則分七節七節之長成又有次第分有年限始全其形作一般生化規律女身在四十九岁後男身在六十四岁後始陸續長全此言其常亦有非常者唯為数甚少耳昔之法医所谓「忤作」者於驗屍時檢視骨骸知年龄別男女其術秘傳亦本於此蓋男身頭骨八塊开十字岔女身頭骨六塊开三义岔肋骨女身多二條曰謦夫骨男身肋骨則

廿二條又女身盆骨圓男身盆骨尖如是等處皆各有分别也又如膝骨西医謂只一枚而内景所云則推其生化之情分爲二十四塊「左右各十二塊」法二十四候像十二月令以三才爲用也故幼童周歲而後始能立行蓋膝骨生化三年始全也又幼童軟脚病三歲後不良於行者其膝骨必小而薄無三稜凹凸之形其睾丸亦必小如雞腎甚或一枚其一枚則不顯出有如果實之癭仁百試之皆百驗也此又内景所云本乎氣化既見其粗又明其細更詳其生化之情狀非僅外求於形生色象之一端也

齒甲：　齒爲骨之餘而腎爲之主甲爲筋之餘而肝爲之主皆真陰受陽火之化滋生不已与生命相終始者也小者名牙大者曰齒陰精強者齒如馬齒又如貝齒爲壽者之徵其齒牙細齒者爲壽夭之候人之初生陰凝而陽微少陽祖氣初動陰始浮陽化之机故齒甲始生虽生而軟形具而不堅其生化次第先生牙而后生齒又先則左右双生顯陰陽紐抱兩儀之化机继則上下对生顯四象之妙蓮既居陰七陽八之數成爲中陽乃蜕化而重生既爲老陽齒始生滿爲三十二數此後則脱而不再重生矣蓋陰不足而陽有餘耳甲虽不脱然易焦黄蘇以陽有餘而陰不足也虚陽上泛者齒根常見浮动甚至出血此陽勝於陰也唯此治法

不可以涼藥当引火归源壮水培下不可誤也甲焦如石灰者此厥陰風木為病蓋肝主筋甲法当和肝培土益血濟陽以為治也甲易脆折色黃易捲甲下白紋如月者皆為陰不足而陽亢之候掐指甲其甲下之血退而即还者為陰陽得配水火既濟之徵血退而还迟者為陽虛氣滞之兆血色不紅活者為血虛之候甲下血色烏紫掐之不退不还者是為陰份中毒之象是為绝症於法不治此皆观陰陽表裡之用察其盈虛之情也明乎此理以之治病於「望」字訣中義無餘蘊矣

肌肉皮膚：　肌肉祖乎脾皮膚祖乎肺脾胃二土主水穀五味為倉廩之官諫議之官散精於肺肺受精而為華蓋之用周乎全身故肺主皮毛脾主肌肉也以上述故于望字訣中知人脾肺二脏之陰陽盛衰良以此也观乎其人肉勝於骨者因脾脏之陽不勝陰燥不能平濕而濕反流注於脾经轉而週乎全身故現臃腫之象此臟腑陰濕之徵也又如骨胜於肉皮毛焦槁鼻額色赤者此脾脏之陽勝乎陰脾陽过燥而陰受其尅母病而及子則肺金亦随之而受燥火之刑傷故其人為陽脏之徵也又骨肉停匀骨胜肉实者為五脏平平陰陽适中故主無病為寿而康也又皮起雞紋肉似乾癟毛焦髮落眼黃顴赤手足胼胝耳黑而焦者是為

气血两枯营卫失调無論男女观其重輕緩急之情而定其可治与不可治也又皮膚白色如油而時多油汗者此為陰陽顛倒陰陽失雜陰不常靜陽不常潛黑白失其相守雌雄乖其相抱如怒馬之奔途驚蛇之竄草陰陽妄行不循乎经是為女科之大忌也惟白色如玉者為气血得平龍蟠而虎伏土凝而金止之徵亦具貴壽之驗婦人具此者当為夫人格入才女且蔭及子孫也观其如油如玉之辨毫厘千里未易言之也学医者当通天徹地中通於人苟能悟徹幽微非特治病可操左券晋而躋乎乎仙伍無多訛也又上言皮膚肌肉乃言其常言陰陽之順道也若夫脩气脩脉則反乎此逆乎此矣君不見黄冠緇流乎其气脉修持有得者率皆骨瘦如柴皮色乎骨無淺肌肉之徵不飲不食冥然在定然日食全羊頓飯一石亦游刃有餘此蓋黄婆已成不死嬰姹相配水火相濟倉廪之实尽化為精深竺於骨裡骨髓充实化為凝脂而真陰之中真陽存焉陰陽之運化能以自主不与大气之气相順逆而守之逆而運之其精其神初則運气循環於小周天不妄泆於皮膚肌肉继則五气朝元归入黄庭之阙返樸还真証如如不動境界足以祛病可以延年得長生久視之功虽属後天之用為小乘初階之道是亦难矣凡上所述非医之大事苟非其人不足与語古人云医道通仙道諸子勉乎哉

痣紋：

痣為气有餘紋為气不足此觀二者之大旨也痣則統括癥瘕瘤癰諸病厄之象蓋气有餘則壅塞於經絡而為上述諸病以其陽開於外也苟气虛而不得持續失其鼓張之用則與上述相反內陷於裡凝為寒毒化而為附骨陰疽脏腑諸疽毒矣又觀乎陽常有餘陰常不足故勞者多紋淺者亦多紋嬰兒孩提之時則無紋者亦以此耳又男女老人至七陰八陽之極數虽無痣而必起黑瘢亦以此也又痣以紅者為佳蓋紅者為陽為太具真陽之象陽中有陰是為陰陽相孚不特為無病亦無有餘不足且為壽徵貴徵也又痣生於身者其气之有餘為勢稍殺生於頭手者其气為有餘之極蓋頭為諸陽之首陽之極矣又觀其人於望字訣中診知其气有餘者必多昏眩失眠眼花耳鳴不特為病厄為難治之痼疾且其人窮通多屬蹇滯也凡上所述皆言其常道苟致其變觀陰陽變逆之論詳見前說諸章又瘿瘤之症亦有气不足者气不足則為陰寒凝滯之症也又陰陽寒熱之變当於症治品中專論之

鬚鬢髭髯：

鬚為血之餘併鬢鬚髭髯為腎水之華也在上唇者曰髭根於人中在下唇者曰髭根於承漿在下顎者曰鬚根於地閣在兩頤者曰髯根於喊呀名曰五嶽腎水及血分之強弱望鬚可知女子鬚長及地者貴為后妃清秀如絲軟綿而長者貴為夫人男子

則出將入相皆壽康貴考之兆也色黃赤而易折斷脫落者為陰不足而陽有餘偏夭折之兆苟受自先天者而兼眼神散滯者多為天閹也髮粗而濃墨黑而捲者主多勞易怒心粗好色也病後髮脫或不病而禿者皆主陰虛血熱或濕注血分之徵也髮如敗灰頭皮雪落椽之無油者為陰陽分離之象觀其人不病而脉必病是為絕症也鬍鬚為腎陰之華望其人之鬚可知其人腎氣之盛衰例如鬍鬚虬捲蝟張者其人孔武有力好色多豪也焦黃易斷者其人喜怒無常多疑善詐深而易亂也五絡不明而鬍分燕尾者腎氣虽強开多而納少陰強而陽散法主絕嗣或子多癡傻又為孤老之徵虽壽而窮也五絡分明黑而不白疏密停匀根根見底虽白而若銀霜不黃不蹺者為腎氣陰陽得平之徵也寡鬚者為先後天腎氣納芒為壽者徵為清貴兆為有仙根根內果所傳仙根之在人身者以此為上格也又觀乎宮闈之宦者一受宮刑割去其勢陽無所耗而反納於陰故黃门寡鬚而多上壽也

五官五臟六腑四肢鬚鬍髭髯筋骨膜絡脈肉皮膚毛髮痣紋之陰陽生化分補訂

記錄

外因內因之病均為陰陽偏盛失離中道有以致之冉宗依緣其病源觀其反正順逆簡主虛

实表裡营衛五色五味升降開合之用立汗吐下和補五訣為補偏救弊之法而医家則另立汗吐下和温清攻補八法别立一家之言然細繹其攻攻法之義不能离汗吐下三法而汗吐下三法已属攻法之全是則汗吐下法即攻法也故攻法与汗吐下三法不可强齊而併列也又補法之義不能离温清二法而温清二法已為補法之全亦即補法統攝温清二种則温清補三者亦不可一列論之也故丹家五法一字一義如網之有綱衣之有領而医家八法虽有分门求詳之美究嫌神類混同之失也

反正順逆賓主虚实　主虚則賓实賓弱則主強正則從主以观賓反則從賓以观主

先則確定主賓次則辨清虚实据虚实以量賓主之強弱緣強弱以观气化之順逆相对互為因緣果者也观陰陽本体自為比量陽虚則陰实陽实則陰虚邪实則正虚正復則邪消其理甚明也若陽虚而反益其陰或陰虚而反扶其陽則為虚其虚而实其实矣又從陰陽本体与外邪比量正观之則本体為主外邪為賓反观之則外邪為主本体為賓外邪侵入人体是為主虚賓实故邪实即是正虚亦即因正之虚故邪乃实也若寒热往来上下偏盛多者為主少者為賓而多少賓主又当反正互观順逆互用臨症辨証用不泥格始臻化境如此推求可窮

百变则諸定賓主法立本標治施緩急药梭重輕神而明之变化無方莫不圓通而着手成春矣

表里营衛：　营為血為裡衛為气為表人身以气為運行之主以血為灌溉之本其為用也不能离乎营衛表裡之相因經所謂气為血之帥也例如風傷於衛寒傷於營是為气血俱病亦即营衛併病也然賓主虛实营衛表裡各別相对觀察須及全面用药亦須全面故治表者不可忘其裡治主者不可忘其賓治其营者不可遗其衛祛其实者不可忽其虛也此又反正順逆与賓主虛实相对相緣相对相因之精諦也唯澄学諸子深思之三反之則矛盾可辨中道可期矣

汗吐下和補五法

汗法：　汗法以開為用適用於外因表症者如营衛兩感於寒邪实正虛當用汗法仲景傷寒論謂傷寒無汗者麻黄湯主之蓋用汗法以解邪实表实也又傷湿遍身洪腫者亦可用汗法唯内因病則忌汗法因表無病也外因傷風而汗出者亦忌用汗法因表虛也亡血家与瘟病家均忌汗法因誅伐無過汗之則逆也

汗法之病理以開為用其用药统摄於辛温辛涼二种如麻黄桂枝细辛防風羌活独活前胡川芎荆芥薄荷蔓荆生姜竹叶生石羔之類是也若陰虛者法当养陰出表用四物湯為主药酌加六经引经药及開發药例如厥陰肝经用薄荷心包用焦梔子太陰肺经用杏人桔梗脾经用砂头少陰腎经用细辛附子肉桂心经用黄連若陽虛者法当扶陽出表以四君子湯為主药亦酌加六经引经药及開發药例如手足太陽用羌独二活手足陽明用葛根柴胡根手少陽膜膈用荆芥炭足少陽胆经用柴胡其他三陰经專药如少陰枸子玄参太陰麦冬草菓厥陰白芍菟絲子等至於可汗而失汗之不可汗而反汗之当汗而汗不中其经等等勝義見諸经論及各家之言经云初在皮毛者汗而發之又云体若燔炭汗出而散以此统之

吐法：　邪实塞於上焦為吐法立論之基本要点经云其高者因而越之統屬全義凡燥湿痞满旣傷寒瘟疫两大症不离此五字訣其顯現於上焦者不論其為内外因皆适用之经云在上者因而越之意謂病在上焦胸次之间咽喉之次者应順其势而吐之也近人少用吐法幾成绝响矣苟用之得宜神效立見其症象概列如左

(一)　邪積於上焦或与痰食挟雜者

（二）肺胃留有癰脹者

（三）宿有酒瘕不得消导成痞满壁症兼痰热現象者

（四）嘔吐脓血吐而不快或欲吐不得者

（五）停痰留飲与外因相挟者

（六）内傷飲食停滞上焦胃脘胸膈無由轉輸者

（七）痰迷中宫缘乎内外二因見癲狂癇厥者

（八）各種飲食中毒者

吐法藥物：　方書常用瓜蒂散或食鹽湯丹家則專用加味常山散方其处方為生常山三钱　煅枯礬钱　生白礬钱气虛者加人參钱合搗為散一次頓服之或先服三分之二俟吐稍定再服下餘三分之一以再取吐吐尽為度小兒減半或三分之一或用二蘆散即藜芦钱　人參芦钱共研為散其效驗亦甚迅捷二者較之瓜蒂散為優勝也惟大吐之後当先飲以米湯或米泔水或飲濃煎紅茶一杯以平其逆常須記此勿令誤也至若其人胃陽素虛者雖渴而喜熱飲舌苔白膩胃中冒酸当用六君子湯以善其後至胃陰素虛者口乾舌燥渴而

大飲飲必冷湯当用玄麦甘桔湯加天花粉釵石斛為之調理以善其後此言善後之大旨也又白喉喉風与寒鬱痰火等症不可吐也又少陽中風胸満而煩此乃邪气非有物留塞亦不可吐也又少陰病厥逆嘔吐此為寒飲尤不可吐也又傷寒太陽症不可以吐吐之則逆反不能食而生内煩也諸虚損者諸亡血者諸气动者諸厥逆冷汗自出者皆禁用吐法以上言吐法之宜忌詳此大旨能融会貫通吐法之用無不得心应手矣

下法：　邪実塞於下焦者或邪実而為裡症者為下法立論之基本要点与吐法為上下相從之用者也又為水火上下相推之反治者也凡具备燥実痞満堅而為裡症病見於中下二焦者皆適用之経云在下者因而瀉之即為此种症象应用下法之意也又病在气份陽火逆上亦主下法此水火反治之道経所云開北通南之義也又病在中焦者法主理中為治理中者下法之変法也故理中一法包括於下法範圍之内也凡傷寒瘟疫雜病諸症見有燥実痞満堅五字訣中之一二症状者皆可下之惟傷寒症不可早下之而瘟疫症則又不可遅下之遅早之運用於病症関係極為重要臨床之际不可疏忽也凡傷寒表病未罷其病在陽份者不可下之下之則成結胸変為逆症矣又高年血燥者産後血枯者病後亡津液者諸亡

血者其人臍之左右上下有动气者又脉微弱者脉浮大無力者脉遲者宗氣素虚者小便清者腹虽满而時減如故者皆在不可下之列苟誤下之則為重虚其虚变為坏症矣

下法药物：： 以湯劑而言大承气湯小承气湯調胃承气湯三种方劑主之其最高原理為「驅陽救陰」蓋三陽症其陽邪必属有餘泻其有餘而救陰之不足得致中道則病可除而陰陽和矣是故病屬陰症者决不可下而為下法之所禁者也至於雜症之下劑如通幽湯桂枝加大黄湯大小陷胸湯十棗湯滚痰丸等々如是丸湯散劑各有專用見後講雜病品又於善后方劑另詳瘟疫分及雜病分兹不重出之

苟其人病因内寒而数日不更衣者三种承气湯皆非所宜应用温下法以生發陽開之气為用神不妄用寒下之劑常須識此勿令稍悞也温下又分二法一為润法二為導法

一、润法药物其和平者莫如蜂蜜黑芝麻仁火麻仁皆佐於补气药中另見雜病分所講諸方論

二、導法药物淡蓯蓉油当归甜杏仁桃人熟大黄等々可分经酌宜选用如陽虚者配四君子湯陰虚者配四物湯外導者用蜜導煎（出仲景方後悞為蜜煎導）其用法类似近代西

藥之甘油錠又或用猪胆汁灌腸亦猶西医之浣腸法也閑於善後調理如傷寒雜病因陽气不足者以健脾運中補土生金為法若瘟疫症因津液过損者則用清燥養營壮水滋木為法又当分经以药佐使之不可盲目投药失其全面之用神悮於重实之流弊此不可不詳譸之也

小兒下法：

小兒為病除痘痳二症為先天之因外不出外因六气与内因飲食二种若外因傳变之热症依傷寒与瘟疫法訣当視其机宜使用三承气湯下之若内因飲食所引起之寒热則须用消導清補四法兼施而不适用於傷寒瘟疫之下法矣用药宜枳术丸之类寓補於消以攻為補如是則積食去而正气不傷也若脾陽虚而引起寒热水泄溏泻或便秘者可用二味白术散或化為湯劑白术散方土炒白术一兩酒炒車前子三錢若更見夜啼症則用九頭獅子散神效无匹此丹家秘药也

九頭獅子散制法用九頭獅子草荷叶蒂妙雁肫（无則以雞内金代）三味等分為散量兒年龄酌症重輕多不过三錢包白開水調吞之按九頭獅子草生於立夏花於秋分蔓生舖地紅梗青叶叶圓如罗布幹九叶聚為錦簇丹家用以伏汞留鉛升煉外丹有極大用处又可用

此一味以治痔瘡生搗調熊胆外敷之内服亦可治赤痢与带下尤以治小兒夜啼大者服二至三錢匕小者減半大具神功歷不為人所重惜哉

和法：　病不在表非汗可愈病不在上非吐所痊病不在下非下能療其病在半表半裡陰陽相爭相战耳聾脇痛寒热往来不可用汗吐下三法以為治者当用和法以和解之其症象為寒热往来名之曰少陽症也陰陽交战陽勝則热陰勝則寒故用和法則陰陽相偕而不相殺不相殺則兩不相战寒热之患自解矣如寒多热少热多寒少先寒後热先热後寒々热兼半或单寒不热单热不寒或每日一族或间日一族如是諸症实实虚虚則須從陰陽用上观之先行審定陰陽二者盛衰多寡之比量而後酌授以大小輕重緩急之劑以应机宜非盲目以小柴胡湯和之也然当和而不和之不当和而反和之当和而又和不得其道皆足以悮人殺人也苟不观其人寒热之多少禀質之虚实臟腑之燥湿邪气之兼併則不足以言和法矣

和法药劑：　凡少陽症汗吐下三法皆所当禁也和解之劑虽不能离小柴胡湯之用神然当观陰陽之盛衰而定用药之标準法宜陽虚者扶陽陰虚者養陰所謂权衡左右既濟

水火燮理陰陽平致中和也例如寒多熱少或先寒後熱者是為陽不足当以半夏為君又如熱多寒少或先熱後寒者是為陰不足当以酒黄芩為君又单熱不寒者為陰太虚宜加炒鳖甲何首烏麥冬之类以益其陰若單熱而汗不出者則又屬白虎加人参湯症候此非所宜矣又单寒不熱者為陽太虚宜加菟絲子肉桂白术草果之类以扶其陽又少陽祖气發自命门陰陽相战而兼見上盛下虚者应加清上培下之药反之其下盛上虚者則应加温中升陽之品又如少陽病而見太陽陽明之症未罷者則為少陽兼有表邪当加解表药小柴胡加桂枝湯主之又少陽而兼裡熱者当加裏药大柴胡湯或小柴胡加芒硝湯主之又三陽合病自汗盗汗面垢譫語煩躁遺尿者則小柴胡合白虎湯主之或单以白虎湯加淡竹叶先投之如此危急之候法主半滲之劑而又不可以半夏投之矣此中变化不难推演三反得之也

補法：　凡屬百損諸虚症均适用之有外因内因二种用法之别所謂不能治其虚安問其餘又曰邪之所凑其气必虚又曰虚者補之然当補而不補不当補而反補之或当補而又補失其道皆反足以殺人於無形也噫补法之於用豈易施者世之死於补药而不死於病者每見之矣

外因病用法：諸虚人外因六气之病非用開發之药邪不能去然因開發之品能耗气伤津外邪虽去而正气津液反伤故防其虚者更虚以期必须寓開於补治其邪而维其正也其法又分为二陽虚者扶陽出表主之陰虚者养陰出表主之

内因病用法：内因之别有三一陽虚二陰虚三陰陽两虚虽五志為灾情慾致病用上有别体则不二也故其用法亦统三种条列於後綱目虽统摄三条病变则演繹百端又不可泥而局限之

一、陽虚者法主益火之源宜用人参白术干姜肉桂附子之类观其臟腑之所因分子母而施补

二、陰虚者法应壮水之主宜用生地汁熟地玄参麦冬之类观諸陰之所虚分子母之生化单刀直入循经施补

三、陰陽两虚者法主育植玄牝保健黄中所以补益肾命健運脾胃也宜用黄芪人参白术熟地破故纸胡桃肉鹿茸鹿角膠龟版膠淡菜苁蓉之类量其陰陽之多寡水火之相害上下之盛衰龍虎之静动观其十二時中度其三量之情用药自有准则矣

凡补法皆不离肾命与脾須知肾不虚而脾弱者則补脾為主脾不弱而肾虚者則补肾為先又已病者之补法尤須用得其宜如补之过早則外邪未去是為闭门留盗反增邪势矣因此丹家用药立补中有泻泻中有补之訣李东垣深得其意最善運用此种法訣總而言之补法之訣当分气血辨寒热講虚实度升降識闭合知缓急别臟腑明根苗究子母推顺逆而皆统摄於陰陽并深求四季摄生之宜忌則补之所施莫不中節矣至若補虚服食药餌之外其法之最上上者莫如丹家之内炼功夫有病者祛病无病者延年其法脉门户众多宗派分立然约言之概分為两大類其一河车搬運法门呼吸吐纳周天轉運透三关过重楼起火炼津等法属之其二清靜法门内視治心忘身化光等法属之

医道上分别子母虚实而定隔一隔二隔三之治法以及母病治子子病治母虚則补其母实則泻其子等々法门均属於一般法而对於已病者以立論也丹家之仙道食譜四季摄生圖論緣身经神仙服食法等々則专為未病者而立法立論也

以上汗吐下和补五法係由後天推之於先天從有以观无由无以觀有根据陰陽纽抱两儀四象升降闭合五行生化六气相因七情相涉等々最高原理而定此五法為医道之準則其

原理之釋明具見於内经难经内景(元)元宗綠黃庭内景经等经論及前譔稿

五官与臟腑之根苗关係

鼻：　居五宫之中為先天湿土之炁而生化又為后天形生次第之先主陰六時陽六時之呼吸吐納故為脾之苗肺之竅也從苗之色相上观丹家望字訣以候診諸病概如下述如鼻红在裡如雲如菌者為脾湿热也青黑色在皮之内肉之外表裡之间者為脾有陰毒内陷為臟腑陰疽之候是為难治又為绝症也红色在表如噴火星或似聚蚓者為土燥之徵其久而不退者酒客病酒齄鼻也冷而如冰者為脾绝也鼻孔搧动者為肺绝也鼻冷而孔搧動者為陰陽两敗脾肺两绝小儿热症尤多見之

丹家炼津成精功夫其火候纯青者陰精化為玉柱在定功中調气吐納則鼻孔间玉柱成環出入左右在坐化時元神出竅則玉柱双垂此功夫之可考驗者也試观孩童及老年人其陰精特強者亦有玉柱下垂之象此為常見不足為怪佛门密宗修持有得者不特見此大用而已且能化為虹光而証大乘果法見密宗諸经論此不屬丹道範圍之内存之而不論可也

耳：　金生水為後天之形生水中真金是先天之炁心丹经謂金來归性為内炼功夫

(夫)基本下手处故丹家重之又金水之用依因缘而成耳故耳為肺之苗腎之竅也從苗之色相上观之於望字訣立有候診之法例举如次如耳鳴者腎虚也耳忽聋者肺气闭也耳内痒而红者腎肺燥热也其人宿因腎虚而耳色黑气枯者绝症也又耳為金水所生化故易受冻裂以本性相感故也

眼：　五脏六腑之气皆与眼相通故為精神之窗也佛门般若諸經皆謂眼為六賊之首丹家黄庭内景經参同契陰符经等皆云机在目皆以眼為説法之要点非空玄之論也故望眼之色相可断脏腑陰陽虚实之為病尤可知其人情慾之所寄非偶中者也

舌：脏腑陰陽之盛衰内因外因之虚实寒热相勝之变化舌苔皆随之蔟生感应而顯示其所受之气見諸色象蓋舌為心之苗又厥陰少陰太阴三脉皆扶喉咙止舌本(故)其氣脉闭绝而中風痱厥者故皆不能言語也

舌苔之於望字訣在医道上所关極大舌通体红如硃砂而無苔者是為陰虚甚重者則為绝症也全舌黑而無苔者是為陽绝百死之症也舌尖蔟红而散漫者為心经有虚热也舌尖蔟红集聚如红豆塗硃欲滴者為心色有虚热也舌苔蔟黄而膩者為脾胃有实热也舌黄而黑

津液焦枯見龜裂芒刺者為胃蓄大热真陰將絕也舌根黃色有似橙橘而口燥不渴者為脾有湿热也舌色黑而津液满口者為腎陽不足土不制水有痰飲留飲也舌淋漓白膩青色內隱者為肝絕也純白膩者為肺胃二经中寒湿也唯以白膩厚薄定寒湿之多寡再舌強硬口噤不能言語者為中風中痰痱厥之病亦难治之恶候也重舌（即舌腔大舌根下重出一舌）者為心包及脾胃大腸热症也舌脹大而不能內縮者為心包与腎有热毒也舌下起紫泡者為火疔之毒發於心经危急之症也此泡不可針破之則死不救矣舌下見黑泡其黑如墨又如豆大者為舌底癰乃腎经热毒之症切勿針破之犯者必死也舌紅如落霞而無苔者均為三陽热毒二症如癰疔大头瘟扣頭瘟虾蟆瘟葡萄瘟等症属之苔由紅轉黃由黃而轉黑且又龜裂者極危之象救迟則死矣

口：

五岳四瀆之水均入於口故口為後天水穀之門五味之户又水归腎脏穀納胃脾故口為腎水之苗脾土之竅也從其色相望而診之口唇焦色者為腎脾陽虛也口周圍青气纏繞者為肝气乘脾土內風絕症小兒驚症多見之口唇皮裂胼胝脫剝者為肺胃燥也孕婦臨產口唇烏者胎死腹中其唇紅而舌烏者主母死子活唇烏而舌紅者主母活子亡也

顴：　顴得土中之水气而生彰土木之用故顴為肝木之苗又肝木性直会竅而借气通竅於鼻眼從望字訣診之如顴常見赤色者肝陽上浮也常見青色者肝陰受欝也黄色如土者木剋土也黑如云黴者其人会病而脉必病為肝木枯絶大凶之症也惟老人現此者反為寿徵非病危矣

## 五行生剋

就五行形相以观生化之用木居生化之先木所化者為火火所化者為土土中生金金破火化則成水又木非水不化不生火則自木而获惟沉香木得水中真气而化故諸木皆浮独沉香木反沉於水也是以沉香木有沉火於水之大用凡治陰火有餘火气上浮之症沉香木主之又五行相剋而相需相得而相彰如是諸義為逆道之变苟能了知「因明」辨証理論繩以反正之用宾主之观因缘之合而得和合之果於医药之妙義無餘蘊矣

## 脏腑表裡之用

小腸配心經為表裡以成金火生化之用其竅会於小指本節後之「後谿穴」穴在本節后屈指横紋尽处是其穴也大腸配肺為表裡肺气升降大腸随之蠕动以宏傳導作用肺之气

机从中府穴入胸膈下络大腸交於天樞穴是為華蓋与地幕之用亦肺与大腸关係之所在也膀胱配腎為表裡腎司水道收藏癸水之真陰膀胱之气通於腎司壬水濁質之敗出其窍会於轳轆关在足太陽膀胱经十四椎旁開一寸五分凹处是其处也胆配肝為表裡肝中陰火化木汁為胆自為陰陽牝牡其窍会於「期門穴」而為赤珠之用也胰配脾為表裡以成先後天气化輸轉之用丹家於此二者用不同宫手足之经顛倒逆配与他经順道統屬而配表裡者有大别也蓋胰附生於脾之大络滓土中之火而生其生化之作用与肝胆之義相同唯一滓土中之火一滓木中之火耳其窍会於脾俞穴以宏舟載泛運散津流湿之用也胃配心包络為表裡以成先後天母子生化之用丹家於此二者用不同宫亦与脾胰之理相同皆以逆配而順用者也其窍会於「绛宫」而開於离经指夫端之「鬼哭穴」故离经指触覺銳敏也

## 四肢

人体生化四肢既备則陽開於外两儀生四象之用乃概其全故手足五指具化五脏六腑之井窍而其气机皆互相通蓋十二经皆有络穴之用耳惟足之中趾則無窍经道行於中指本

節時即不再外行矣蓋足經独得地性之全以坎為用因坎中滿故中指無竅因地性靜故陽不能開至中趾夬也假說陽開至中趾夬則陰中之陽將無所居之地是為投犬入水自取滅亡而非以陽入陰之用也又以陰無所守則兩足動而無靜遂有站立不穩之病矣此內景之密言也

足中趾在医道上之救急法凡病腹瀉者用生姜片承燃艾炷灸足中趾之阴面即可止瀉又溺死吊死身上有微热者拉其中足趾容易脱死復生惟於救上吊者須連綴取下不可解扣否則立斃其縊死而吐舌者以毛巾蘸沸水絞之全乾掩其頂下舌即回復

## 齒甲

齒：　骨成而齒長故齒為骨之餘為腎所主稟陰中之至陰受陰中之陽而化生者也故牙齒日磨而日生不覺其損也「望」其人齒牙之色相可知陰精之強弱例如密牙細齒者骨陰必弱也兒童陰精特強故能蜕而重生而年老者陰精日衰則脫而不得復生也至於齒牙為病多屬腎家已如前講

甲：　為陰中之陽筋之餘火得东方乙木之餘氣故在胎中即已先生矣「望」其色

相可知其肝陰之強弱与病之輕重盖肝主宗筋而爪甲為筋之餘也甲紅而明润者肝陰素強也甲黄而捲脆者肝陽有餘也石灰甲者為肝木被風湿之浸有湿虫瞎之也爪甲現紋理順生如楊似綠者肝气太虧也爪甲易脆易捲者陰精不足也甲下起白色月牙者為肝陽虚气滞也血色如米粒芝麻者為血虚也色現烏紫或烏黑色扣診之而不退或退緩而不自還者為绝症也諸中毒家多見之色白如石灰者為血枯而气絶亦不治之症也諸亡血家多見之

附石灰甲外治法：用白色凤仙花数十朶搗烂成泥每日塗於灰甲上以绵帛紮固之自有花時起至花尽時止逐日換塗而如法包紮之一季之後可以復原煥然美矣按凤仙花子名急性子子亦可用惟效力較差盖花主開而子主降耳

附候离經脉法：以左手之凤叙勁或蛇头勁取病者之中指爪甲之端以中指候病者中指之鬼哭診其迟速及所在宫位又以同式横按病者中指之左右尖端以診其開合之情同時另以劍訣勁或日月扣勁候外劳宫至為開合以取之候之再以同式候病者中指之蟹眼陰陽二面微微搓动以候之同時另以右手原式候天河界水兩手一張一弛一松一緊（即鬆

天河扣蟹眼松蟹眼扣天河也）其气机不相应者则气脉皆不鼓指若診得气不足者為心陽不足也又蟹眼之陰面脉不应手者為陰不足也又蟹眼及天河陰陽二面均有气有脉其位於陽面者為陽脉左缠行之用为四正之上下来去其位於陰面者為陰脉左缠行之用為四正之左右横闲如此候法可診其常与变也如陽脉反左右横闲者為陰虚火燥之徵也又三陰三陽之脉相反其症象亦必相反盖因脉道從逆反正之理耳例如陽極似陰之变症不拘大人小人之手指自尖端冷过肘者為内热厥症经所謂热深厥亦深也若冷过肩胛者為绝症矣此則万千不可以寒厥視之悞投辛热之劑下咽立斃矣

又小儿科診离经脉独現冷候者是為内热又為痳疹之預兆其离经指不冷而反燥热手心亦发热者是為内寒亦為兼伤飲食又手背发热者為外感風邪手心單发热者為内伤飲食如此候法百不一失也婦科及中風中痰者均須候离脉以判死生婦科有孕者除大渊脉之兩寸浮滑兩尺沉伏外别無所苦应候离经脉例如其脉現闲者為有孕之徵左闲而右不闲者為男胎右闲而左不闲者為女胎又孕婦壹路自動滚转時右轉者生女左轉者生男又丹家於測定生男生女立有奇门遁甲按八卦爻变推衍之訣其訣曰「父母之年上下举坐胎

之月為中主乾坎艮震定生男巽离坤兑皆生女秝男反生女三五九岁死推女郤生男终久鬼来搬若是正胎者寿考两般全」此訣确有至理灵験無謬非妖巫之術实乃精湛之數理也至於詳细演繹之法式另詳婦科專論分中

残餘胞衣滞留子宫而化為血蛊瘕癥悪露不止等症為难治之候矣中風中痰者其离经脉闭者易治仍横闭者為「後中」之徵

癲狂癇症可刺离经指之鬼哭穴（配刺「内关」及「神庭」）針入二分須令出血又按离经指爪甲所显赤白肉际处即為鬼哭穴此经外奇穴也有云两大指併拢騎缝中為鬼哭乃悞傳之文当改之

## 肌肉皮膚

肌肉祖乎脾胃蓋脾生化先天五行之精气胃生化後天五行之味质故肌肉气質不离营衛之大用水火之相推表裡之出入也所謂肌者其質直理而气順行所謂肉者其質横纹而气旁闲此肌肉名相之区分也然又為一体之二面又不可強分之合纹理之横順綜气質而成章者也

皮膚主乎肺々以手太陰之陽為用受精於脾開气至表而極於皮膚与毫髮之末应天地气机始於寅時以宏週天升降開合節制均衡之用故其气机流注無微不入遍周全身是故嫩氣發動靜為摶調息吐納皆從肺下系其功湛深者呼吸不由口鼻而行体呼吸所謂臍中吐納八万四千毛孔应之者也又皮為膚之裡膚為皮之表下附於膜絡与肌肉相連系又膚少气少血皮則多气少血肌肉則多气多血膜絡則多气無血此言其气血之比量而陰陽之用則各別也

明乎肌肉皮膚与脾胃肺三者之関係則可知其病源而立其治法決其用藥矣故肌肉酸脹者主治其脾胃皮膚多汗或焦枯不潤者則主治其肺伤寒或中風者头痛項強汗出或汗不出者肺先受之再傳於太陽故仲景立法以麻黄湯治寒治肺以桂枝湯治風解肌也

肌肉皮膚用遣字訣該之肉勝於骨者陰多陽少其人痰多喜辛鹹厚味而惡甘酸也骨勝於肉者陰不胜陽也骨堅肉实所謂胖而見骨瘦而顯肉者是為健壮之徵也又常人骨髓如鸡子白修炼家則如凝脂因骨髓少則人老而骨硬皮焦而白弛又小兒多睡而骨柔肌膚細嫩而緊实以陰多陽少也又皮起重台绉纹者陽病於上也毛髮焦槁者肺陰病也眼黄鬚赤者

肝肺之陰不足而腎陽逆也皮膚白色如油光浮於表者為金土俱病也白色如玉光瑩於裡晗晗然顯露於表裡之間者為壽康之徵也

## 痣　紋

「痣」為陽閉於極表之徵然不為病也惟其所表屬之癤瘿瘤癰諸症則均為气机壅塞於三陽經絡發而為病別釋於下文

癤：　凡癤見紅腫白头其暈脚紅硬而根深者外科称為未老先白头又通称為水疔是為陽症治法用天花散外敷之或蒼耳虫貼癤根周圍以此虫所浸之麻油塗於暈脚及其紅腫之处最具神效候腫退膿尽再用生肌药貼以滋膏蓋后生肌

癤毒之發於脏腑者為疔瘡疔又有青黄赤白黑五种之别其内服药皆以忍冬湯主之生於足之湧泉穴手之劳宫穴头之風府穴最為險悪迟治必死又生於陽明经者在面上之眼瞼疔眉头疔虎鬚疔其險悪次之諸疔生於湧泉穴劳宫穴而未破者其势较缓已潰而散黄者為險甚而难治此二穴生疔如因施治較迟幸而治愈者其手或足均致倦曲殘廢臨症者宜先嗎吋之又黑疔生於湧泉穴者為腎臟火大毒所生乃五疔中最悪屬之症急内服忍冬湯

加塩黄栢知母為引経薬外再外用蒼耳虫围其根周圍以所浸之油塗其紅腫处如已昏迷譫語者更加用蟾蜍剖腹弃其内脏貼置神闕穴上以拔其毒経三四十時蟾蜍即发臭气击宜更換三个至五个方能将毒拔出并用梅花点舌丹三五粒置於舌下緩緩化津咽吞下盖以心腎二経之气脉均止於舌本故能感薬力所謂下病而上治之也

赤疔：其色緋紅并有紅綫一縷循経穴内窜心色為心経之病其紅綫射过肩胛者為不治之症未过者内服忍冬湯加焦梔子黄連大黄佐使之或服黄連解毒湯加犀角生地汁忍冬内消之或用潛龍飛鳳丹之奏尤妙并及時以極細麻綫（如棉纱细者）正对紅丝尽頭处灸四十九炷外治法如前或拔疔丹亦佳妙

黄疔：其色橙黄為脾胃之热所发内服忍冬湯加生石膏大黄佐使之外治法如前

青疔：暈脚皆青色乃足厥陰肝経之热毒外发也内服忍冬湯加青蒿綠豆衣柴胡天花粉蒲公英佐之外治法如前

白疔：又名水疔暈脚发亮有如水泡為肺経之所发乃疔中最輕之症也内服忍冬湯加知母黄芩浙貝母麥冬佐之出汗者再加冬桑葉或綠雲散如热不退者再加天夢散治

之外治法同前

疔之毒根極深盖毒發於内也於脱离危险期之後者或险症未現之先者本门用拔疔丹药貼於疔上其根即於次日隨药而脱又内服潜龙飛凤丹服后疔反大痛约经半小時后其疔自破漫出毒水俟其腫消毒消貼以生肌药收功屡試神效

瘿：　俗称猴子生於頭手者名疣子生於足蹠者名鸡眼為不红不腫之小疙瘩不治亦无碍也鸡眼治法以有孔之銅錢盖於瘿上露瘿於孔中再以大蒜切片貼於錢孔中之瘿上次以艾灸蒜片上二三十壯以知疼為度去蒜片用烏梅散調醋并磨銹鉄釘上之鉄銹和匀之敷在瘿头上連錢包紮週時一換輕則三天重則七日而愈

附蒼耳虫制法：以活蒼耳虫置於麻油内浸之并加入麝香少許固存备用

附烏梅散制法：用将烏梅去核用肉密固火鼎以武火炼炭存性研细备用

疣子生於头顶上或手上取狗尾草对穿其根大者穿十字形将餘草剪去其穿通之草留存根下经三日而疣脱又法取鲜藿香葉搓揉出汁塗之每日三五次数日即落又法用白垩研粉以指醮粉輕揉緩捏週遍疣身以拔釘之势应手而脱以上諸法皆神驗也

瘤有血瘤粉瘤蝨瘤四种之别分列於次

血瘤不可針破刀割犯之必血流如注而死其皮外全部紫紅色內显紅線為蚯蚓之形經典無治法

粉瘤軟而不紅內部皆粉治法有三

一、取蜘蛛絲搓成線緊紮於粉瘤之根上每日換綫一根每次逐日收緊經七日或廿一日瘤即脫落

二、取瘤針法右手藏三稜針或劍針亦可左手以黃表紙蓋瘤上緊握瘤根乘病者不覺之際先用卯酉法刺入旋速交子午法刺而出之同時左手擠粉瘤連針取出又左手用金鉤勾手法不可誤也

三、用流注散調蜜塗瘤頂上再用生甘艸膏圍其根之周圍每日縮小其圍度最後自破或以三稜針々之出粉而愈

蝨瘤為濕毒化生之症其痒去比瘤內生蝨也用三稜針刺取之又有生於前心及後背心毛孔內者俗稱為「蝨背心」又曰「寃業病」以「圍山法」治之將圍山丸裝入瓷口大袋

掛在前心後背并以棉被四週圍盖取暖静坐一昼夜出被取袋蝨皆尽入袋中取下其袋以火焚之或深埋土中并用理中除湿健脾之剂以善後之

坩園山丸制法：水银百部大棗肉各等分合共和捣以不見星為度丹為大丸备用

癰：　凡红腫高起無头高热疼痛者是為癰症亦陽症也其最重者癋蔟於背未成脓者法主内消之已成脓者法主内托排脓然以内消為上治破头則于不得已時行之再成脓未溃者千金内托散之类可以採用又於破头後用保元湯四物保元湯之类調理之又内消法於体虚者服忍冬大归湯体強而初起者用醒消丸小金丹犀黄丸之类黄酒冲服睡後出汗即愈外敷本门秘授以漢商陸根捣泥敷贴或用野杜若（即藍菊）配芙蓉花或叶捣泥敷之亦妙又本门正用之外敷药五行散亦主之其已化脓未溃而又不能内消者外敷前药内服千金内托散加天丁或茅花併皆神效（一钉一孔故不可多用）丹家秘傳之湖海十三方中有代刀散一方亦妙惟以本门外用咬头散為去流弊贴之於癋上以滋膏護之并用五行散圈圍之五行散方剤具备青黄赤白黑五种药配成其药理極為精深本门所用者与他宗略有不同或灵仙独活赤芍白芷紫荆皮等分為極细末調葱汁蜂蜜為外敷之用并須

以生癰部位之陰陽經道按五行生化而定君藥則著手成春矣按臣經亦流傳此方有石菖蒲而無靈仙此其不同之处也

又葆元湯方生甘草生黃芪人參肉桂是也併四物湯合用為四物葆元湯

咬头散方用左盤龙（雄鴿之糞為左旋故名）或用右盤龙（雄麻雀之糞為右盤故名）用白酒或醋調塗癰头頂端

「绞」為气不足然不為病老年人多有之其所委屬之陰疽流注則為气血凝滞於陰陽經絡腠理之病也（经道之陰与陰交陽与陽交或陰陽相交者順為经缠為络肌肉与肌肉相交者為腠理）虽屬陽不足而陰尤不足之陰症也為难治或不治者耳

疽生於五脏六腑者為陰毒内结（倘像陽毒則称内陷）乃絶症也相当於近代科学所称之各种癌症徵諸經論正式以癌命名者祇有乳癌肝癌二名餘則皆名之曰某脏某腑陰疽（其屬於陽症者皆名之曰某脏某腑癰症為可治之症詳前癰症条）諸疽於初起為可治之症药已自动发痛則不可治矣其治法有二一曰内托法法主化陰為陽乃用於四肢经络腠理筋骨者也二曰移形换岳法法主由裡出表乃用於陰毒内结脏腑之疽症此丹家之秘

鎮健大師丹醫語録初稿　一〇〇

傳也凡諸内疽初起者在其本经上或子母相生之经皆以多气多血或多气少血之经為外移之处所外貼移山膏内服内托散使在内之疽脱穎外出而在表易生為癰症再照癰症治之此所以変陰症為陽症移裡而出表化逆為順出死入生頗具神功如疽已形势堅牢則不可移矣若婦科生於胞中者即初起亦無法可移盖胞中為氤氲之气静而内守鎖而常闭其開有時應乎太陰朔望一匝期潮有信信本乎性故不可拔耳

疽之症状微微高起不紅不腫感覺患处痠脹麻木按之微痛不按不疼口時苦而身疲疽之為病其来也漸其治也难苟覺大痛則命期促矣其用药在寒温二性上極难掌握其規律須比量其陰陽虚实之多寡以寒因熱用熱因寒用為法内服外用皆最忌大苦大寒之药慎則必逆変生於朝夕矣

流注生於經絡腠理骨節者穿破後極难療治在三陰经上者為绝症在三陽经上者早則可治迟亦难医虽可多年不死仍為残废矣其病理与陰疽相同又其治法亦与陰疽大同而小異初起時以内消為上法已成内脓或已破潰時則以托毒排脓為上策苟破口穿孔有年流注清脓又有漏管或多餘骨者則内服宜攻补兼施外用宜提脓化管之訣当視症候消息治

之非可枸泥矣又内托及外消均以「陽和解凝」為大法用药之大小輕重奇偶緩急唯臨症活用已耳

药用之道疽与流注初起用西黄丸醒消丸或小金丹之类堪充初期内消之剂苟已成形而生於經络腠理骨節间者用大活络丹陽和丸或陽和解凝湯荣衛返魂湯等消息治之法最工稳而無流弊若已潰脓穿孔破口者用天蚕丹纳芥丹配合葆元湯或四物葆元湯或荣衛返魂湯或陽和解凝湯亦宜消息治之柳或朝夕輪服从天地阴阳气机之升降利其势而從其性以速药效尤屬治道之最上乘者也至於外用药可配用五行散流注散坤阴散推車散倒退丹危室追毒丹洪宝丹玉龙丹以上諸丹方均见諸經論記載兹篇不重出之总括陰疽流注有五善七恶及十不活之别当於說外科品另論之统其要诀不外陰以陽治陽以陰治可内消者則内消不可内消者則從其性而逆其势变陰而為陽生於内者托諸外出生於外者壮其内陷要之拔其陰毒和其營衛皆不离乎陰陽葆和真元以為治道之诀法也了知上義阴疽流之施治臨症遊刃有餘矣

髮鬚髯髭鬍

髮為陰中之陽所化為血之英亦即血之餘也鬚髯髭鬍為腎水之華按諸男身衝任兩脉營於唇口故有鬚髯髭鬍女身則只營於乳根而不至唇口故無鬚髯此男女之别而象顯於外者也又佛门密宗化虹光解脱者其髮鬚皆不化又人死多年尸骨皆化而髮鬚亦不滅化者又佛道二家所留肉身上之髮鬚仍能继续生長者盖其陰精充沛能静守於内而不滅也了知是義証諸实事當明此説非妖巫邪怪亦非外道波旬邪論不足為怪矣

用望字訣以候診鬚髮概如下述重病或久病鬚髮倒立者為不治之候也年輕髮秃者肝陰与腎陰兩虧也又陰無补法古人唯曰养曰滋故為难治之症也唯因癬癩而秃髮者於法可以重生之耳其人自覺無病而髮白者血份有湿也髮枯脱落者血虚陰虧也湿隐於血份者亦主之

鬚髯髭鬍置於火鼎内塩泥密固之以文火煉炭黄烟过而青烟起時即為火候已足即速离火候冷取出調真麻油治小兒羊鬍子瘡具有神效或以青羊鬍剪下入火鼎如法煉炭代用亦效

人髮以皂角水洗淨再以清水滌淨皂角之性亦如上法煉炭名曰血余炭為内服之劑能破

血止血通利大小便坊间所制非丹法也用宜慎之修治不如法者误服之令人生虫蛊之病丹家於髮有二种用途其一為血余炭用黄酒冲服主治膀胱蓄血不通頗具妙用其量以三指盈撮為度其二以人头髮調伏「灵空青」按灵空青為治陰绝反养陰之灵药又按灵空青產於川滇黔山中之水银坑内形如顽石内有液体名為空青可以治風火赤眼頗令清明更有液体中生存各类动物者乃為灵空青惟不易求得之茍能获得而不能及時如法調伏則变為化石毫无用处矣丹家破石以取空青見内有生物者即以人头髮繫於其身仍养在空青水中忌見阳光与風吹拂則其生物不至化石而在一日之内從容配药届時取用之又此生物形象多端有鳞介之类者有羽毛之属者有昆虫之象者不一而足為灵奇之养陰仙药丹家皆重之又凡有空青之顽石必外现润泽之色而内有动物者尤显莹莹欲滴之徵於望日前后藉月魄相感以验視之百不一失此鑒别採取之概要也

產後血暈以產婦長髮松散解开浸其尖尖於冷水盆中经数十分钟後即可復苏至於中暑中暍牙关緊闭者将其髮上提并以乌梅抹擦牙根牙关即開而可服药若被虫毒咬螫以口唾吐於头髮上搓擦伤处即可暂為止痛消腫再以蒲公英白糖塗之以痊愈為度

## 膜络

脂膏之所聚謂之膜，肌肉之所附謂之絡。「膜」為三焦之用，主司水道；「絡」則屬諸宗筋，為肝之所主也。又膜為三焦之气化所聚，可增可減，可聚可散，隨三焦气化之用而变化，靡常，故不能成经，亦不能以三焦经論之也。夫气化運行之多寡，升降就水之上升為雲，下降為雨，二者化化皆為三焦之用，亦即膜之作用也。「絡」則為有形有質，不增不減，無聚無散，為宗筋之維系，故為肝之所主也。「爪甲」為筋与絡之苗，亦肝陰榮枯之外象也，观爪甲之枯潤，可知其筋与絡之盛衰；观人之肥瘦，可知其膜之聚散。肥者其三焦气化聚多而散少，是故寒湿凝於中，水道不利，每成痰飲諸症也；瘦者其三焦气化散多而聚少，是故火不入水，上盛下虚，每成消渴諸症也。上述二者皆為难治也。

苟人身無膜，則三焦气化不行，气化不行則水道不出，水道不出則清濁不分，清濁不分則脏腑之滋溉生化將失其大用，十二经脉之常運，奇經八脉之流溢，亦將無所依緣，無復宏上中下三焦之妙化矣，当与三焦專論会而参之。

膜絡在針灸与导引術之作用，有立竿見影之效。按十二经道各有经穴，若針若灸，虽有宜忌

唯於諸經絡穴則不論瀉补皆不宜針灸之而宜用导引之術以輔助所針所灸之穴岂其相应相感之用故諸絡穴為針灸导引三者連鎖之穴也所謂絡穴者為诸经诸脉气化之所發為出入纏行之枢括也亦即三焦气化週沛全身之大用假藉諸經諸脉而為用者也是以膜与絡虽有名有象而不立一經亦無經穴也又关於修持气脉内景功法与内家武術点穴法其解救法訣皆以絡穴為用唯不在医道之内置而不論可耳

## 人身陰陽表裡分

人身象天法地并喻為一小天地其生化之源体用之妙已如上述人身陰陽体用之妙運兹篇專論之夫陰為裡陽為表其在人身各隨其用而各有表裡之分於用上言之極尽其妙有蓋陰陽之用用在表裡不别表裡不足以明陰陽之用其半陰半陽者謂之半表半裡此则介乎陰陽表裡二者之间者也是故陰陽之用於此三者尽之矣蓋天地陰陽其用不出乎三由三而生生化化至於無边無量無尽人身陰陽用上之化化病症之傳变亦復如是凡上所説言其綱也苟明乎此以之臨症游刃有餘矣

人身陰陽表裡以形骸而言四肢皮膚筋絡為陽為表脏腑為陰為裡以脏腑而言脏為陰為

裡腑為陽為表以精神而言陰精為裡為陰陽神為表為陽以寒热而言寒為陰為裡热為陽為表以情慾而言七情為陰為裡六慾為陽為表以味而言辛甘淡為陽為表酸苦碱為陰為裡以邪而言風暑火為陽為表寒濕燥為陰為裡以气血而言血為陰為裡气為陽為表如是等々皆言其正也若言其變陽極化陰々極化陽由表入裡由裡出表陰極似陽々極似陰是言其变也陰陽之辨其常其正辨之極易惟其变症非通曉陰陽表裡者莫之能辨也盖陽症必現元晦之象所謂元者陽中之陽易辨易識所謂晦者陽乘於陰易悮易非元陽易治陽晦难医经所謂陽深厥亦深正言此也良以热入於陰分入至陰之地其势已不可拔是故伤寒化热入於厥少二经者視為危症良以此耳又陰極似陽々極似陰之辨除切脉之外当以舌胎為準若陽症者其舌色黄黑芒刺多裂乾燥無津出气似焚虽四肢厥逆者亦陽症也視六经之症象如何以定其热之在於何经依六经治法治之着手成春矣若舌胎虽黑円上現象然其津液满口渴而少飲所謂飲水自救且飲必喜热此陰症也虽見厥逆或反高热或寒热往来者不可妄投寒涼剂与峻下之剂惟依六经辨証視其病在何经或伤寒或水飲或痰厥臨症而消息治之始為法也

## 人身陰陽表裡分補記

了知天地之陰陽即知人身之陰陽陰陽之本体一如而其用則生生化化变易無窮覌其本位之異同則知其用上之差别察其用之因缘傳发則知其用上起用反正順逆之常与非常矣然究其常与非常能与所能之顕現要不外乎表裡相对之用也宋有陈無擇著辨其体之所以分明其用之所以发蕤撢络旨而為三因之論為千古名家其論甚正諸子自按之表裡之名是相对之称謂也既非固定更非絶对而是气之与質色之与相用上起用而以因缘之各異随其体用之相需以立表裡之假名為医道治療病厄之依据者也從週天河車運轉而論浮支裡支為气脉表裡之出入皆纏度運行所蕤之作用也天地万物法象之表裡莫不如是以应生滅消長活潑万发之用如陰為裡陽為表此言陰陽相因相对之常也而陰中之陽則又反為裡陰反為表此言陰陽相因相对之变也其常发之相因相对推之無窮者也陽極化陰々極化陽為升極則降々極則升之変道亦自然之規律也至於陰極似陽々極似陰則為盛衰相对相因而為所勝所負顕現於表裡出入逆道之用者也例如每日午時虽熱而未時為陽衰陰起之時反而更热也又如灯火将尽其光反明也又如子時以後為陰衰陽

生之時而於天初破曉反增寒意皆為陽極似陰陰極似陽之变道也

凡於大热之症三陽為病傳入三陰而有厥象者是為热深厥亦深為初学者难辨之症如人已昏迷四肢冷厥而脏腑反热此時診脉其太渊脉多見闭伏者則脉無可凭当先診其趺陽脉次候其太衝脉再併用望聞问訣視其舌胎黄黑面色绯红出气如焚者為陽極似陰之症法主大承气湯急下之以驅陽救陰至其六经證治善後之方則不离乎清燥养营之訣也

又三陰為病或厥或不厥者法当先診其鼻以候土宫之气机苟自鼻準冷过印堂上至神庭或未过印堂而呼吸者冷如氷者為绝症也至其六经證治之主药不外真武湯四逆湯回陽湯生脉湯等等法门惟須知寒因热用热因寒用之妙耳否則病不受药萬一之望亦不可得矣

附獣医診法：凡獣之鼻為灵根之窍均不能受擊与人同之其病又多為热症观牛馬之鼻無汗者則必生病蓋鼻冷而窍闭也切牛之脉法主乎角牛角冷过三節者為绝症也其角尖冷而無病者内生牛黄又其角於暗中發光者為有角黄為牛黄之上上品难得之物也丹家宝之

又狗鼻冷而舌不外吐汗不出者死按狗平時出汗在舌而不在毛孔為其常道耳又牛馬之鼻孔小者為肺气弱故伯樂有劃治開孔之針法

又馴牛伏馬穿鼻籠口者以鼻口為脾土之苗竅為意神之所感蓋以制其意志為用耳

經选：

丹家医家群经概要分

一、中藏経全部詳讀由諸子筆記為初机者之藍本另詳筆記專録

二、黄庭内外景经全部詳讀其九次第頭緒二義另詳筆記專録凡内景功法与丹家医道病理统攝天地人三元内外丹法皆据此经為主而博採龙虎经金药秘訣明鏡匣经金穀謌訣火蓮经金誥妄極真经还金術地元真訣論神丹漁樵錄天台十段錦地元正道三种金蓮秋日中天黄白破愚黄白鏡黄白雜咏我度法藏黄白指南車金火灯庚辛玉冊太清药要秘籙胎息经琴火重光参同契悟真篇双玄经仙道食譜等々经論

三、五遁緣身经

四、素女经

五、四季摄生图论

六、五运六气入式论具

七、内　经

八、难　经

九、伤寒论

十、甲乙经

十一、金匮玉函经

十二、西藏医方明

十三、密宗大藏经秘密部以慈氏菩萨法部无畏三藏译本为主并博採秘密诸部

中藏经提要

按中藏经为华陀所著陀为汉末三国初时人史有本传并传中藏经为华陀师承于广元真人相传丹家自长桑君以后十一传而至陀陀后又有卫夫人七传而至陶宏景此后则丹家医家分流矣

茅山為当時丹家之有名道坊相傳陀在此秉承授受陀之外鄙部处中者亦属黄冠确可考証而其序中藏经之真偽则無可考证也丹家称中藏经為活人書陀亦自称讃如是云云自漢以後屢经錯简鈔傳訛悮漸失其真而非原经之舊貌矣自孫思邈後丹家又分門别户即此经亦不為丹医二家所重視唯按其内容内难二经及丹经之精微無不冶為一炉包蘊尽实為研究丹医者之重要经書現今通行本以孫星衍徐舜山二种版本較為佳善又按孫本六十方中無内照法徐本九十餘方則有内照法全经共四十九論包括陰陽大論及診治法门惟箇中三焦及膜腑之論併為錯簡与后人篡改之故大失经旨特須訂政且学者当与前讀陰陽大論互為参照以期得悟丹家之正授獲取龙珠則内景功法与医药治道可運匠心於指掌矣諸子勉之

玆先引証中藏经有关陰陽大論者概釋如左文：

人法於天地論第一本論以象天法地之理而观拟於人身為立論之本当從「法」字着眼去读則綱領在握不难悟解矣夫天地有四时八節五行生化寒暄动静尋々作用人則因之縁之而為用人不能离乎天地陰陽故人能法於天地則其常其变生生化化之用可与天地

鎮健大師丹醫語錄初稿　二六

合而同其神矣天地順則人气泰天地逆則人气否此以否泰為相對以順逆為相緣之義也

至於否泰順逆已詳述於陰陽大論

六氣之变為氷雹霰霧露霜雲雪風雨雷虹其主要原因在於天地陰陽气机之纏行是否循乎常軌故人四肢脏腑气机之纏行若循常軌則全身淂营衛之用苟失其常則離越常軌而為災惟病危矣如用上过度震卦則發為雷巽卦則發為風風木内动龙雷乘火气升太过在人身五志則為怒在天地易变則為風雷也气結太过在天地則為氷霜在人身則為寒中下陰金土兩宫气結則為玄霜土水气結則為寒氷陽和則喜降而為雨其升降開合纏行合度者在天地為和道在人則营衛調而气机泰也又露在大气中為天地之精華人身之有精五脏之有津犹天地之有露無露則草木不荣人無津精則形質枯而神亦消矣惟人身五脏之津精皆有偏盛故丹道家有炼津成精之法訣為鞏固精華性命双修之初階也陽無陰不長陰無陽不生陰精不滿則陽無所居故人身貴陽施於形以生炁陰实於精以長質陰陽嘘吸与天地同感起生化之用失其陰精則如節候之無露百草以槁万物亦枯而人則病且死矣緯為四正之左右經為四正之上下所以定四正之位而顕四隅亦所以顕中央四正四隅之

用也经属子午正位纬居卯酉正位位与位对乃见角度度之為用難乎纏行遲速定為見前諳九宫八卦纏度圖說茲不一一出也鑒者鑒其反正順逆詳其表裡精粗也決者決斷之義以藥決除其病也濟者輔之异之以針灸异引度其厄也化之以道者究其外因六气内因七情陰陽倚用生生化化之全從其因之所起循其五志之所胜与九气之所畏投以藥石服餌配以吐納烁形以解其病也佐之以事者察其因缘之情直其处所四威儀中皆令适意啓其活潑之机以利其化用也此決濟化佐四句十二字義包括医道之全斯四者相互為用非上工不克了此名家張子和（金元四家之一）用化佐兩字以治婦人鬱結医案足資例証一女人似無所苦不自知其所病唯終日面裡而卧不語不食張氏往診鑒為脾气鬱結又詢知其夫久貿未归非針藥可療遂醜罵之触之以大怒激使病者持棍逐医又預告其親居及時劝阻預設美酒佳肴細樂歌舞以慰之而又告知其夫即日返家另則函知其夫返家其人之病因此而愈蓋激其大怒者以木勝土以怒开胜鬱結也復以喜詢告之歌舞酒食喜之者以喜平怒也此以五志相勝為用故能不藥而愈亦即化之以道佐之以事一怒而結解一喜而怒平則其病豁然是誠上工能巧矣学者了知此義师張氏之意可以運用無窮也

陰陽大要調人論第二　此論与前論陰陽体用觀同參之一詳一簡義理相通全[illegible]趣在和平二字而以調字為致和平之法門蓋不和平者必有陰陽之盈虧損益耳調者益其損而損其益也以求和平之道也故損益又為調之用而調則統括和平損益法门之全者耳

本論闡發陰陽常变之道以相对為論据陰陽相对是兩儀之象由兩儀作用發生一切相对之名相故從相对中以求归一始能和平而得中道之大用也夫陰陽能所各别分而言之則相对而相顯合而言之則非二而相応因相对相应則可尽调之用以致和平而得中道生物中惟人得陰陽相应之正动静相循之和故用調之法門損之益之以致和平而济於天地中道生化妙有之境故為不病而得長生此古经「不治已病」之保健觀点也以病危而言陽為生之本故陽病易治陰為死之基故陰病难医也陽中之陽為真陽故丹家得純陽之用而致長生久視常人得陽中之陽則君火不动相火不兴為無疾厄陰中之陰為真陰人得陰中之陰則陽絶而為死症矣人之陽多者瘦而修長陰多者肥而碩短所謂瘦人多火肥人多痰為正見也

畏热為陰病畏寒為陽病热多者陰虧寒多者陽虚例如瘧疾单寒不热者為陽不足而陰有

餘单热不寒者為陰不足而陽有餘陰盛於陽則先寒後热且寒多热少陽盛於陰則先热後寒且热多寒少陰陽盛衰相战勝負相循陰陽六時週而後作以成寒热往来之症於其治法热多寒少者宜益陰損陽反之則扶陽抑陰蓋陰陽相争法主和解身亦調以致和之義也又上盛下虛下盛上虛者其陰陽之多寡盛衰及治病用药之訣法壹依经論在宫位上遲速上輕重上观而辨之例如三陽為病用輕清開导之药三陰為病用味多於气之品從陰陽之性以畜之此上工之能事也

陰陽不得其平則人為病厄天地為灾恠上举症状皆陰陽失平所致也苟陰陽調平則病可除而灾可救矣故丹家從陰陽之性調以損益除病苦而圖長生故经曰灾病皆有可救也

陰陽常道從子午定位以观四正四陽四时八節之用湛十二宫辰之纏度以观其气化運行之和平盛衰观其常則知其非常矣统正陽之用則明順逆之情矣苟能了澈此義立法施治莫不中規矣

脉有五死五生者五行生尅之用也脉之相应者生五行相生相順所以成之也不相应者死五行相尅相逆所以滅之也「関脉」象黄鐘之律缓長而无多寡「尺脉」象大吕之陰潜

沉而內守「寸脈」象天數之陽浮洪而開外陽病見陰脈者為陰逆於陽故曰命不永也陰病見陽脈者為陰陽相從故曰病不成也

交者陰化陽而陽化陰纏行之正也雖交而錯者則其纏行乖道而成橫逆之患矣厥者盡也逆也橫者有餘也失度也皆為敗徵為難治之候矣

斷絡者合而不開陰極不能化陽也絕經者上而不下陽極不能化陰也斷絡絕經之症皆用小柴胡湯消息為治其陰下而不上者用柴胡以升陰之氣其陽上而不下者用黃芩以降陽之氣用半夏以通中土用薑棗草以調中宮此所以使升降開合因和解作用而復其氣脈上下左右纏度正常之運行也其陰陽太過不及者則又當作水火虛實之比量而以損益為~~治~~治法也小柴胡湯則不中與矣

濁濁清清之別言陰陽之性也藥亦有清濁之分味厚重者用其味為濁為陰氣輕清者用其氣為清為陽也又上通三寸一節為修煉上逆道之用茲不論之詳黃庭內景經專講可也

生成論第三此論總括天地與人身陰陽終始成敗之大用而以相成相生從吉逆凶為點睛所在宜配合陰陽體上觀用上觀及人體陰陽三分而融會貫通之則其意義所在無所不解

矣

本論首四句釋陰陽生化互為雌雄黑白相守在四正上定五方五位在四隅上定六合九宫八卦等以顯十二宫辰四时八節廿四候三百六十五週天纏行出入与平生生化化空無妙有之体用者也所論陰陽樞机者因四正以顯天地之升降开合四隅以顯陰陽週天之纏度運行而賦萬物生化之偏正也人身十二正經与奇經八脈之週天運行營衛灌溉惟四正顯偏倚四隅示遲速五方五位定乖錯失度大小週天辨来去盛衰此种偏倚遲速乖錯大小来去盛衰之比量即為陰陽樞机顯示天地法象与人身气脉之大用丹道家知其用之所由故有配嬰姹調龙虎濟水火玉液与金液还丹大小炼形飛精入腦起火焚身天樂音符意身化光一切修持气脈法门所謂祛病延年長生久視动静兩賅性命双修也亦即保健色身之自性療養法门皆属於有部所謂有部也者在科学上观之实属唯物之論非怪誕妖巫之玄説也

始終者週而復始離剝復之用也陽之始即陰之終陰之始即陽之終亦即五行之生化盈虧消長在經道上所起之生滅作用也陰陽法象非五行不足以顯其体用無陰陽即無五行故

陰陽与五行是生生化化用上起用之関鍵在數理上則以大五行与小五行為用萬物各得其偏正而各具其形生色象各稟其性味气質蓋陰陽气机行陰廿五度行陽廿五度易稱為大衍之數五十為陰陽之大用也又大小五行互為因緣果互為生長化以陰陽頸空無妙有之大用而色括天地萬有之大全知陰陽生化之終始如环無端之理知順無生有由有還無相因相緣之理則後天名相与形生之無窮化化莫不燭照無遺矣

人之生老病死与天地之陰陽生滅消長莫非五行生尅順逆作用之所發化也順逆者就陰陽性量以观生尅就現量以定時空就比量以較多寡也賓主之勢異順逆之性生也天地以大五行統屬小五行人身之五行亦以大五行統屬小五行推而至於五脏六腑皆有大小五行之法象是為天地人陰陽五行一如之道故丹家修炼气脈医藥診治皆不離天地人合一之法門例如患痺症者天地陰陽変易抑晴抑雨而病者預知之蓋病人之气机不足太过皆与天地气机偏盛相緣相感亦猶無线电波長之相应耳又如陽虛者晝則病減夜則病增其相感之裡亦復如是也知天地陰陽与人身气机之相感相应則知其為陰有餘或陽不足而

以扶陽或养陰為治法也進而觀脏腑之所喜所悪則又可知脏腑盛衰表裡之参差例如脾胃虚者喜音乐而嗜甘蓋脾胃聞乐則磨而谿稿作甘因其本性之所喜也又小儿科唱催眠音符使小儿入睡亦以脾胃喜音乐也又如好食浓味鹹酸辣者即可知為脾腎两経陽虚之徵每多痰水内留之症也如此証論從大小五行生成之枢杭着眼施診於法当用益火理中之訣使黄中能达理腎水不泛滥從其虚而治之此皆根据陰陽大論大小五行之生化而立論者也

医家経論自晋王叔和以後解釋「行」為「流行」之義皆以五行為五种大气流轉週行於天地宇宙之間是祇知有形生之小五行而不知有大五行各統括小五行之用何能概括宇宙之全貌其悞可知也

医家以胆為一腑丹家則以少陽為半表半裡既不可以脏論又不可以腑論故黄庭内景経与四季摄生图論等皆别立胆為一脏而以腑為用也根据陰陽体用观五行互為生成之事例如金生水金経火炼可由固体変液体而火炼之金不経水油風之焠炼則金不成銅无以宏金之用此為相畏相使相尅相成之理也反观水中之金為真金是為以母求子而現先天

辛金以母生子之用盖後天庚金不堪先天辛金之化則不归真此後天子母相生先天与後天气机相感而顕生化之道也

本論言陰陽運行只説上下而不言左右者盖上下者子午之定位也知上下子午即可知卯酉之為左右澄而知中央之所在則中与四正四隅有相因相缘之用不难了知矣

肺属气一節説明先后天气机相应后天質味相感之理例如骨无气則陰中无陽即非生成之道

骨為筋本者腎為肝之母水以生木也故筋附骨而生耳

肝藏血故為血之源肝司号令故血能灌溉滋营全身肝得东方太乙真木之气故為气化之先

以上五行生化均為母子相生相成之道如环无端之用運行之常经也本論澄逆之義以常经而言反正之变也相澄則吉相逆則凶矣若言非常則為灾眚天地人皆為災怪也

## 内经提要

按現代内经之通行本為唐代王冰所纂註分素问為一经灵枢為一经实則古代之内经包括素问及針経各九卷以素问释病理以針経詳刺法也又按灵枢之名在晋以前无名此者

而灵枢之名則為晋代或隋唐人所改称而又纂改九灵之经者也观其刺法素问与灵枢互相抵触即可知灵枢非古九灵之真本也按内经在晋時已失去第七卷素问九灵皆已残阙錯簡而素问灵枢各九卷又僅為内景秘笈八十一品中之十八品已非内景之全况此残缺錯簡之内经復经王叔和王冰等歷代諸家之杜撰纂改以致其中前后錯簡抵触之处不勝枚举其非古時素问及九灵之真本可為定論矣

王冰所註之通行本分為廿四卷从上古天真論起至解精微論止共拼湊成八十一論其分法完全錯悮而先后次第之顛倒尤為不经以訛傳讹久失真傳故研究灵枢素问专依据内景所傳方可得其正說免於訛悮惜道家精於此者亦不多見千古法脉不绝如綫可深嘆也

统計全经内容与内景元宗经及黄庭内景等经相校則其合理成份之可采者僅約有百分之卅例如第三卷灵蘭秘典論概称脾胃為倉廩之官攏统混雜為錯誤之一又五脏生成篇及五脏别論言脏腑之宜忌五味之所入均言三焦而不言膜腑又以二土同宫互為表裡皆属訛悮如是等々於参攷内难時須詳细参悟之并於动静功夫中实际証得然后知内景之言不謬也。

素問釋名唐王冰詮註内经未将素问名義及其由来与時期之攷据予以詮解晋代全元起

所解有云「素者本也問者黄帝問岐伯也方陈性情之源五行之本故曰素问」此解説亦僅為依文解義之説未見真旨所在丹家乾鑿度則云「夫有形者生於無形故有「太易」「太初」「太始」「太素」也太易者未見气也太初者气之始也太始者形之始也太素者質之始也形气質俱而痾瘵由是萌生蓋生為死之机也故黄帝問質之始以求治病之道長生之術素問之名由此而生」当以此説為正釋

内経之考据按漢書藝文志医家経籍載有黄帝内経十八巻外経卅七巻扁鵲内経九巻外経十六巻白氏内経卅八巻外経卅六巻旁篇廿五巻隋書経籍志載有黄帝素問九巻註梁八巻黄帝甲乙経十巻註梁十二巻黄帝八十一难経二巻註梁黄帝众难経一巻黄帝針経九巻註梁畲黄帝針灸経十二巻唐書経籍志載有黄帝三部真経十二巻（皇甫士安撰）黄帝八十一难経一巻黄帝素问八巻黄帝真経十巻黄帝明堂経三巻黄帝九灵経十二巻黄帝内経太素卅巻明堂類成十三巻（楊上善註）又宋藝文志載黄帝針経九巻黄帝灵経明堂三巻黄帝九灵内経五巻又考漢志有内経而無素問隋志有素问針経难経而無灵枢唐志有「針経」「太素」「明堂」「九灵」経而仍無「灵枢」宋史乃見「灵枢」

又考道藏中則有素問遺篇一卷又六气入式論真一卷素女经一卷太素脉经一卷此经皆不為医家所採究而不為世間流行之本也又考晋皇甫士安以針经九卷素问九卷認為係漢志内经十八卷唐之王冰以素問九卷灵枢九卷当漢志内经十八卷又宋晁公武郡斋讀書志云素问第七卷亡失王冰時獲得之乃為詮次注释凡八十一篇分廿四卷云云考其实亡其第七卷而為王冰所纂補亦即為宋代「嘉祐」中林億高保衡等所补訂而現行之王註本也

又考刘向编「七略」時已有内经之名見漢書藝文志历代考据家对於内经創作之時期考証不一有謂东周有謂战国或謂秦漢或謂魏晋論說纷纭莫衷一是其代表人物之論說如林億甲乙经序邵雍皇極经世書二程全書朱子古史餘論胡应经史会通桑悦素問鈔魏氏傷寒論本義序姚际恒古今偽書考郎瑛七修類稿刘奎瘟疫論類編王炎气運当說紀昀四庫提要吕復群经古方論漢志諸子略考等々足供参考其中当以紀昀四庫提要及吕復群经古方論姚际恒古今偽書考明代杭世駿灵枢跋及日本丹波元簡内经考註（皇漢医学叢書十四卷之一）（又其父子二人所著之傷寒輯要傷寒述義校吾国所有者更為精

要）五家為正説

茲摘录其要点有如右文

四庫提要（清紀文達公所主編）内經後漢張机傷寒論中始引称素問晉皇甫士安甲乙經序亦称素问則素问之名出於漢晉间也故至隋書經籍志始有素问目錄然所載祇八卷全元起註已缺其第七卷王冰為唐「宝应」中人自謂得旧藏之本补足此卷宋林億等校正則謂天元紀大論之文（所論甚是蓋陰陽大論為丹家秘傳經典内經之傳為八十一品中之廿八品）王冰取以補所亡之卷已屬不倫其刺法本病二論則王冰本亦闕不能復补而又為後人偽托杜撰者矣

杭世駿灵枢跋云九灵是九灵針經是針經不可合而為一唐王冰以九灵名灵枢文義淺短不類素问又似窃取素问之言而鋪張之為王冰偽托可知後人莫傳其書唐宝应至宋绍兴閒史崧乃云家藏旧本有灵枢九卷未經林億高保衡等校訂孰能辨其真偽

呂復群經古方論云学者当以灵枢素问並观其旨義互相蔟明蓋其書虽偽而言則綴合古經据有原本虽牴触罅漏層扯顕然而先王古训多賴其撰集有以傳世不可廢也

日本丹波元簡灵枢識云素問語義深奥枢泌较易皆成於衆手又云灵枢九灵九虚出於黄冠道家所称九卷針经乃是旧题

又吕復群经古方論云王氷以九灵改名灵枢謂即針経苟一書而二名不应唐志别出針経針経乃扁鹊太玄君所發世所罕見及至宋季有灵枢略一卷今已湮没矣

内経提要概举如次通行素問本為王氷所註分二十四卷统八十一論其文错簡甚多虽経諸家校訂亦不得復其旧观况所傳之文祇為内景八十一品中之十八品乎又按丹家秘傳有秘藏大经三部一曰内景元宗经据黄庭内景经而演繹者二曰神農本草经又名太清药要三曰素女脉訣亦即孔颖达礼疏所云黄帝針灸经神農本草经素女经所谓药不三世不服其药也後世衍其傳者為内经难经本经三种耳又素问之与陰陽大論有关者当注重以下諸論一、上古天真論二、四季調神論三、生气通天論四、金匱真言論五、陰陽相应論六、陰陽离合論七、陰陽别論八、六節藏象論九、五脏生成論十、五脏别論十一、天元纪大論十二、五運行大論十三、气交变大論十四、至真要大論十五、陰陽类論十六、方盛衰論

灵枢為專論刺法之经与素问互相發明研究針灸者須以此為根本齊而讀之不可偏重於

陰陽大論一品也其書虽僞不可廢也

丹家二十經脉道之傳授其義虽与内經相同然又有差别細味經義自得箇中三昧並足以辨識訛悮之所以然也二者合參不难貫通而得其全矣

## 难经提要

难经版本流行於国内者以明初版為最古遠宋版流入日本而国内反不可見後由日本流廻国内則為現今通行之难经集註（商务印書館影印）道藏本有难经纂圖句解為各版本中較為完整之本涵芬楼曾以道藏本付印流世不久其版毁於兵灾現已不易購覓矣

难经起源於長桑君之授扁鵲而長桑君又承授于太乙元君者也以问难体裁記述成扁难经之書始得傳世為世所重而丹家各派亦历代保持其傳授犹存全貌医家之通陰陽大旨者讀之即易悟解故医经之研究当以难经為主辅以内經為參考庶幾順而易通也

全書共八十一难言简而意賅概括内景气机精義及内经之全旨是故难经診治概要針灸概要脉道概要等应逐条熟讀配合黄庭等经对照參悟則自能辨别素问灵枢之錯简及其纂改失傳之所在也

惟其全書未及葯物是其所短然于針灸法门則最為精要能見灵枢素问所未見矣灵枢素問所未蔟從根本上了知人身经道之作用故在三百六十五穴中僅以井营俞经合為主穴為重点（三陽经多一原穴故子午流注針灸法穴共為六十六穴也）不及其他無关重要之穴也其法門虽简而推演無窮極為繁複馬丹陽真人十二針法即根据此经之創作法門深得个中三昧者也

丹家手足三陰三陽经道之分别与一般医書不同尤以手三陰三陽统属於足三陰三陽之口訣非一般医書所及按道藏本在宋代咸淳以前全由丹家口授其刻本自宋迄今屢為后人多所篡改已不能在流行之刊本上鑒其真貌因此三陰三陽脏腑表裡之説須從陰陽大論上以纠正所篡改之錯悮故讀究难经时当善讀之

难经脉道之論其中约有訛誤三分之一盖為後人所篡改誤於王叔和与宋代高陽生脉訣脉经之謬説年詳脉道品專論

五脏大小五行生化之論甚為精要应詳细研究以領悟其得病之由来脏腑度數之論亦甚緊要应配合週天纏度論參看之

三十难以下营衛三焦之論应配合詳義营衛三焦臓腑各分而参考之以正纂改衍誤之文

死生在四時八節之論应配合詳義週天纏度來去参考看之自得其精義

甲乙经提要

晋皇甫士安根据灵枢素問撰甲乙经為針灸家所宗之最古針灸经書经宋林億高保衡等校訂其内容虽与灵枢素问有抵触之处尚无害其正所論经穴亦不失灵枢素问之正傳研究針灸者宜詳講之

全書分十二卷所論手足三陰三陽亦与丹家傳授有别例如手太陰肺经甲乙所云起自中府穴丹家則起自云門穴于动定功夫上可証实其非中府也又如有三焦经而无臓经又奇经八脉纏度又手三陰三陽統属于足三陰三陽又九針十变与补泻迎随法门如是等处皆有一部分錯误均应予以訂正又骨度篇内之錯误可根据人体生化别論以訂正之又十二经々穴之錯误則在針灸口訣品另為訂正惟其中以膀胱经之会陽穴归入督脉以為络穴之説極為正确与丹家傳授相同也又所論針法灸法之禁忌尤為精到以上所提要点均宜参阅未可忽视之也又皇甫氏甲乙之作用有如我佛门之菩薩造論福利人間功德大且遠

矣吾人学医道者其有蕻心以步其后者乎

甲乙经以后之神应经玉龙赋资生经千金方铜人经等々均为较古之针灸经论其所论著仍未能超出甲乙经之范围惟千金方为丹家孙思邈所造通行者为明初刊本近时据北宋影印本之千金方则自日本倒流而来斯二者皆已失孙传之旧貌矣又宋代至明代针灸著作首推针灸大成为巨擘会集以上诸经论所纂成甚有参攷价值惟其一切原理仍不能脱甲乙诸经之所论其经道亦因此而沿误以三焦与胰腑之讹误为尤甚也又究其内容堪称优胜参攷宜之又于子午流注针法以南齐之徐文伯阐发最精详丹家之正传惟其文有错简讹误之处应与甲乙灵素诸经併究之

现行针灸法门宗派甚多大多数用马口铁毫针或用取大脓之铍针而已九针之用不得其全至于用纯金纯银之软针已不多见又针法中以金针拨瞳治内障眼为最难之手法最高之神技其他内脏针法如刺肠胃脾内生癥瘕其难次之盖丹家针法基本学习须完全注内功入手得其粗者可用于四肢经络腠理筋骨又如不得传授技术卑劣者病者祇能感应疼而不具其他作用也关于手法用法之研究在针灸品内专论之

金針拔瞳之絶技国内能此者現已不多見聞日本医家之能此者尚有十餘人而国内反寥若晨星亦可慨也

## 黄庭内外景经

黄庭内外景经之一般考据以為晋衛夫人七傳至陶宏景以後外景经即已失傳僅有内景经傳世実則丹家之黄庭内外景经僅有一部所謂内外者僅為用上之别而非经書有内外二种之分也另有一种外景经係言黄白製造之事歷代流傳各派演繹遂流為升煉丹药伏汞留鉛之濫觴矣

本经内容概括有三(一)由外景修持而次第至内景為修持上之次第法门亦是小乘功夫之初階而言气功与定功命功与性功之分别也(二)以体為内以用為外以性功為内以命功為外亦即体用双賅法門(三)遣有為以造無為由無為而返有為以達無内無外無為而無所不為之最高境界亦即我佛门由小乘以躋乎上乘法諦也其最為精要之处概举如下并另詳黄庭经專講

一、五脏六腑气脉之升降開合週天纏度運行之搬運功夫

二、凝炼五脏六腑之气机分别先后天气脉之作用以自性為主宰掌握气机之運行規律用以調伏五脏六腑之气脉及炼气脉返还虚無而得定境此調伏返还之两大作用統屬於内外景功夫之修持專用於医道上則以气功吐纳及梵音々符為治病法門在我佛門天台宗及峨嵋臨濟宗亦精此道西藏密宗則較粗耳

三、循经点穴之法门統攝如下六項(甲)指法按蹻导引及武功中三十六手天罡点穴法屬之(乙)金法(九針)(丙)灸法(丁)浴法(戊)熏法(己)熨法

## 素女经提要

本经於五脏子母之生化辯論極詳以胆脏之專論為最精到至所辯服食法門及四季之禁忌与四季摄生圖論大体相同僅有服食藥方大同小異之差别

## 陰符经提要

本经之内容為道德经之縮本其作用与黄庭内景互為表裡除色身之性命修持外可推演至世间法之治世法门故有專攻陰符经而失去丹家内炼本義变而為刑名之学者亦可概見矣

## 五運六气入式論真提要

本经專論天地陰陽气机之变化及司天在泉四時八節二十四候陰陽气机之流轉与人身之感应

## 神农本草经提要

丹家密部太清药要其内容与流行之神农本草经完全不同对于各药之性味分晰極為精嚴而又不祗限于生用有各种炮製法門及伏汞留鉛口訣医家流行本之药頼既少而於炮製法訣尤多乖謬僅得本经口訣之一二而已丹家药典次如庚辛玉册土宿真君本草蜀本草等亦皆难見之籍也

## 傷寒論与金匱玉函经提要

一经一論皆長沙之遺著也鑽研傷寒雜病当据此為正其中精義另詳專讀筆記

## 其他参考書

詳黄庭经条目下所举諸经論皆為講說人身气脉功夫之经書可供参考

## 佛門医经

(1)西藏医方明经：西藏「五明」之内「医方明」其一也所谓五明者(一)声明：係研究文字音韵者也(二)因明：係究辯証法論理学者也(三)工巧明：係究天文科術技术工艺者也(四)医方明：係研究治病療法者也(五)内明：係究自性三宝無上不二法門内景参修者也按医方明包括甚耒属於大藏经医方明部現譯成漢文者僅見於大藏經目録中有之而無正文(見东北大学出版係据日人宇井伯寿所譯日文本而非自直接譯自藏文者)又医方明经中尤以「药师琉璃光王如来八支甘露心要秘密篇」為最精要此经為红教法王神通熾燃大德自蓮花生大士所封藏之「宝藏」中取出者历代為秘密傳授印西藏喇嘛亦不多傳又按此篇内容包括甚廣凡諸百病概括無餘其論説与丹家理論相通惟針刺一品不同而有類丹家之三棱針及劍針用法蓋以出血為用耳又按此經藏文原名為

༄།བདུད་རྩི་སྙིང་པོ་ཡན་ལག་བརྒྱད་པ་གསང་བ་མན་ངག་གི་རྒྱུད་ལས་རྩ་བའི

༄ད་ཀྱིས་ལྷ་བ་བཞུགས་སོ།།

杜濟宁擣，浦柱甲巴，桑瓦，曼額吉珠累，雜畏珠幾甲哇，須莎。

(譯漢文名見上文)其全部共分四篇計分一百五十六品藏文原本三百四十三頁西藏

法王「佛海」為之註釋其文又為一千另六十八頁統計其經內容約有四大篇根本篇第一包括說法因緣立名病源辨症証治喻意等六分類釋篇第二包括总綱人身生成人身敗坏飲食宜忌藥物藥具医师发心等卅一分治法篇第三包括風症胆症痰症柔剛痙症脾胃症扶陽种子等々法門凡內因外因不內不外因一切百病統括众類共九十二分遺篇第四包括脉学膏丹丸散針灸熨浴灌腸等法共二十七分

又全經內容宣說体材以藥师琉璃光王佛与人天四眾俱演宣經義以大智文殊师利菩薩蔡聞而為宣化.

(2)大藏藥师經：我佛門大藏經中秘密部門有藥师密法統括經論多种為秘密部之至上法門惜精通是項善法者不多見於今而一般說法者唯宣讀藥师經依文解義而已全部藥师法中与医道相关而又相通者茲举二部為代表以概其餘也(一)中天竺三藏善無畏譯本「三种悉地破地獄轉業障出三界秘密陀羅尼法」按本經約五十八百餘字其內容演宣五脏六腑大小五行金木水火土子母生化陰陽生剋諸妙音勝義与丹家秘傳之論完全相同唯有精粗簡繁之別耳——「見大藏經秘密部」——「餘一」

(二)大兴善寺沙門三藏善無畏譯本「慈氏菩薩略修愈誐法大三昧耶像悉地品第十」按此經内容宣説辟穀服餌法門長生久視与丹家之秘傳亦相合擷其中採用藥物如薯蕷天門冬棗肉黄豆白术肉桂心人参白蜜等藥物皆与丹家之秘傳吻合　見「大藏經秘密部」

「餘二」五十三頁即第十品全文也

陰陽大論品語錄筆記全品初稿竟虔誠迴向願諸受聞者悉發菩提心普被藥师光眾皆得成就廣濟有情為人民服务而為真修行者真实医务工作者(以上係上师誌丙申三月初四日辰正门人孫華鎧奉命于农曆丙申年佛誕後三日謄抄此文圓滿)

# 序為導讀

巨贊

如果把我們的人体作为机器来看的話，无疑是世界上最複杂、最精密、功能也最強大的机器。自有人類以来，人們就宝爱这个机器，並用种种方法利用和培育这个机器，希望能从这个机器里面挖掘出更大的功能，改变自身和世界。在遥远的古代，人類还被神話所统攝的时候，就有那种利用和培育的方法，而由于人類的知識还在蒙昧时期，那种方法都很原始，自然带有严重的迷信色采，所以不能真正挖掘人体潛在的功能。后来，人類文化从神話的阶段进入宗教的阶段，知識上原始蒙昧的状态有了改進，那种方法也得到发展，因而产生心理上和生理上的各种特殊现象，成為宗教家吸引信徒的最好的工具，那种方法也就为宗教家所独占，漸漸成為佛教成佛、道教成仙的必由之路。又因为那种方法不但能够滿足阶级社会里面人們的宗教要求，同时还有却病延年的实际效果，所以学习和信仰的人不断增多，積集保存在宗教里面的经验与資料也更加丰富。后来，人類社会日渐文明，許多东西从宗教里面解放出来，成為独立的学科。如我國的医学从道教里面解放出来之后，便形

成一种不同于道教且比道教发展得更快的规模，但是关于利用和培育人体功能的基本经验，还牢牢地保守在宗教里面，不能为广大人民所应用。就现在看来，对于进一步挖掘人体的功能以改变自身和世界的研究是不利的。周潜川先生最近把他得之于宗教界的许多宝贵经验，写成阴阳大论一书，公开出来，以打破过去宗教独占的情况，是非常难得和有重大意义的一件事情。公开的写法，本来可以分为两种，一种是用批判地接受的方法，去其糟粕，取其精华；一种是和盘托出，以备参考。周先生是采取了后一种方法。我认为在目前，关于这方面的科学研究还只是刚刚开始的时候，周先生这样提供参考资料，是十分必要，也是适时的。将来根据这一种资料，用最新的科学方法进行分析、批判与实验，我觉得不但对于中国医学有所贡献，就是在进一步挖掘人体潜在功能的科学研究方面，也会起一定的作用。适当油印本印成之始，爰书数言，以供留心此事者的参考。一九五八年八月十六日巨赞于北京。